基层中医

师承传习录

——全国基层名中医樊位德经验集

主编　李里　邓玉红

全国百佳图书出版单位

中国中医药出版社

·北京·

**图书在版编目（CIP）数据**

基层中医师承传习录：全国基层名中医樊位德经验集 / 李里，邓玉红
主编 . —北京：中国中医药出版社，2023.8
ISBN 978 – 7 – 5132 – 8038 – 9

Ⅰ . ①基⋯　Ⅱ . ①李⋯ ②邓⋯　Ⅲ . ①中医临床—经验—中国—现代
Ⅳ . ① R249.7

中国国家版本馆 CIP 数据核字（2023）第 037551 号

**中国中医药出版社出版**

北京经济技术开发区科创十三街 31 号院二区 8 号楼
邮政编码　100176
传真　010-64405721
三河市同力彩印有限公司印刷
各地新华书店经销

开本 710×1000　1/16　印张 17.5　字数 266 千字
2023 年 8 月第 1 版　2023 年 8 月第 1 次印刷
书号　ISBN 978 – 7 – 5132 – 8038 – 9

定价　115.00 元
网址　www.cptcm.com

服 务 热 线　010-64405510
购 书 热 线　010-89535836
维 权 打 假　010-64405753

微信服务号　zgzyycbs
微商城网址　https://kdt.im/LIdUGr
官 方 微 博　http://e.weibo.com/cptcm
天猫旗舰店网址　https://zgzyycbs.tmall.com

如有印装质量问题请与本社出版部联系（010-64405510）

# 《基层中医师承传习录》
# 编委会

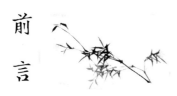

# 前言

中医是生长在五千年中国传统文化土壤上的一朵奇葩。新时代，政府高度重视中医药工作，要求将中医药事业摆在更突出的位置。如何让中医在盛世中更加绽放，更多更好地服务健康事业，是我辈中医人的使命。国医大师王琦曾坦言："国欲兴其势，必先固其本。中医药事业的发展重心、基础、活力应该在基层。"中医来源于基层，从古至今，那些支撑起中医大厦的无数脊梁，也是代代从基层走出去的优秀中医。可以说，没有基层，中医的发展就没有根基。基层是中医发展的第一线，也是中医药发展的根基，也是健康中国的根基。我国基层医疗工作人员有 400 多万，每年中医诊疗人次超过 10 亿。在国家对中医药事业发展的推动下，中医人才队伍不断壮大，但基层中医药人才缺乏仍然是发展困局。

樊位德先生是国内少有的德艺双馨、桃李芬芳的全国基层名老中医。樊老自幼学医，今年已 82 岁高龄，仍坚持在临床一线看病人、育后人，初心不改，令人敬仰。其在医术的钻研上，几十年如一日，孜孜不倦，博及医源，涉猎百家，取众家之长，铸就匠心医魂。樊老对病人患者仁爱有加，药简效宏，时刻谨遵《大医精诚》要旨，以仁爱济世，深受一方百姓爱戴。对往来继学者，身正为范，诲人不倦，把多年的临床经验倾囊相授，为当地基层医院培育了一大批优秀中医药骨干人才。经与樊老协商，我们决定将樊老多年来的临床经验进行系统总结成书，此举不仅有利于基层中医队伍的培养，更有利于普惠广大基层百姓。

书以《基层中医师承传习录——全国基层名中医樊位德经验集》为名。"传"者，子曰："吾日三省吾身：为人谋而不忠乎？与朋友交而不信乎？传不习乎？""传"之一字，在这里指樊老对众弟子有口传心授之义。而"师者，传道授业解惑也"，"承"者，承前继后，守正创新也。师承，是中医快速成才的重要途径，正因有师承一路，也让很多民间基层中医得以被选拔、认可。"习"指弟子们加强学习，温习巩固所学知识。"录"，有记录，有思考，有感悟。"传习"，是治学的方法，是行动的纲领，是劝人向善的、提高自身修养的告诫。"传习录"三字，既体现了中医师承中师徒的身份责任，又体现了师承学习的方法与途径，也彰显了中医师承中应遵循的理论与实践相结合、一脉相承的传承规律。

此书大部分医案来自樊老本人从医以来的手稿中，小部分来自于众弟子跟师跟诊的范例，保持了樊老的原创风格。前面部分篇章是后学者在整理樊老医案和跟诊学习时提炼出来的师承心悟，主要从中医理论与用药经验方面阐述樊老的理论思想及用药特色。医案精选，所选案例均经樊老修改、审订，按照脏腑病、疼痛类（头痛、腹痛、胁痛、胃痛）、肢体关节（诸痹证、痿证）、外科（瘿瘤、瘰疬、颈痈）、妇科（经带胎产、杂病）、儿科（小儿咳嗽、腹痛、纳呆等）、疑难病（肿瘤、血液、硬皮病）的大致顺序编排，因血液病等无中医病名对应，遂不得不仍用西医病名，临证之时，不要对病入座。本书在编写时力求全面体现樊老对基层优势病种的诊疗经验。医道传承，是弟子们在整理樊老学术思想期间，对樊老临床经验的传承运用，分为门诊篇和住院篇，并以医案评价方式撰写按语，以示薪火相传，生生不息。

本书原创性强，不仅从理、法、方、药方面体现了樊老的学术思想，而且也有很强的实用性，特别适合基层医务工作者研读。书中对基层常见、多发疾病的治疗阐述详尽，容易掌握，可以推广运用。全书主要由基层中医骨干整理完成，对基层中医师承的方法做了大量探索性工作，书中内容也充分体现了基层中医师承的思路与方法，值得全国基层中医学者借鉴与学习。

新生命是美的，是希望，是力量，但没有完美的生命体。本书难免存在不足和值得进一步完善的地方，欢迎广大读者批评指正！

湖南中医药大学第一附属医院　李里

2023 年 1 月

# 赞樊师

名老中医樊位德，蒸水之畔橘井香，
德高望重杏林赞，内外妇幼样样通。
博采众长开奇方，奇方初看四不像，
经方头来时方尾，灵机活法构思巧。
经方尤为重辨证，时方只因随证加，
诊病善于抓重点，望闻问切加诊查。
追根究底探病情，用心细酌推敲药，
舍取之法最擅长，贵重之药不常用。
省钱之事时常行，贫贱富贵同一般，
和蔼可亲待病友，尽心全意育后辈。
自信人生不服老，精诚大医长寿翁，
老骥伏枥自奋蹄，白发鬈然再生晖。
德艺双馨为楷模，后世诸君要践行！

弟子黄鸿

# 目录

## 医案精选

医道传承

目

录

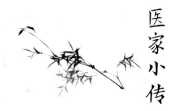

　　樊位德，男，1941 年生，湖南省衡阳县人。自考大专学历，副主任医师，湖南省首批农村名中医，衡阳县中医院原院长，市中医学会理事。从事中医学临床、教学、管理近五十年，先后三届被选为衡阳县人大代表。樊老 15 岁学医，首拜当地名医胡良松等人为师，后师从张瑞莹先生，为其衣钵传人，颇得其真传巧用。樊老深研《黄帝内经》（简称《内经》）、《伤寒论》、《金匮要略》等经典著作，博采众长，并参合现代医学诊疗手段，从微观辨证诊治，具有独特见解。日门诊 30 余人次，擅长辨治外感病、消渴病、脾胃病、风湿痹病、妇科月经不调、小儿厌食等各种疑难杂症，并将外治法、非药物治疗法应用于临床，整理各类病症诊治经验案例 1000 余例。先后撰写学术论文如《漫谈辨证诊治》《疑难杂病诊疗思路初探》等多篇。

## 学医遇名师至老不倦学

　　樊老从小丧父，家境贫寒，在衡山岳云中学读书一年便辍学。因其天资聪慧且喜好读书，后经亲朋引见，15 岁即拜当地名医胡良松学医，开始诵读《汤头歌诀》《四言脉诀》《务中药性》《医学三字经》《医宗金鉴》等启蒙医书。樊老以惊人的毅力及悟性，仅用一年就将上述启蒙心法熟记，令恩师胡良松大为惊诧，他评价樊老悟性超群、日后有才，故推荐樊老提早接触临床。樊老 16 岁便在衡阳白露坳联合诊所侍诊，跟师尹启诗、阳卓康。跟诊期间不但勤学好问、尊师重德，且在诊余之暇，常与老师纵论古今医家得失，处方用药奥秘，体会中医的博大精深，打开认识中医之门。跟师两年，习得二师心传，因才俊突出，18 岁入选衡阳县中医学校学习，得以系统学习《伤寒论》《金匮要略》《内经选读》《温病条辨》等经典著作，一年后以优异的成绩毕业，并留在衡阳县中医院工作。参加工作后，立即投拜名老中医张瑞莹先生名下。张瑞莹先生临床经验丰富，每天接诊患者五六十人次，屡用达药，常愈顽疾，令人赞叹不已。跟师三年，在张老谆谆教导及热情指点下，学业大有长进，为日后的临床奠定了坚实的基础。为了加深对中药的认识，樊老21岁时在药房及中药加工厂工作，并随药师上山采挖草药，故其对大部分中草药的炮制、调剂都熟练掌握。樊老勤奋学习，力求完善自己的知识体系，以"书山有路勤为径，学海无涯苦作舟"为自己人生座右铭。后虽于20世纪80年代走上医院管理工作岗位，但仍学习、临床、管理三不误，受到医院及社会各界的好评。身为院长，又有副主任医师职称，但在年近五旬之时，樊老仍以超强毅力，坚持参加自学考试，并于1991年1月获取湖南中医学院中医医疗大专学历。虽然退休，但仍坚持出诊，在临床之余，仍手不释卷，并在家里建立了小型医学图书室，藏书千余册，并购置电脑及大量医学光碟，供中医爱好者翻阅学习。

## 继承不泥古发扬不离宗

樊老在临床诊疗时已形成了其独特的风格，遵照"发时治标，勿忘治本，平时治本，勿忘治标"的原则，组方精简，用药灵活，屡起沉疴。在糖尿病、风湿病、骨质增生等难治病症及急性热病等的治疗上，均积累了丰富的临床经验。

樊老临床50余年，学术上侧重《内经》《伤寒论》的研究。凡有或恶寒、或发热、或项背强等症之一者，处方中必现桂枝加葛根汤影，樊老常说"一剂桂枝加葛根汤，可以忙碌一上午"，可见桂枝加葛根汤已被其化裁加减出神入化。其主张治外感贵在迅速祛邪，邪去体自安。外感不仅限于表证，常兼不同程度的里热，除重视早期解表外，更应强调解表清里，以奏表里双解之功。外感发热多用石膏，其认为石膏退热，能使内蕴之热息息自毛孔透出，既清气分之热，又辛散解肌。外感发热选药还应照顾到气候和患者体质的不同，如春用荆芥、葛根、薄荷，少用麻黄，夏加香蒿、藿香、滑石，秋选沙参、杏仁、桑叶，冬配桂枝、麻黄及姜。小儿外感发热易动肝风，故用薄荷、钩藤甚至羚羊角等以清热平肝镇惊；孕妇外感发热酌情添加苏叶、条芩等。

诊治糖尿病时，提出了三辨原则：首辨病位，分清在肺、在胃、在肾的不同，同时注意多脏同病；再辨标本，糖尿病以阴虚为本，燥热为标，两者常互为因果，临证中阴虚燥热互见，又以阴虚为主，甚至阴损及阳，阴阳俱虚；最后辨血瘀状态，糖尿病是一种多脏腑疾病，不仅影响气血的正常运行，而且阴虚内热、耗伤津液，使血行不畅而致血脉瘀滞，血瘀亦是诸多糖尿病并发症发生的关键病理因素。在治疗上提出四宜：一宜滋补、慎苦寒。樊老认为虚热不可大攻，当缓治之，以攻补兼施为宜。二宜养阴生津，为治之恒法。樊老认为不论病位在何脏，均存在阴津不足的病理变化，养阴生津理当贯穿治疗始终。三宜及早使用活血化瘀之法，有助于血糖的远期控制疗效。四宜在辨证基础上使用药对，如知母配黄连清肺胃虚火，黄芪配生地黄益气养阴，玄参配苍术健脾养阴，丹参配葛根生津化瘀，山茱萸配怀山药补肾固精等，据证灵活选用。

樊老治疗痹证，远近闻名，求诊者众。其治法多从益肾壮督入手，融合散寒除湿、养血祛风、化瘀通络、虫蚁搜剔等法。特别对骨痹，樊老认为发病是因肾虚骨髓失充，骨节失于营养，关节筋膜失其滑利，气滞血瘀痹阻而病。益肾壮督法为国医大师朱良春所创，该法意在补益肝肾精血，温壮肾督阳气，阴充阳旺，筋骨强健，则关节滑利，痰浊瘀血不生，客邪亦无处留注，痹病自可治也。樊老对此论推崇有加，广泛应用于临床，撒福求诊者。樊老治痹用药擅长用枝藤类、虫蚁类，配以通络引经增强药效。枝藤类中药常结合药性辨证选用，如祛风通络用青风藤、海风藤，清热通络用忍冬藤、桑枝，补血通络用鸡血藤、当归，祛湿消肿用松节、汉防己等。樊老认为痹证日久，邪气久居，循经入络，久之血凝滞不行阻络，变生瘀血痰浊，闭塞经络，必须依赖虫蚁搜剔窜通，引药入络，方可祛除瘀浊，使气血运行通畅而达蠲痹，活血祛瘀选甲珠、土鳖虫，搜风通络选蜈蚣、全虫，祛风除湿选乌梢蛇、露蜂房。

樊老对中医的"辨证论治"领悟透彻，尤擅长辨治瘀血病症。对瘀血的辨证，强调重视望诊，见患者面色晦暗，目眶晦滞，舌质淡青，或舌底脉络迁曲、旁有瘀点等表象之一，即作瘀血论。常云：内伤杂病，并无瘀血作痛，只能靠医者从细微入手，认清疾病本源。樊老在慢性胃病中，引"胃病久发，必有聚瘀"之说，治疗上重视祛瘀生新，常用延胡索、田三七、五灵脂、刺猬皮等。在痹证中，引"久痹瘀结，气血难达"之论，治疗上重视益气活血，常用党参、黄芪、苏木等。在出血病中，斟酌选加活血化瘀之品，有助化散离经之瘀，让新生之血有经可循，如三七、蒲黄、云南白药等，做到化瘀不动血，止血不凝瘀，并将该论见广泛应用于治疗血证、月经病等中。樊老对瘀血的论治，常视病症的不同，或配合益气，或配合补血，或配合理气，提倡气血同治，气足血旺，气行血行瘀难存，血行其道，气血调和则无恙。

樊老认为病机是在中医理论指导下分析患者病情的纽带，是通向施治的桥梁，是治愈疾病的关键。在临床实践中采用"辨病与辨证相结合，宏观辨证与微观辨证相结合"的思维模式。他辨证功底深厚，善于从细微之中找到疾病的根本，对疑难病症、罕见病，则以灵活的思维方法，抓住疾病一个或几个主要的特征性表现，针对性选方遣药，随症加减变化，生动地体现了中医理论特色。

樊老赞同中医走现代化道路，对中医研究，提出"继承不泥古，发扬不离宗"，临床可以利用现代科学知识和科技成果，但辨证治疗上则突出中医特色。

樊老历来注重对中医养生学的研究，主张动静适度的观点。樊老认为运动养生重在动静结合，形神兼养，循序渐进，持之以恒，尤为推荐太极拳，并能每日坚持身体锻炼，必练太极拳。虽年过八旬，仍身体硬朗，精神抖擞，并无现代人常患的高血压、糖尿病等。樊老除每日接诊数十位患者外，还要照顾瘫痪在床的老伴，但仍无疲态，更令人称奇。樊老认为这项锻炼能够使手眼身步动作协调，注重内外合一，形神兼备，以太极之动而生阳，静而生阴，激发人体自身的气血阴阳，同时以意领气，运于周身，如环无端，周而复始，达到强身健体的目的。樊老 1999 年 3 月在全民健身评先创优活动中被评为"衡阳市健康文明公民"。2002 至 2003 年受聘为衡阳县老年大学太极拳辅导老师，对县城的太极拳开展及普及起到积极的推动作用。

# 精诚授业解惑践行救世之德

樊老认为名医成才之路，应遵循"读经典、拜名师、多临床"。中医既是科学，也是文化。读经典，重在掌握中医方法论，树立整体观念和辨证论治思维。拜名师，有助于解疑释惑，迅速获取前辈几十年甚至几代人的个人经验，是得到中医精髓的最佳捷径。多临床，就是要学以致用，完美的理论、经验精华均须在临床得到检验，有效才是硬道理，有效才会吸引患者，医术才能精益求精。樊老年过七旬，还主动联系青年骨干，愿意将其毕生临证心得授徒。学生在旁侍诊，必将每例患者的辨证思路详解，指明用药要点。只要学生愿意学，他知无不言，言无不尽。樊老常常告诫学生：工作要细心、耐心，有同情心，治疗要以取得疗效为目的。他要求学生勤读书、勤思考、勤临床、勤总结、勤写作，在理论上要不断创新，在临床上不断提高，成为病友信赖的好医生，多为患者做实事、做好事、解难事。他说："读书不但要读熟、背熟，还要边读边记边用，并善于比较鉴别，分类归纳。"中医治疗除研究专病、专方、专药外，更要注重辨证论治，学贵心悟，知常达变。以经典为基石，遵古而不泥于古，与时俱进，在继承上创新，在创新中求发展。

樊老勤奋简朴，一碟青菜一杯淡茶度日，日常家居陈旧不求时尚，坚守清贫而怡然自得，行医不为利所惑，施恩不为名所困，在物欲横流中仍保持洁身自爱。待患者和蔼可亲，对学生如同慈父处处爱护。与同僚和睦相处，关系融洽，从不妄谈是非，热情关心青年中医成长，力所能及提供方便。晚年上善若水，追求内心的平和，或捐资助学，或施钱济困，或疏财修路，心存大爱，誓愿尽余生之力，为他人解病痛之苦，践行以医救世之德。樊老之成就及个人魅力，因我等学识有限，不能尽述，但他是我们心中学习标杆，值得我等努力效仿。

宋原敏

衡阳县中医医院

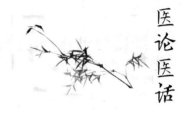

# 小议辨证论治

## 基本内容

**1. 辨证论治**："证"，是指证候，是病因、病位、症状及病理机制的综合，与反映疾病个别表面现象的"症状"概念不能画等号。辨证就是从疾病发生发展的演变过程中，根据证候的特征及其病机的转化来判明病变的部位，分析证候所反映出来的寒热属性和正邪消长及虚实情况，从而做出明确的诊断，所以辨证是中医认识疾病的方法，相当于现代医学的症状鉴别诊断学，前者以证候为主，后者以病名为主，其实质意义是一回事，这种方法是以阴阳、脏腑、经络、病因等理论为基础，以四诊收集的资料为依据的。论治，是依据辨证的结果，提出确切的治疗原则，进行有效的治疗。辨证和论治是诊治疾病过程中相互联系，不可分割的两个部分，辨证的目的是为论治，而论治的依据又有赖于辨证，辨证愈仔细，诊断就愈正确，是取得疗效的关键。

**2. 治病必求于本**：是辨证论治的一条根本原则，"本"指矛盾的主要方面，是疾病的本质，本质的问题得到解决，标也就迎刃而解。例如：因感受风寒而发热，病因风寒是本，症状发热是标，治疗使用辛温解表、疏风散寒之法，标热自退。在单纯的病变过程中，本质与现象一致则容易划分标本，但在疾病的演变过程中，出现错综复杂的情况，如寒、热、虚、实在症状上反映出真假，要从遮盖本质的假象中去求本，力求排除假象抓住实质，然后用不同质的方法去解决不同质的矛盾，重点在虚实真假和寒热真假的分辨上。例如患者自诉腹胀疼痛，大便秘结，从表面看来似乎是一派里实热证，而又见喜按，得热痛减，或胀满，同时出现舌淡脉弱等症，则应考虑是"至虚有盛候"的里虚寒证，必须用温中健脾药来治疗，待脾阳一复，运化正常，则腹痛自除，这是腹胀的假实掩盖了脾虚的真象，腹胀为标，脾虚为本。临床上当与某些脏腑相关的症状暂时控制或消失之后，以图根治或防止复发，还应采取固本治法，以拔病根，如驱虫之后用健脾益胃药、肾结石排除之后用补肾药等，则是治病求本的另一个侧面。

本与标是辩证的，是矛盾的两个方面，正气为本，病邪是标，病因为本，症状是标，"治病必求于本"，不仅不否定辨证论治对具体处理正气与病邪、病因与症状等关系的灵活性，还必须善于掌握标本关系的灵活性。治标与治本的先后缓急，有一条原则就是"急则治标，缓则治本"，急则治标是指标病甚急，可危及患者生命或影响本病的治疗时所采用的一种救急的权宜之计，如消化道溃疡的患者，在病变过程中，疼痛未止，又见呕血或便血，并势急量多，在这种情况下，应迅速止住血，然后再止痛。缓则治本是针对慢性疾病没有急性发作的症状而言，如慢性支气管炎患者，在没有感受外邪的情况下，应权衡脾肺肾三脏，虚在何脏，则侧重调理，达到培补正气，抗御外邪，减少发作，力争达到根治。正虚邪实，虚实夹杂，这种情况在临床上是常见而又较难处理的，处理的原则是标本兼顾，灵活掌握。例如，肝硬化腹水患者，一方面由水液停留而致腹大如鼓，另一方面又可见脾胃气虚而导致的食少便溏，神疲肢倦，苔厚舌淡，脉沉而弱等症，针对这种正虚邪实的复杂情况，采用标本同治的办法，并根据临床中的具体情况，有所侧重，采用先攻后补、先补后攻或攻补兼施。

**3. 因证制宜：**是辨证论治的重要方法。在整体观念指导下的辨证论治，重视因人、因地、因时制宜三要素的同时，还要有一个动态观念，反对孤立地、静止地对待"证"。证是随着正邪斗争等诸因素的影响处在不断演变中的，不仅表证可以发展为里证，实与虚、热与寒之间同样是可以相互转化的，例如患者起病时畏寒，发热，头痛，舌苔白，脉浮紧，这是表寒证；次日畏寒消失，出现发热不退，出汗，口干喜冷饮，舌苔黄，脉数，这时就发展为里热证。也就是说，这个患者由表证转化成了里证，由寒证转化成了热证，由此可见，必须密切注视病情变化，分析证的转化，才能及时根据证的转化提出新的"论治"原则。

**4.辨证与辨病相结合：**中医学的辨证论治，它既不同于一般意义上的"对症治疗"，也不同于西医学的"辨病治疗"，中西两种医学诊断疾病的理论体系虽然有所不同，但都是建立在人体和疾病这一客观存在的实际事物之上。西医的诊断着重于辨病，中医的诊断侧重在辨证；西医对病的诊断比较精确，辨明了病，就能认识该病全过程的普遍性规律，就可以进行治疗，所以西医非常重视病；中医非常重视辨证，把辨证作为认识疾病的主要环节，通过辨证去认识疾病过程中各个阶段的特殊性规律，只要辨证明确，就可据证论治。病与证，既有联系，又有区别，它们都是以症状和病理体征为基础。同一种病，在不同的阶段，由于机体的反应不同，可能出现不同的证，就须采用不同的治法，这叫作"同病异治"。例如：同是痢疾病，有的属于湿热证，治宜清热燥湿，使用黄芩、黄连等苦寒药；有的属于虚寒证，治宜温中散寒，使用干姜、附片等温热药；有的属于积滞证，治宜消积行滞，使用厚朴、枳实、大黄等行气导滞药。同样不同的疾病，在其病变的某一过程中，由于机体的反应相同，可以出现相同的证，即可采用同样的治法。例如：子宫脱垂和胃下垂是两种不同的病，但都表现为气虚下陷证，就都可以采用相同的补中益气法，这叫作"异病同治"。辨证与辨病相结合，能够全面认识疾病发展变化中的阶段性与全过程的关系，正确认识疾病矛盾的普遍性、特殊性规律。所以在一般情况下，应该尽可能运用中西医双重诊断，把辨证与辨病在临床上有机结合起来。在对疾病明确诊断的基础上进行辨证，就能缩小辨证论治的范围，从而可以更深刻地揭露辨证论治的规律。

### 临床应用

辨证论治运用于临床，务必要理解它的规律性，一旦掌握了这个规律便能应用得恰到好处。其规律可以用四句话来说明：辨证求因，审因论治，依法选方，据方议药。再浓缩一下就是理、法、方、药四个字。说理，立法，选方，议药，是辨证论治的程序，要依次进行。掌握这个规律，对临床各科有普遍的指导意义。

**1. 理**：中医学的辨证方法有好几种，如八纲、脏腑、六经、卫气营血、经络、气血津液等，而其中应以八纲为总纲，脏腑为基础，根据不同的证候而有所侧重。然而上述几种辨证方法，并不是互不相关、各自独立，而是有着内在联系、互为补充的，但着落点还是在脏腑。从病理这个角度来看，脏腑是各种症状产生的发源地，又是不同疾病演变过程的归宿。认真使用四诊合参的诊察手段，收集丰富合乎实际而非片面零散和主观的临床资料之后，全面地运用中医的基本理论来分析研究这些临床资料，最后采用不同的辨证方法分别予以归类，以求得症结所在及其病理变化产生的原因，这就是辨证求因的全过程。临床运用的时候一定要按顺序，通过上述各个不同的阶段才能弄清"理"，"理"就是病机。《素问·至真要大论》病机十九条中提到"诸风掉眩，皆属于肝；诸湿肿满，皆属于脾；诸转反戾，水液混浊，皆属于热；诸病水液，澄澈清冷，皆属于寒"等，从不同的症状特点，指出了所属的病因病位。病因病位是决定治法的关键，很有实用价值。当然中医学关于病机的阐述很多，经过不断地充实发展，"病机十九条"已不能完全概括所有的临床现象。临床中的诊断术语，如"风热犯肺""脾阳不振""湿热下注""冲任亏损"等，不胜枚举的证型，就是理的体现，求得这些证型的全过程，就是说理的全过程，建立在临床证候的客观基础上完成逻辑推理之后，也就是弄清了某些证候的病因病理，就算结束了辨证论治的第一步。

**2. 法**：审清了因，接着论治，法就是治疗的法则。治疗法则的拟定仍然来源于证，《伤寒论》中指出："观其脉证，知犯何逆，随证治之。"证的复杂性，带来了法的灵活性。临床中使用的法多是八个大法（汗、吐、下、和、消、清、温、补）下面的分支，大法化成小法，才能适合各个证候的具体情况，才能切合不同的病情，应尽量多多掌握基本治法，对临床中处方用药很有帮助，就不会陷在一病一方的圈子里。法虽多，归纳起来不外乎扶正、祛邪两大类。

**3. 方**：方是方剂，又名汤头，"方随法出"，有什么法，就拟什么方，法指导方的制定，方是法的体现。临床上使用的方剂可分两大类：一为成方，二为临证组方。成方是前人的处方用药经验的记录，其数目相当可观，必须加以重视。能记忆一定数量且有实用价值的成方，临证处方用药时若有一个适当的成方作为依据，大有帮助。不过选方要准，如《伤寒论》指出："桂枝本为解肌，若其人脉浮紧，发热汗不出者，不可与之。""但心下满不痛者，此为痞，柴胡不中与之也，宜半夏泻心汤。"运用成方必须分析主治主药，同时也必须根据具体病情灵活加减，若药味分量照搬，就会造成削足适履的困境，加减临时变通，确是经验之谈。总的来讲，选用成方要看大方向，以主证、病因、病位是否适合为主要标准。临证组方，是在成方中一时难以选到合适的处方，而针对具体病情拟订的，用起来非常方便，更能切合病情，急性病注意权变，慢性病贵在守方。

**4. 药：** 临床用药要力争少而精，药味不要太庞杂，要避免有药无方的倾向，见一症加一药，多至二十多味，这完全没有必要，应抓住主症，突出重点，有的放矢。主要矛盾得到解决，其他矛盾就迎刃而解，药的分量要与病的情势基本符合，要避免杯水车薪，也不能药过病所。

综上所述，理、法、方、药是辨证论治在临床上的应用规律，要贯穿在一条线上，一环紧扣一环，理法指导方药，方药必须根据理法，处方用药是辨证论治的最后一步，将要验证理法的正确性，最后一步没有走好，前功尽弃，轻则延误病情，重则招致变证，不可不慎。如何"慎"？重要的环节在于治疗症状不能离开病因和病位，因为病因、病位是本，症状是标，归根到底不外乎治病必求于本的原则，总之，方药要根据理法有一定的方向和范围，针对病因、病位和症状三方面用药，应该互相呼应。

（樊位德）

# 中医诊疗疑难杂病思路初探

### 平时认真学习中医经典著作

中医经典著作，是中医基本理论、基本技能、基本知识之源泉。具体著作指哪些？有说四种，也有说八种，最近学苑出版社出版了由陈振相和宋贵美主编的《中医十大经典全录》一书，其数有十。本人认为一个人无论从时间和精力上熟读这么多著作，事实上是难以办到的，最低限度要理解《黄帝内经》一些重要篇章，吃透《伤寒杂病论》《温病条辨》的精神实质，其余的可作一般泛读，记忆部分原则性的篇章和警句，对指导疑难杂病的诊治确有知常达变，出奇制胜之妙。

### 临证时不忘三个观念一个核心

临证展开思路时，应铭记整体观念和疾病动态观念，更应留意每个患者病情、体质的特异性，治疗同一疾病，要紧扣"三因制宜"的辨证观，同病异治，异病同治，千万不要被中西医的病名所禁锢，既要病证结合，更要发挥"证"的核心作用。

### 诊断时充分利用现代科技

"临床医学，首重诊断"。仅凭中医传统四诊或结合西医的视、触、叩、听的检查，面对繁多的疑难杂病，均不能详尽收集疾病信息，宏观辨证要与微观辨证密切结合起来。欲达此目的，务必充分利用现代科技检测手段帮助诊断，这也是中医现代化的内涵建设之一。如借助 X 线、B 超、显微镜、内镜等延伸我们的望诊，借助心电图、脑电图、胃电图、肌电图等作为切诊的延伸，把它们拿来为中医辨证辨病所用，提高诊断的准确度。

### 治疗时全方位协同作战

立足汤剂，结合治疗，必要时采取多学科多手段协同作战的方针，是治疗疑难杂病的有效手段。综合疗法乃中医的优势，如翻开仲景的书，在许多病的条文中可查到以汤剂为主，结合其他剂型或针灸、外治、食疗等多种治疗措施。另外，在世界上一些国家或地区兴起的医疗气功疗法，在临床中的应用效应不容低估。以上讲的是中医范畴的综合治疗方法。当一个患者出现多个部位或脏器的病变，为了全面分析，更需多科检查确诊，结合治疗，如汤剂、丸剂结合，内外科结合，中西医结合等。

### 处方时集各家之长

组方遣药时，注意有效方药的搜集和引用。历代医籍中蕴藏着不可胜数的良方。近期，疑难杂病专著、专病专方文献相继出版，有效方药、报刊杂志经常可见报道，民间流传的秘方、单方亦不容忽视，还有我们周围的同道们也具有自己的独到经验。这些都集中反映了医者治疗疑难杂病的智慧，完全可以向他们学习，在治疗时应用。所谓"他山之石，可以攻玉"，这些足以启迪临证者处方用药的思路。

### 取效时有赖患者配合

调动患者战胜疾病的信心，做到医患结合，才能取得更好的治疗效果。大凡疑难杂病，一般患病时间较长，有的辗转城乡，屡更数医，疗效不显，思想压力大，情绪悲观忧虑。医者应鼓励他们树立战胜疾病的信心，向他们细致地剖析病情，指出治疗方向，结合不同的体质，竭诚交代保健注意事项。医者一旦深受患者的信赖，得到患者的配合，就能取得更好疗效，也就创造了一个较好的医患环境。

诊治疑难杂病，对每个临床医生都是一道难题，面临这道难题的解答，首先要解决一个思路问题。因此，我粗略地谈了以上六点临床实践中的体会，点滴体会实属窥管之见，勉作抛砖引玉之举，就证于各位医林同道。

（樊位德）

# 从小剂量用药谈"中医不传之秘在于量"

方剂用药剂量对于临床疗效至关重要，樊老临床用药追求安全有效，不反对"重剂起沉疴"，但更加主张"四两拨千斤"，在方药中常小剂量用药，起到药轻效宏的作用。

### 因人而异选药量

樊老因人而异选药量，对久虚体弱、年老体衰、小儿，樊老用药酌情减量。正如宋·唐慎微在《重修政和经史证类备用本草》所言："凡服药多少……缘人气有虚实，年有老少，病有新久，药有多毒少毒，更在逐事斟量。"中医认为疾病是由于病邪作用于人体，或自身情志过激等，破坏了人体阴阳的平衡，脏腑、经络的功能失调，气血功能紊乱，从而产生局部或全身多种多样的病理变化。尽管疾病的种类繁多，临床征象错综复杂，但总离不开邪正盛衰、阴阳失调、气血失常、经络和脏腑功能紊乱等病机变化的一般规律。樊老经常讲中医不是对抗治疗，中医是"以和为贵"，体虚体弱者主张"调理"，调是调节，理是梳理，将失去平衡的阴阳、气血、脏腑功能，通过"补其不足，泻其有余"，重新调和平衡，将郁滞不通的气血、经络，疏通理顺，令其条达，如此则气血和顺、经络通畅、阴平阳秘，身体得以康复。既然是调和，就像做饭放调味品，仅需少许即可。中医治病主要是找准调理点，通过轻轻触发那个扳机点，之后便是靠身体自我调节，这就是发挥四两拨千斤的作用，这与西医的"对抗治疗"思路完全不同。

## 根据主症兼症选药量

樊老遣方用药注重轻重搭配，药物剂量根据病证的不同，主症选主药用量重，兼症用药轻，佐药用量轻。如应用四物汤及类方，偏于养血补血时，地黄用量重，川芎用量轻（樊老通常用 3～6g）；偏于活血时，则当归、川芎用量较大，生地黄用量轻。樊老常用补中益气汤加减治疗中气不足的头晕头痛、重症肌无力、久病体虚、月经不调等，柴胡、升麻通常用量 2～3g，达到升阳提气的功效，使补而不滞。在运用酸枣仁汤治疗肝虚失眠时，川芎用量也是 5g 左右，既可以防走窜伤阴，又有疏而不滞之效。在运用左金丸时，常用量黄连 3g，吴茱萸 1g，也每获良效。

## 结合实验室指标小剂量用药

樊老结合实验室指标小剂量用药。樊老主张五诊合参，除了中医传统的望、闻、问、切外，非常注重结合各类实验室指标选药用药，对有肝肾功能损害、胃肠镜提示有病变、血液功能异常者，通常不用有毒药物，选药平和，用量轻。樊老主张用药剂量应遵循安全、有效、经济的原则，中药安全用药范围较宽，樊老常用药味数较少，而且药量轻，对肝肾指标功能异常的患者，常处方 9 味药左右，每味药剂量大都 3～10g。如用理气药枳壳、乌药、沉香、厚朴等只用 2～5g，其他如三七、桂枝、藁本、砂仁、羌活，一般用 3～5g，炒麦芽、白术、熟地黄、黄芪等用 10～15g。药味少、剂量轻广泛用于此类患者，既有很好的疗效，也防止了肝肾功能的进一步损伤。

"中医不传之秘在于用量"，此话不无道理。其一，从单味药言，量变超出一定限度，必然会引起质变，故剂量不同，功效有别。如附子小量可温补脾肾，中量能祛寒止痛，大量则回阳救逆。红花小量可生血，中量能活血，大量则破血；大黄小量可健胃，中量清湿热，大量则泻下；黄芪小量无利尿效应，中量能显著利尿，大量则反使尿量减少；川芎小量能升高血压，大量反使血压下降，等等。处方遣药，切莫一概认为量大则功胜，而盲目追求大剂应用，要因病、因人、因药制宜，力求做到既对证，又适中，否则难以达到预期效果。其二，从组方配伍言，一方中药有主次，各药间又相互影响，彼此制约，故临证施治时除依法准确选择方药外，还要恰当处理好药物之间量比的关系。须知适应不同病证的不同方剂，其主药间或主次药间各具一定的相对有效的剂量比例，比例失调势必导致全方功效重心的改变。如桂枝汤中桂枝和芍药等量，才能调和营卫，解肌发表，若倍用桂枝，则变为温阳降逆的桂枝加桂汤，若倍用白芍，就成了解表和里的桂枝加芍药汤。再如麻黄汤中麻黄与桂枝的用量应是三比二，枳术丸中白术与枳实的用量应是二比一，白虎汤中石膏用量宜三倍于知母，当归补血汤中黄芪用量宜五倍于当归，麦门汤中半夏用量应为麦冬的六分之一，一贯煎中的川楝子用量应为生地黄的五分之一。如果不明这些行之有效的不传之秘，动辄药量相平，主次不分，甚或比例颠倒，喧宾夺主，虽方与证合，其效难求。

（李里　伍楚华）

# 从微观辨证理解消法的运用

微观辨证是运用西医学检测方法，从器官、细胞、分子基因水平对中医证候进行深入的研究，能为临床诊断和治疗提供客观依据。随着西医学的发展，新时代的中医医生大多受到西医学思维的影响，对疾病的诊断注重客观检查结果，精准诊治是西医学遵循的理念，在这种循证医学的背景下，中医师承经验的传承不能停留在主观经验上，中医研究也需要客观化，中医四诊也需要围绕客观、规范、量化的目标从多途径、多学科开展。这种微观辨证的方法，既遵循了中医诊断"司外揣内、见微知著、知常达变"的原理，也符合西医学专科专病纵深研究的现状。对专科专病的深入研究，病证结合，从微观辨证的方法上，理解名老中医的经验和诊治规律，符合现代中医人的思维方式，也有利于中医专科专病专方的发展与传承。

中医在天人合一的理论模式下，注重整体观念的宏观辨证，从六经辨证到三焦辨证，从脏腑辨证到八纲辨证，辨证思维具有高度的概括性和整体性。传统的中医传承，主要是中医宏观辨证学的传统教育和学习模式。随着西医学的发展，越来越多新时代下的中医学者重视从微观上进行辨证论治。中医微观辨证是指在临床辨证过程中利用现代先进技术检测机体的不同指标，微观地辨识不同中医证型患者的生理、病理、免疫等内在变化，进而探索不同证候的物质基础和发生机制。西医学胃镜、超声、分泌物等检查结果是中医望、闻、问、切的延伸，中医辨证可以对现代技术检测的结果进行司外揣内、见微知著地辨证分析。微观辨证和宏观辨证相结合，能对疾病进行更为客观性、精确性和真实性分析，对具有一定西医基础的现代中医学者用微观辨证的方法去理解、传承先辈前贤们临床经验有很大帮助。

樊老主张利用现代化的知识和科技发展中医，提出"继承不泥古、发扬不离宗"，善于从细微之中寻找疾病的根本，重视对现代化的检查结果进行分析，结合检查结果进行辨证论治。如对胃镜检查结果的分析，有结节、息肉者从痰瘀互结论治，治疗以消法为主；有充血、出血者常从血热论治；有糜烂、渗出者从湿热论治；有萎缩、色淡者，从虚论治。对影像学提示关节疼痛患者有骨质增生的，通常用威灵仙通经消骨。对咽喉病、鼻病、眼病，也通常重视局部的喉镜、鼻腔镜、检眼镜的结果以及中医的四诊合参，病证结合，随证治之。

消法是中医治疗八法之一，《素问·至真要大论》就有"坚者消之"的记载，《伤寒论》用消痞散结的方法治疗"痞证"。《医学心悟》将中医治法分为"汗、吐、下、温、清、和、消、补"八类，消法就是用种种方法使有实之邪消散于无形的方法。

樊老认为消法有广义与狭义之分，狭义是指针对食积阻滞证采用消食导滞的方法。广义的消法是针对"气""血""痰""湿"等一切有形或无形的实邪阻滞、结聚于机体，用行气活血、化痰祛湿、消坚散结等方法使邪消结散的诸多方法。樊老结合西医学的检查结果，对增生性疾病，常用到消法，如"乳腺增生""前列腺增生""骨质增生""子宫肌瘤""滑膜增生""息肉""囊肿""甲状腺结节"等，可以灵活运用行气活血、软坚散结、消瘀散结等方法干起干预。

### 重胃气，拓用消食药

樊老治病重胃气，处方用药主张祛邪不伤正，运用"消"法治疗各类实证，遵循攻补兼施的原则。不仅将消食药用于食积所致的脘腹痞满胀痛、嗳腐吞酸、厌食呕吐等症，也用于正气不足，脾胃虚弱的各类实邪阻滞、结聚于机体的"增生"类病症。如对乳腺增生病证属于肝气郁滞，痰瘀阻络者，常在逍遥蒌贝散、柴胡疏肝散、血府逐瘀汤等方的基础上加麦芽、山楂。樊老认为麦芽、山楂不仅有疏肝郁、散乳结的作用，还可以有"见肝之病，知肝传脾，当先实其脾"的功效，可以防肝气犯脾，麦芽、山楂消食运脾，有扶正祛邪，祛邪不伤正的妙用。对颈椎病、骨关节炎、腰椎间盘突出症等痹证的治疗，樊老常用青风藤、海风藤、桑枝、伸筋草、舒筋草、大伸筋以达疏利关节，舒筋通络之功，对痹证日久者，则擅用虫蚁之类，如止痉散（全蝎、蜈蚣）、乌梢蛇、土鳖虫等以搜剔窜透，同时特别重视患者脾胃功能，在运用这些走散药物时，通常会配合黄芪、白术、党参等药，做到祛邪不伤正。樊老对痹证治疗有独特的心法，对患者疼痛处触摸有硬结、条索状增生时，通常会用到山楂、麦芽等消食药。山楂既有活血通络止痛的功效，也有护胃消散之功，麦芽有疏理气机，消散运脾的功效。对子宫肌瘤、前列腺增生、甲状腺结节、腮腺肿大等增生类疾病，樊老常在各类散结的祛邪的药物上常加消食药。

樊老对消食药拓展运用，不仅符合中医重胃气的思想，也科学运用了现代药理学研究机理。山楂味酸、甘，性微温，从现代药理研究看成分为总黄酮、有机酸、三萜酸和原花青素等，对胃肠道的异常蠕动具有双向调节作用、促进消化酶的分泌、保护肝脏等作用。麦芽中含有麦角类物质，麦芽煎剂对胃酸与胃蛋白酶的分泌似有轻度促进作用。曲类药具有健脾消食，促进胃肠道蠕动之作用。

## 察局部，辨质分位论治

樊老主张局部辨证与整体辨证相结合，尤为重视局部辨证，尤其体现在对"增生"类疾病质地的诊查。对局部肿胀、充血、有渗出者，病位多属气分，常用清热消散、疏散理气法。如对漫肿无头的腮腺炎急性期患者，樊老常用普济消毒饮加麦芽、苏叶，清消气分，解毒散肿。对喉痹患者，局部望诊或喉镜显示红肿、渗出者，常用银翘散加马勃、木蝴蝶等清气分，消热结。对有息肉、滤泡增生、结节者，辨位在血分，多属痰瘀互结，血脉阻滞，常用活血化痰、散结消肿的药物治疗。对痛风者，樊老认为检查显示有痛风石患者，多属湿热浊瘀结于营血，常用土茯苓、泽泻、泽兰、萆薢化湿泄浊，加用赤芍、丹参活血散结，土鳖虫、僵蚕通络逐瘀。对甲状腺肿大、乳腺增生及各类良恶性肿块，首辨肿物质地，软者实邪多在表、在气，囊性肿块，用白芥子、海藻、夏枯草、浙贝母散气结，化痰郁；质地硬者，病位在营、在血，用当归、赤芍、三棱、莪术等。

樊老对乳癖治疗有独特的心法，认为人身气机调畅、乳络津血调和是防治乳癖的关键。樊老对乳癖的治疗特别强调病位在气、在血，患者出现胸胁胀满、善叹息、舌质不暗、局部结块不坚硬，辨证在气分者，用柴胡疏肝散、四逆散等加味治疗，不用当归、赤芍等活血之品。对局部质地坚硬、舌质暗、局部刺痛，辨证在血分者，樊老必用活血散结之品。他经常提到，只有严格按中医传统理论随证治之，用药才会效如桴鼓。

## 析结构，提出顽病多结

中医有"久病入络""久病必瘀"的理论，樊老远取经典，近取诸家，对现代名中医朱良春先生应用虫类药推崇有加，樊老对动物类药的使用也颇有心得。对久痛、久痹者常用动物类药祛顽痹、通络止痛。他还对"久病入络"见解独特，樊老认为西医学的"糖尿病""高血压""冠心病""慢性肾病""肺气肿""慢性胃炎"等慢性疾病病程日久，从现代的解剖学、病理生理学、检验学等对病变结构进行分析，大多存在血液循环的异常，有血液流变学的异常，有微血管结构的改变，如血管内膜增生、脂质斑块、纤维化等。樊老认为顽病久病在血行不畅的基础上，往往出现"痰夹瘀血，逐成窠囊"的因瘀成结的病理状态。对各类慢性疾病，樊老不仅常用行气活血、补气活血、化痰逐瘀等活血化瘀的方法，而且根据病情灵活加用乌梢蛇、土鳖虫、穿山甲、僵蚕、地龙、全蝎、蜈蚣等动物类药活血散结。如对消渴病的论治，樊老分三步辨证，首辨"在肺、在胃、在肾"，再辨"虚实"，三辨"在气、在血"，病久者通常会出现血行不畅、痰瘀互结、瘀热凝结等多结状态，治疗上，病久者通常在活血化瘀的基础上加用动物类药消散顽结。《临证指南医案·积聚》中"考仲景于劳伤血痹诸法，其通络方法，每取虫蚁迅速飞走诸灵，俾飞者升，走者降，血无凝着，气升宣通，与攻积除坚，徒入脏腑者有间"，指出虫类药搜剔疏拔，有"追拔沉混气血之邪"。樊老针对顽病多结者，用各类动物药治疗，可谓深得中医之妙。

### 治癌结，立扶正五消法

樊老消法运用广泛，不论是常见病多发病多用，对疑难重症疾患也有独特的治法及组方思路。樊老认为癌病的发病内因在五脏元真失去通畅，正不胜邪，热、毒、湿、痰、瘀结聚于体内，病程日久耗正伤元，并发诸症。樊老治疗癌结，以"药组"组方，扶正分消，组方思路独特，配伍很有规律。所立扶正五消法，灵活配伍，不变中有变化，既符合传统的君臣佐使、相须相使的配伍规律，也符合病证结合的治疗规律。组方以稻芽、麦芽、鸡内金、石斛、白术、黄芪为扶正药组，配合热、毒、湿、痰、瘀五种消散药组，其中以黄芩、金银花、夏枯草、天花粉为消热结药组；以半边莲、半枝莲、白花蛇舌草为消毒结药组；以苍术、石菖蒲、土茯苓、泽泻为消湿结药组；以猫爪草、山慈菇、浙贝母、半夏为消痰结药组；以壁虎、土鳖虫、蜈蚣、全蝎为消瘀结药组。樊老对癌结的治疗，扶正药组通常是不变的，根据局部辨证结合整体辨证，依据患者体质的不同，兼症的不同，以不变应万变，抓住正邪双方关系，再随症加其他一类药组，或加两类或多类药组，也会根据证候的轻重，药量、药味随证变化。

（李里　伍楚华　赵英孜）

# 复膜调经法探讨

张景岳在《景岳全书》中指出："女人以血为主，血旺则经调，而子嗣、身体之盛衰，无不肇端于此，故治妇人之病，当以经血为先。"《妇人大全良方》曰："凡医妇人，先须调经，故以为初。"指出治妇人之疾，以调经为首要。樊老以调经为基础，以子宫内膜的变化为月经调节核心，形成了独具特色的调经思路。对妇科病的诊治，则与时俱进，通常在中医望闻问切四诊的基础上，结合现代B超检查等手段，五诊合参，从宏观和微观相结合的方法上，诊治相关疾病。

月经是子宫内膜周期性剥脱所产生的。子宫内膜厚度在自然月经周期中因卵泡的生长，雌激素水平的不断升高，于围排卵期内膜厚度可达8～13mm，内膜厚度被认为可以反映内膜的功能状态，用来预测子宫内膜的容受性。樊老治疗月经不调等妇科疾病，通常会用B超动态监测子宫内膜厚度，即在治疗前、治疗中、治疗后对比，了解内膜变化，其价值在于为月经不调提供个性化的治疗方案和预后提供可靠的依据。也常根据症状结合子宫内膜的厚度处方用药，形成了一套以恢复子宫内膜功能为核心的"复膜调经"的诊疗方法。

## 膜薄宜养，化气养膜

中医认为"肾藏精，主生殖""妇人所重在血，血能构精，胎孕乃成""精满则子宫易于摄精，血足则子宫易于容物"。肾精充盛、冲任气血旺盛、胞脉通畅是胞宫摄精、容物的基础，亦是受孕成胎的前提条件。西医学认为子宫内膜有周期性变化，月经干净后的第5～14天，子宫内膜由薄变厚，从厚度0.4cm可以逐渐增厚到1.0cm，此时子宫内膜为增殖期子宫内膜；月经的第15～28天，子宫内膜继续变厚，可达1.2cm，此时子宫内膜为分泌期子宫内膜；月经期的第1～4天，子宫内膜逐渐剥脱，排出体外，在月经来潮24小时内既有分泌期又有增殖期子宫内膜。樊老认为女性子宫内膜厚度的变化，其实也是气血阴阳的周期性变化的表现。《内经》有云："阳化气，阴成形。"行经期（1～4天）：血海由满而溢，血室正开，子宫泻而不藏，经血下泄，对应子宫内膜的脱落分离；经后期（5～13天）：子宫、胞脉相对空虚，阴长，子宫藏而不泻，对应子宫内膜的增厚；经间期（14～15天）：在肾中阳气的鼓动下，阴阳转化，阴精化生阳气，出现氤氲之候；经前期（15～28天）：阳气渐长，达到"重阳"状态。阴精与阳气皆充盛，胞宫、胞脉气血满盈，对应此时子宫内膜厚度达到最高。"子宫内膜为有形之物，为精血所化，气血所养。"若肾气亏损，精血虚弱，或气血虚弱，或气滞寒凝胞脉被阻，则出现痛经、月经量少、闭经、不孕等。樊老常在经前阳长期用阳化养膜方治疗，药物组成为淫羊藿、熟地黄、枸杞子、巴戟天、肉苁蓉、山茱萸、山药、甘草、当归、菟丝子、鹿角胶、龟甲胶等。方中以熟地黄、当归、枸杞子、山茱萸、山药、龟甲胶补肾填精、补给精血为君药，淫羊藿、巴戟天、肉苁蓉、菟丝子助阳化气，阳中求阴，阳长阴生，以达到阳化气，阴成形之目的。脾气亏虚加黄芪、党参、麦芽、白术健脾益气，促膜长养；冲任虚寒加紫河车，以血肉有情之品促膜长养；气滞血瘀者加月季花、鸡血藤、丹参活血养血；血虚明显加白芍、阿胶养血养阴。

### 膜厚宜散，疏散化膜

冲任二脉受十二经之气血，为气血运行的通路，灌注全身，使脏腑功能协调，肾气充盛；心气下通，肝脾调节，奇经参与，胞宫主司，维持冲脉气血和畅，以保证妇人月经与生殖功能如常。樊老认为和子宫内膜增厚相关的月经不调，主要是由于寒凝、气滞、湿热、瘀血阻滞冲任二脉，而使冲任二脉血行不畅，胞脉涩而不流，而使子宫内膜为有形之物增生，继而出现痛经、月经量少、闭经、不孕等。樊老常用疏散化膜方治疗，药物组成为土鳖虫、熟大黄、丹参、莪术、紫花地丁、泽泻、桃仁、红花、甘草、金银花、车前草、桂枝、三棱、田三七、茯苓、薏苡仁。方中土鳖虫、熟大黄、丹参、桃仁、红花、田三七活血化瘀；桂枝、三棱、莪术温化散结；泽泻、薏苡仁、茯苓利湿消肿；紫花地丁、金银花清热，兼防结聚生热；甘草调和诸药。全方以疏通冲任和胞络之寒凝气滞、湿热瘀阻为主法，"结者散之，客者除之"，疏散化膜。方中含较多活血、破血之药，初学者可结合现代仪器在排除如宫外孕、黄体破裂等危急器质性疾病和受孕的生理状态，又在四诊资料的基础上辨证为血瘀证，可放胆用之，不可因畏惧活血药之性，而错失最佳时机和对证之法。兼气滞明显者常加甘松、佛手、香附疏肝解郁行气药；脾胃虚寒者常加党参、白术、吴茱萸、肉桂温中散寒，健脾和胃之品。

### 规律异常整体调养

子宫内膜规律地增生、剥脱是月经的生理基础，从中医来看，即是肾水满盈而泻。子宫内膜是卵巢激素的靶器官，正常育龄期妇女子宫大小、形态正常，子宫内膜厚度可作为临床评价卵巢储备功能的手段。子宫内膜形态、功能常随卵巢功能的早衰出现各种异常，而在原发性或继发性闭经、不孕、性欲减退、更年期综合征等疾病中，也经常表现出子宫内膜周期性变化规律的异常。针对这种异常，樊老主张整体调养，以饮食方式、控制体重、周期性调整、心理治疗等手段，恢复子宫内膜的周期性变化规律。

复膜调经法也体现了前文所讲的微观辨证的思想。随着西医学先进检查技术（如影像学检查、内镜检查、实验室检查、病理组织检查、基因检查等）的发展，与宏观辨证相对的微观辨证越来越受到学者的重视，它从器官水平、细胞水平、亚细胞水平、分子水平、基因水平等较深层次上反映疾病的本质，为临床诊断提供了客观依据，也在一定程度上补充了中医传统宏观辨证的某些不足。两者具有很好的互补性与协作性，只有把宏观辨证与微观辨证有机地结合起来，才能建立有效与科学的临床诊断与疗效评价体系。

（李里　赵英孜）

# 病证结合辨治口苦经验

苦，五味之一，《说文解字》："大苦，苓也。"本意为苦菜，味之苦。《尚书·洪范》记载"火曰炎上……炎上作苦"，将火与苦联系起来。口苦最早记载于《素问·奇病论》："夫肝者，中之将也，取决于胆，咽为之使。此人者，数谋虑不决，故胆虚，气上溢，而口为之苦。"在原文中明确指出"胆瘅"重要表现之一即口苦。根据《黄帝内经》中一些章节原文描述，肝胆属木，本味应该为酸，如"五味所入：酸入肝，辛入肺，苦入心，咸入肾，甘入脾，是谓五入"（《素问·宣明五气》），"五脏五味所合，故心欲苦，肺欲辛，肝欲酸，脾欲甘，肾欲咸，此五味之所合也"（《素问·五脏生成》），"夫五味入胃，各归所喜，故酸先入肝，苦先入心，甘先入脾，辛先入肺，咸先入肾"（《素问·至真要大论》）等，在临床所见肝胆病更多有口苦一症。口苦乃火气为病，却非心火独有，不但肝胆病常见，脾胃病、肾病、肺病亦可见。

樊老认为，口苦多为火逆为病。《内经》云"诸逆上冲，皆属于火"。脏腑气机逆乱，肝、胆、心、胃、肾之火逆上冲，皆可出现口苦。胆郁热结，胆火上逆可引起口苦，《证治汇补·内因门》云"胆郁则口苦，晡热，怔忡不定"，指出了胆热上逆引起口苦，肝火热盛可引起口苦。《素问·痿论》有"肝气热则胆泄口苦"的记载。《顾松园医镜·射集》中也言及："如肝有火，胁痛日久，必遗热于胆，则汁溢口苦。"热气由肝及胆，胆腑受热则摄藏胆汁的正常功能被扰，导致胆汁外泄；邪热并于胆经经气，从经病角度看，则表现为经气盛实，经气盛实则沿经逆上，胆汁随逆气上行至口则口苦。《内经》云"少火生气""壮火食气"。若脾胃不健，脾不运化，胃不降浊，中焦气机失利，久郁生热，脾胃运化失常引发虚火上浮，浊气上泛可出现口苦。《素问玄机原病式》载"然土旺胜水，不能制火，则火化自甚，故五味热食，则味皆厚也。是以肝热则口酸，心热则口苦，脾热则口甘，肺热则口辛，肾热则口甜。或口淡者，胃热也"，从病理角度论述了心火上炎见实证口苦。《素问·评热病论》云："真气上逆，真之心气也。心属火而恶水邪，水气上乘，则迫其心故口苦舌干。"《黄帝内经素问集注·评热病论》解释为："真气者，脏气上逆，是以口苦舌干。"说明肾水上犯导致心火上逆也可见口苦。

味觉主要包括酸、甜、苦、咸和鲜5种基本的感觉形式。苦味是由含有化学物质的液体刺激而形成的一种味觉，是由分布于微绒毛上的苦味受体蛋白与溶解在液相中的苦味质结合后活化，经过细胞内信号传导，使味觉细胞膜去极化，继而引发神经细胞突触后兴奋，经过神经中枢的整合最终产生苦味感知。口苦乃患者自觉症状，属于口味异常，临床上常见于肝胆疾病、慢性胃炎及消化性溃疡、功能性消化不良、神经官能症等疾病。

口苦与消化系统疾病尤其是胃肠病关系密切。樊老特别重视口苦的诊察与辨治，凡有口苦者，樊老会重视患者是否有泛酸、咽喉部灼热感，如有则提示食管反流，常用柴胡配黄芩疏肝利胆。樊老认为幽门螺杆菌（HP）感染是口苦症状发生的重要危险因素，对HP感染者，常用蒲公英、败酱草、鱼腥草辨病选药；对急慢性胃炎，口苦伴有嗳气吞酸者，用甘松、佛手、代代花疏肝理气；对口苦伴有胃肠有炎性增生、息肉者，用炒麦芽、鸡内金、半夏、猫爪草消导散结；对口苦伴消化道溃疡，脘腹部疼痛者，用刺猬皮、延胡索疏利止痛；对于肝炎、肝硬化、胆道梗阻等出现的口苦，用茵陈蒿汤加鸡内金、金钱草、海金沙等疏肝利胆，清热退黄。

口苦也常见于精神类疾病，精神疾病患者常常会伴有味觉异常的表现，包括味觉减低和味觉改变两类。味觉与情绪有着一定的相关性，科学研究显示，人在愤怒、恐惧、焦虑、悲伤、极度疲劳时，味觉会减退。前者常见于抑郁症、精神分裂症、老年痴呆、脑血管病所致精神障碍、脑动脉硬化、酒精依赖、神经性厌食、创伤性应激障碍、环境恶劣等，严重者可有味觉丧失；后者多表现为患者原发疾病造成的味觉性质改变，如口中有苦味，更年期抑郁症、酒精依赖亦可见口苦症状。对精神类疾病伴有口苦者，樊老常从肝胆火郁论治，对口苦伴有烦躁易怒者，常用柴胡配黄芩疏泻肝胆郁热，用栀子、炒麦芽轻宣上焦郁热，用竹茹、珍珠母清胆安神。对口苦伴有烦躁失眠的，用夏枯草配半夏清热安神，交通阴阳。对口苦伴有心烦，小便赤数的，宜丹栀逍遥散加减疏肝泻火，清心导赤。对口苦伴有大便秘结的，用大柴胡汤加减疏肝利胆，导热下行。

鼻咽、口腔疾病也可出现口苦。炎症是造成味觉失调相关疾病的普遍因素，上呼吸道感染、口腔炎症疾病、过敏性鼻炎、慢性咽喉炎通常会造成味觉异常，会影响味觉功能，常出现口苦症状。对鼻咽、口腔疾病出现的口苦，樊老在望闻问切的基础上，注重局部诊察，如口苦伴有咽喉部出现滤泡增生者，常用消肿散结、清宣郁热治疗，药用猫爪草、僵蚕、桔梗、山慈菇、甘草、玄参等加味治疗。对鼻炎伴有口苦者，治疗常轻宣肺热，清胆化痰，药用荆芥、菊花、一枝黄花、黄芩、橘络等。对口腔溃疡伴有口苦者，常用五味消毒饮加凌霄花、猫爪草、黄芩、牡丹皮、赤芍等以清热解毒、清胆凉血。

冠心病、高血压、糖尿病、尿路感染人群口内感觉异常的多于无感觉异常者，也常有口苦症状。此类患者，樊老认为多有气机不和，肝失疏泄，胆气上逆，故而发生口苦，也常在辨病的基础上，根据病机不同而配合清热、泻火、疏肝、利胆等法进行治疗。

樊老病证结合辨治口苦经验体现了中西医诊疗思维的互补性，西医的理论体系中，对一个症状的认识需要明确其成因，找到其病因，并了解其病理机制，如此才能进行合适的治疗。然而口苦作为一个味觉异常的症状，除了味觉感受器官本身的病变之外，其他许多疾病，甚至情志因素都可成为其病因。因而，对于绝大多数疾病，确定口苦症状的病因都不是容易的，根据口苦症状本身亦很难找到相应的病灶。如此，在西医看来，口苦绝非是一个有太大临床意义的症状，这也在一定程度上反映了中西医理论体系与诊疗思维对人体和疾病认识的差异。樊老认为"口苦"作为"火热上逆"的指征，在具体的辨证论治过程中，对医者亦有着提纲挈领的指导作用。在西医辨病的基础上，结合中医的辨证，宏观思维和微观思维结合，用药注重病选药，也注重辨证论治。临床操作上既做到对其疾病具体病灶的病理改变、精确的解剖定位的认识，又做到通过"辨证"来确定疾病的表里病位、寒热病性，因人而异，辨证论治。这种思维方法，体现了中西医诊疗思维的互补性。

（李里　张擎伦）

# 喉痹治疗探析

## 对"一阴一阳结谓之喉痹"的理解

《素问·阴阳别论》篇中提到："一阴一阳结，谓之喉痹。"对"一阴一阳"有多种解释，有人理解"阴阳"是指脉象，也有人解释"一阴一阳，内应营卫"。樊老认为，一阴指少阴，包括足少阴肾经、手少阴心经，一阳指少阳，包括手少阳三焦经、足少阳胆经。《温病条辨》曰："少阴少阳之脉，皆循喉咙，少阴主君火，少阳主相火，相济为灾也。故咽喉属少阳，亦属少阴。"樊老认为咽喉是少阴、少阳经脉循行的部位，咽喉的生理与病理不仅和少阴、少阳经脉循行相关，也与少阴、少阳脏腑功能联系紧密。

"结"本意为绳结，《说文解字》"谓以两绳相钩连也"，有联合、聚合、缔结、联结的含义。生理上，《黄帝内经》中出现的"结"字多用于人体结构的描述，以阐述人体血脉、经筋与皮肉、骨骼的附着、联属、交错、缠绕情况。病理上，结既是病机，也是病证，《内经》涉及的"邪结""气结""阴阳结"等多种疾病的发生与邪气集结、结聚、凝结、郁结相关。《素问·至真要大论》有"结者散之"，意为用行气、化痰、通络、散结的方法治疗痰结、瘀血、癥瘕积聚、疳积、瘿瘤、瘰疬、结石等病症。

樊老熟读经典，受《内经》中有关"结"的启发，擅长结合西医学的检查结果，对有"增生"性疾病，常用到散结的方法治疗，如乳腺增生、前列腺增生、骨质增生、子宫肌瘤、滑膜增生、息肉、囊肿、甲状腺结节等，灵活运用行气活血、软坚散结、消痰散结等方法治疗，疗效较佳。

### 对喉痹病因病机的认识

樊老认为"三气杂至合而为痹"，痹的发生是正气亏虚的前提下，邪与人体结合而发，正虚是内因，邪气是外因，喉痹的发生也是如此。王冰在《黄帝内经素问》注释中提出"一阴谓心主之脉，一阳谓三焦之脉，三焦心主脉并络喉，气热内结，故为喉痹"，樊老认为，现代喉痹者郁结化火伤喉多见。这当今现代社会某些不良的生活习惯、饮食起居关系密切。如嗜烟好酒、饮食化热伤津，过度劳心伤神耗伤阴血，常使少阴、少阳经感邪而结郁化火发为喉痹。

### 喉痹诊断五诊合参，重望结肿

望、闻、问、切是中医四诊，医者通过四诊合参，对信息客观、规范地采集和分析是实现中医诊断准确的基础。樊老临证乐从章次公、朱良春先生经验，章次公先生曾云："仅靠目察、耳闻、口诘、指按，很难推断出绝对无误的实证。"故亦十分注重西医学检查结果的判读。主张传统的四诊合参变为望、闻、问、切、查五诊合参。樊老认为，除常规望（整体与局部）、闻（气味与声音）、问（体质与症状）、切（经与脉）外，基于血液、内镜、彩超、CT 等检查结果亦十分重要，此为"查"，是望诊理论的延伸，也是独立的理论存在。樊老认为能为我所用者才有价值，主张在传统四诊基础上重视查（查体与检查），形成了独具特色望、闻、问、切、查，五诊合参的诊疗方式。

"望而知之谓之神"，樊老对喉痹病的诊察主张采用"宏观辨证与微观辨证相结合"的思维模式。特别重视望诊，通过对患者神色形态、舌、咽喉部的望诊，司外揣内、见微知著，获取辨证信息。特别是对咽喉局部的望诊，通常是最先进行诊察的，观察咽喉局部特征，如局部的肿胀程度、色泽、有无滤泡等，抓住关键辨证要素，能化繁为简，直达病机。樊老认为正常的咽喉，色泽红润，通畅无阻，咽喉红肿渗出者多属少阳实热，咽色娇嫩少津多属少阴虚火，咽喉滤泡结节多属热结。

## 治喉痹创宣阳降阴消痹法

樊老根据"一阴一阳结，谓之喉痹"，创造性地提出了宣阳降阴消痹法治疗法则，针对少阳相火、少阴君火郁结化火伤喉之喉痹，清宣少阳郁热，降散少阴君火，解结通痹，以消散为主法，灵活加减，治疗各类喉痹。樊老治疗喉痹以猫爪草、山慈菇、僵蚕、皂角刺、甘草、桔梗为主方。方中僵蚕、桔梗轻扬宣散为君，火郁发之，以散相火；猫爪草、山慈菇清热生津，散结消肿为臣，以清君火；皂角刺味苦性温，软坚散结，助宣降消散之功为佐；甘草调和诸药为使。方中宣降相配，辛开苦降，解少阴少阳之结，结者散之，治疗喉痹，正合"一阴一阳结，谓之喉痹"要旨。

僵蚕性平，味咸、辛，归肝、肺、胃经，素有"化顽痰"之功。研究发现僵蚕含多种化学成分，包括蛋白质、多肽、氨基酸、甾体、黄酮、有机酸等，具有抗惊厥、抗菌、抗癌、降糖、神经营养和保护等作用，其中的草酸铵有抗惊厥作用，喉痹用僵蚕取其止痉抗菌化痰之功。猫爪草味甘、辛，性温，功可化痰散结，解毒消肿，现代研究发现其具有多成分、多途径、多靶点的特点，所含的异银杏双黄酮可能是治疗肺结核和肿瘤的主要活性成分，与中医药理论特点一致。桔梗味苦、辛，归肺经，具有宣肺、利咽、祛痰和排脓的功效。有研究显示体内外实验中桔梗中的桔梗皂苷 D 和桔梗皂苷 D3 可增加气道黏蛋白的释放，改善气道呼吸功能，也有通过体内体外实验研究发现桔梗根水提液可以刺激气道管腔黏液分泌，诱发咳嗽反射从而促进痰液排出。《神农本草经》中记载："甘草味甘，平。主五脏六腑寒热邪气，坚筋骨，长肌肉，倍力，金创，解毒。久服，轻身、延年。"现代研究发现甘草含有多种化学成分，其抗巨细胞病毒、保护心肌细胞、抗氧化、抗肿瘤等多种作用已广泛用于临床，充分发挥其补脾益气、清热解毒、祛痰止咳、缓急止痛等作用。山慈菇，味辛气寒，善散热消结，有抗肿瘤、免疫调节、抗炎、降压及神经保护作用。

### 用药主从配伍灵活运用

早在《内经》《伤寒杂病论》里就有病证结合的诊治模式，樊老认为中医重视病证论治，也重视辨病论治，主张辨病与辨证结合。随着西医学的发展，将西医的疾病和中医的辨证结合起来，使中医辨治模式的内涵更加丰富了。樊老认为，病是疾病发展规律和转归的一个完整过程，是整个治疗过程中要解决的主要问题。尤其是西医学所指的病，可以根据西医学明确诊断，明确具体病因、病变部位、局部的病理改变，为辨证治疗提供依据。樊老主张治病要遵循《素问·至真要大论》之"必伏其所主，而先其所因"。"主"意指"做决策的核心控制者"；"从"引申为"受支配的次要参与者"。樊老认为，结合西医学疾病的诊断，以辨病用药为主导，在治疗的过程中针对疾病选用主药，再结合辨证用药，以病为本，证为标，主从制化，标本兼治。

樊老治疗喉痹，以病为主导，以宣阳降阴消痹为主法，结合症状，随证组合配伍。咽痒者多属风，辅以地肤子、胖大海、蝉蜕、橘红等以散风止痒；咽部红肿热痛属实者，以连翘、金银花、菊花、板蓝根、马勃以清实热；咽部干红少津虚热甚，以石斛、生地黄、牡丹皮清虚热；咽部色淡津液清稀者兼寒者，以麻黄、杏仁、荆芥、防风以散寒；咽部干燥少津者，以天花粉、玄参、麦冬、乌梅、枇杷叶以养阴润燥；咽部有滤泡、结节增生者，加以夏枯草、海藻、罗汉果、土贝母为散结消肿；痰多者，加以浙贝母、橘红、石菖蒲、半夏以化痰。

（李里　张擎伦）

# 从"风药升阳"探析风药的运用

"风药"最早见于李东垣《脾胃论》，书中曰："阳本根于阴，惟泻阴中之火，味薄风药，升发以伸阳气，则阴气不病，阳气生矣。"风药多属辛散轻宣之品，为辛温、辛凉解表药。如羌活、防风、荆芥、升麻、柴胡、葛根等，这类药物有类似风的特性，其体轻而味芳烈，其性多燥少润，善走泄而偏升散。如"风性轻扬""风性开泄""风善行数变"及"风能胜湿"，因此被称作"风药"。临床运用时不仅具有疏解肌表、宣通肺卫、发表透疹的作用，而且还具有升发肝胆之气、调理气机、升举中气、通利九窍、引血归经、息风止痉等功效。

樊老常用的风类药较多，有葛根、羌活、藁本、麻黄、僵蚕、荆芥、防风、蜈蚣、全蝎、柴胡、桑叶、菊花、天麻、川芎等。樊老运用风药，匠心独运，妙处在于和多类药物组成药对或药组配伍运用，灵活多变，常收到意外之效。

樊老认为风药有泻无补，故不宜单用，多和他药合用，通过其升散透泄的作用，发挥药物相辅相成的功效。樊老常用风药与补益药配伍，如四物汤配桑叶治疗血虚脱发，肉苁蓉、巴戟天、淫羊藿配蜈蚣治疗肾虚阳痿；常用理气药配伍风药，如甘松、代代花、佛手配伍薄荷；常用当归、红花、桃仁等活血药配伍土鳖虫、乌梢蛇；常用半夏、茯苓、陈皮等化痰药配伍荆芥、防风、蝉蜕。

《黄帝内经》曰："阳气者若天与日，失其所，则折寿而不彰，故天运当以日光明。是故阳因而上，卫外者也。"中医治病非常重视阳气，樊老对疾病的治疗，很重视阳气在防病、治病中的主导地位，在各类疾病的治疗中，补阳药物运用较多，但樊老也很重视"阴中求阳""引火归原""通阳不在温而在利小便""风药升阳"等各类顾护阳气的治疗方法，用药平和，少用大热大寒之品，也少用峻补猛功之品，从"风药升阳"的运用上，可以窥见一斑。

### 升阳通络治疗阳痿

阳痿，一个古老的中医病名，相当于西医学中"男性勃起功能障碍"，阳痿的基本病机可归纳为"肝郁、湿热、肾虚、血瘀"。樊老认为阴茎局部血管的正常结构和功能至关重要，阳痿的发生多因络气失去调和，进而影响气血的输布，气血不能流动通畅于阴茎，不能使宗筋充血。所以阳痿的治疗，活血通络是非常重要的环节，以补肾活血，升阳通络为主法，夹有湿热的患者兼以清热利湿，肝郁者兼以疏肝解郁。樊老治疗阳痿常以枸杞子、白芍、山茱萸、山药、淫羊藿、熟地黄、肉苁蓉、蜈蚣、三七、巴戟天、黄芪、党参等药为基础方。方中以枸杞子、白芍、山茱萸、山药补阴；淫羊藿、肉苁蓉、巴戟天补阳，阴阳并补，阴中求阳。黄芪、党参补气，三七活血，气行则血行。蜈蚣为风药，味辛性温，性善走窜，搜风通络，因此可以借蜈蚣走窜之力通达内外，不仅能推动补药药力的布散，配伍补肾填精药，还能鼓舞气化，以收阳生阴长，以兴阳道之功。樊老治疗阳痿用方，阴阳并补，阴中求阳，气血同调，气血通达，益肾活血，升阳通络，宗筋得养，气血得伸，其势得举。

### 升阳透邪治疗痹证

《素问·痹论》谓："营卫之气亦令人痹乎？……逆其气则病，从其气则愈，不与风寒湿气合，故不为痹。"提示正气充足，营卫和调，则邪气难以侵袭；若营卫不和，则风寒湿三邪乘虚而入，闭阻经脉，气血凝滞，而致痹病。对于痹证的治疗樊老常以益肾温阳、通络蠲痹为主法，常在扶正补益的基础上加用风药治疗。例如治疗颈椎病，伴有颈部疼痛或僵硬的患者，樊老常选用葛根 30g，羌活 4g，藁本 4g 为风药组，葛根同具升发透散之性，有鼓舞阳气、升提托举之功，羌活、藁本轻清生发之性，有升举脾胃清阳之气，使阳升湿化，木畅土舒则脾土健旺，在益肾温阳、通络蠲痹的基础上配伍风药则不仅能祛风解表，还能推动补药药力的布散，防补药的滋腻，能助脾肾升腾清阳之气，达到益肾通督，蠲痹解"合"的功效。

### 升阳布精治疗脱发

发为血之余，脱发以精血亏虚、毛发失养为主要病机，樊老常予活血养血、滋养肝肾为主治疗各类脱发，方用当归、川芎、生地、侧柏叶、玫瑰花、黄芪、党参、女贞子、黑芝麻、墨旱莲、甘草、何首乌、鸡血藤等为主药，常配以桑叶、薄荷等风药，以风药为引，药具轻扬趋上之性，可使诸药上达病所，能通脑窍并祛颠顶之邪。樊老认为桑叶、薄荷有清轻上浮、升发生长之特性，配合补气养血、补肾生精药物，可以动静结合，补而不滞，又可引药达头，利于精血的输布，利用风药升阳布精之功，使生发有源，发有所养，药到病除。

### 升阳散滞治疗胃痛

脾胃居中焦，为气机升降出入之枢纽，主司水谷之纳化，水液之敷布，升清降浊。无论外感或内伤均可导致脾胃运化失司，升降失常，由此引起一系列的病机变化。脾胃本身的损伤，或其他脏腑病变影响脾胃，邪滞胃腑，或壅阻气机，或凝滞胃络，可以出现胃脘部不通则痛。久病不愈或劳倦所伤，脾胃受损，脾胃虚弱可出现胃脘部不荣则痛。樊老治疗胃痛，顺应胃以通降为顺的生理特性，以通为补，常用刺猬皮、延胡索治疗胃部刺痛，以代代花、甘松、佛手治疗胃部胀痛，以蒲公英、败酱草治疗灼痛，以高良姜、香附治疗胃部冷痛。通常在治痛类药物的基础上加用炒麦芽、炒稻芽、鸡内金以消食促运。在辨证的基础上，樊老常配以风药。寒邪犯胃，常用苏叶、藿香散寒止痛。湿浊困脾，用苍术醒脾祛湿。气机郁滞，用防风开达舒畅，升降和调。气滞血瘀，用全蝎、九香虫等动物类药通络搜剔。樊老治疗胃痛，在风药的使用上，利用风药升阳走散之性，使胃腑邪滞得以消散，气机得以畅通，恢复胃之通降，通则不痛。

（李里　马健）

# 从络论治运用藤类药经验撷英

络脉是经脉的细小分支，有"行血气、营阴阳"之功。中医有"久病入络""久痛入络"之说。很多学者将中医的"络脉"和西医的遍布全身的血液运行网络系统联系起来。吴以岭教授提出络脉病有从"络脉不通至络脉不荣"的动态的演变过程。络有阳络与阴络之分，阳络在表，阴络在里。樊老将络病分为阳络病和阴络病，病变在肌表、卫分及气分属阳络病，如关节疼痛、咽喉肿痛、皮肤病、面瘫、面痛等。病变在内、血分及营分、脑络、肾络、心络的属阴络病，如中风病、胸痹心痛、肾病、消渴、胃痛病等。阳络病以实证多见，以易滞易瘀、多积多聚为特点，阴络病以因实致虚、虚实夹杂多见，以易入难出、顽固缠绵为特点。治法上，樊老认为肌表之阳络以通为用，以汗法、消法、行气活血等攻邪之法为主，在里之阴络以祛瘀生新、补气行血、扶正通络等攻补兼施之法为主。用药上，藤类药使用匠心独运，颇具特色。樊老从络论治消渴、痹证、胃病、血证、月经病，常视病证的不同，或配合益气，或配合补血，或配合理气，提倡气血同治，气足血旺、气行血行瘀难存，血行其道，气血调和则无恙。

藤类药从形状看多纵横交错，像人周身的经络网络全身。《本草汇言》云："凡藤蔓之属，皆可通经入络。"樊老以藤治络运用了取类比象、以形治形的思维方法，常用的藤类药有鸡血藤、络石藤、忍冬藤、青风藤、海风藤、伸筋藤、大血藤、鸡矢藤、石楠藤、红藤、天仙藤、首乌藤、钩藤等20余种，治疗内、外、妇、儿各类疾病，选用的藤类药，按寒热、虚实分类，病、证、症结合，灵活运用。

### 分阴阳定补泻

《灵枢·经脉》"脉之见者，皆络脉也"，樊老临证特别重视络脉的诊查，对舌下络脉、咽喉部络脉、眼睑络脉、皮肤的络脉望诊很细致，局部络脉有充血、出血者，病位多在阳络，正如《灵枢·百病始生》所云"阳络伤则血外溢"，阳络损伤可出现体表和体表黏膜出血，阳络病多为疾病早期，病外在表。如望诊局部络脉紫暗或色淡无光泽，常提示久病入里，即脏腑隶下之阴络阻滞或虚损。

樊老将藤类药分为祛邪通络和补虚通络两类，忍冬藤、青风藤、海风藤、天仙藤、络石藤、伸筋藤等主要功效为祛邪通络，为祛邪通络类，鸡血藤、鸡矢藤、首乌藤等有扶正通络功效的为补虚通络类。对病位在阳络者，樊老用药常用祛邪通络类，局部外伤疼痛用络石藤、伸筋藤，咽喉红肿用忍冬藤、穿山龙，皮疹鲜红瘙痒用忍冬藤、海风藤，肢体疼痛之痹证用海风藤、天仙藤、青风藤等。对病变在阴络者，如久病虚损、络气亏虚的胸痹者用鸡血藤、首乌藤补虚通络；对消渴日久伤肾者常用青风藤、鸡血藤、大血藤加乌梢蛇补虚通络顾肾；对脑络痹阻之缺血中风者用鸡血藤、首乌藤加地龙补虚活血通络。

樊老对络病日久各类病证尤善用鸡血藤，他常说鸡血藤有"血分之圣药"之为，能通能补，对阳络痹阻、阴络虚损不通者，皆可用之。

### 辨寒热重配伍

樊老按药物的寒热温凉四气将藤类药分为寒凉类、性平类、温热类三类。寒凉类有忍冬藤、络石藤、钩藤、红藤、雷公藤等，性平类有青风藤、大血藤、首乌藤，温热类海风藤、首乌藤、鸡血藤、天仙藤、石楠藤等。樊老对病变入络者，特别重视寒热的辨证，如对痹痛患者，必辨寒热，对关节红肿热痛热痹者，常用忍冬藤、络石藤、雷公藤清热通络；对关节冷痛的寒痹者，用海风藤、鸡血藤、天仙藤温经通络；对胸阳不振、寒邪阻络者，用鸡血藤、海风藤等温热类藤药散寒通络；对痰热瘀阻者，常加忍冬藤、络石藤等清热通络；对脑络痹阻的中风病、脑外伤、痴呆、癫痫，痹久化热者加钩藤、忍冬藤，痹久伤阳者，用鸡血藤、海风藤等。

樊老对藤类药的运用，重视和其他类中药配伍使用，特别是藤类药与祛风药配伍、藤类药与虫类药配伍运用有独特之处。藤类药基本功效均与"风"有关。《本草纲目》谓"风邪深入骨骱，如油入面，非用蔓藤之品搜剔不克为功""治风先治血，血行风自灭"，藤类药通络走窜之性能协助祛风药的祛风之效，对风疹、湿疹、疮疡等皮肤病，樊老常用白鲜皮、荆芥、防风配伍海风藤、忍冬藤等祛风通络止痒；对咽喉痒痛者，用蝉蜕、穿山龙加忍冬藤；对消渴病久入络肢体麻木者，用桑枝、独活、羌活加海风藤、青风藤等；颈部胀痛者，用藁本、羌活加鸡血藤。虫类药功善走窜，搜风祛邪，通络化瘀，其通达经络之力强，藤类药和虫类药均有走窜之性，均可搜风祛邪，以治疗"顽风胶着、搏膝阻络"的各类病变入络者。樊老喜用虫类药配伍藤类药，对中风后络脉痹阻出现肢体麻木者，用水蛭、地龙配伍鸡血藤、海风藤、钩藤；对痛风日久入络者用全蝎、乌梢蛇配忍冬藤、络石藤；对喉痹咽痒、充血者，用地龙、蝉蜕配忍冬藤；对肾病伤络有尿血、蛋白尿者，用乌梢蛇、蝉蜕配鸡血藤、忍冬藤等。

此外，樊老重视脾胃论思想，处方用药，在运用各种藤类药时，不忘固护脾胃，常用藤类药配伍麦芽、鸡内金、神曲、苏梗、砂仁等药扶正固脾，益气通络。

### 量证候选用量

中药的用量是疾病疗效的重要因素，樊老处方用药，中药剂量特别讲究，从患者的体质、病情、结节、药物的功效多方面考虑，药重者单药用至30g以上，甚至达100g；药轻者，零点几克，药物用量选用"人—病—证结合"，灵活变化。对藤类药的使用，樊老特别强调对中医证候的量化，根据证候的轻重，选用相应的用量，在伤络早期，症状明显，剂量从小逐渐加量，如治疗痹证，成年人海风藤、青风藤、雷公藤从每剂每药10g左右开始，逐渐加至每剂每药30g，待症状好转，逐渐将药物再减量到每剂每药10g左右。对治疗热痹关节红肿明显伴发热时，忍冬藤用量达30～60g。对病程长、中风后肢体经络痹阻者，海风藤用至20g，鸡血藤、首乌藤用至30g以上。对消渴病，病邪深入肾络、易入难出者，首乌藤、鸡血藤等多是30～50g，使其疗效的产生有一个渐进积累的过程，方能力克顽疾。

（李里　胡兰兰）

# 从"损谷则愈"探析消食药的运用

饮食可以养人，亦可伤人；可以疗疾，亦可致病。《素问·阴阳应象大论》"味伤形"，指饮食五味失宜则伤形；《素问·痹论》"饮食自倍，肠胃乃伤"，说明饮食过量直接伤害胃肠之腑；《素问·阴阳应象大论》"水谷之寒热，感则害于六腑"，饮食寒热失宜，直伤六腑。所食之味，有与病相宜，有与身为害，若得相宜则益体，饮食不节，或病后强食均可致病，此外，某些食物还能诱发疾病。《伤寒论》398条："病人脉已解，而日暮微烦，以病新差，人强与谷，故令微烦，损谷则愈。"樊老认为，饮食因素是现代很多疾病的主要病因，如代谢性疾病、增生性疾病、退行性疾病等，多和饮食不节、饮食不洁、药物伤脾、饮食调护不当有关。樊老认为"损谷则愈"不仅可以理解为病后不宜过饱，也可以理解为用合适的方法减少饮食对脾胃的损伤，减少对机体造成的不良反应，在此认识基础上，樊老不仅将消食药用于消食导滞，而且还用于增生性疾病、代谢性疾病、虚损性疾病等，这和樊老治疗疾病重视脾胃，注意养胃气、存津液的思想也是一致的。

### 用于虚损性病证

樊老经常讲，学中医要博采众长，要"采得百花成蜜后，为民辛苦为民甜"。樊老学习祝谌予、施今墨等名医经验，用鸡内金、麦芽治慢性胃炎、萎缩性胃炎、胃及十二指肠球部溃疡或热性病后期，胃阴受伤、胃气受损者。其参考福建赵棻教授用健运麦谷芽汤（麦芽、谷芽、鸡内金、山药、党参、甘草）健脾和胃，复元益气，治疗内伤外感致脏腑功能低下者，取得非常好的效果。樊老对小儿、老人正气不足的咳嗽、腹泻、容易感冒等，也常用此方加减化裁，每获良效。

### 用于增生性疾病

对子宫肌瘤、前列腺增生、甲状腺结节、腮腺肿大、骨质增生等增生类疾病，樊老常在各类散结祛邪的药物上常加消食药，如对颈椎病、骨关节炎、腰椎间盘突出症等痹证的治疗，樊老常用青风藤、海风藤、桑枝、伸筋草、舒筋草、大伸筋以达疏利关节、舒筋通络之功，对痹证日久，善用虫蚁之类如止痉散（全蝎、蜈蚣）、乌梢蛇、土鳖虫等以搜剔窜透治疗各种顽痹。樊老对痹证的治疗有独特的心法，对患者疼痛处有触摸有硬结、条索状增生时，通常也会用到山楂、麦芽等消食药。山楂用到30g以上，既有活血通络止痛的功效，也有护胃消散之功，麦芽30g以上，既能消散运脾，又能疏理肝气的功效。樊老在重脾胃思想的基础上，对消食药的巧妙运用，又配合黄芪、白术、党参等药培建中土，扶正固本，做到了祛邪不伤正。

### 用于代谢性疾病

西医学中高脂血症、高血压、糖尿病、痛风等与代谢相关的疾病，多因嗜食肥甘酒酪，运动少，食积不化成湿，聚湿生痰成浊。食积不化已经成为隐性病机。"脾为生痰之源，肺为贮痰之器"，脾失健运，食积可生湿成痰，且痰质黏稠，不易化，解消除，故可适当配伍消食药以开胃醒脾促运化以消之，尤以湿痰证宜配伍消食药，其他痰证亦可酌情选加，临证可选用鸡内金、麦芽、莱菔子、山楂等。治疗此类病证，樊老辨证组方时应酌情配伍消食药，宜选用具有调脂、降压作用的山楂、莱菔子、神曲等治疗，以解除食少难消之症。

糖尿病虽然有些患者食纳好，吃得多，但所食之物均随小便而下，没有转化为正常津液，病者反而多渴，治疗亦可稍佐消食之品以健脾消食化津，历代医家常用鸡内金。樊老常化裁大家张锡纯用玉液汤（生山药、生黄芪、知母、生鸡内金、葛根、五味子）治消渴。

### 用于情志类疾病

谷芽、麦芽处于萌芽初期，升发性能甚好，入肝经，故又能疏理肝气，调畅气机。镇肝息风汤内就用麦芽疏理肝气，樊老常用逍遥散、四逆散、柴胡疏肝散等配伍谷芽、麦芽治疗失眠、乳腺增生、抑郁、焦虑辨证属于气机郁滞者。妇女以肝为先天，闭经、痛经、月经不调等常于肝气郁结有关，樊老常在辨证用药的基础上加用麦芽、谷芽，一则疏达气机，一则促进脾胃运化，以益气血生化之源。

### 用于康复调摄

饮食护理是保证疗效、促进康复的一个重要方面。《伤寒论》提到的"损谷则愈"可以指导以饮食增加药效，以饮食降低毒副作用，以饮食顾护正气。神曲、山楂有药食两用的功效，樊老不仅在病后善后方里常用山楂、麦芽、神曲等药物以促进胃气恢复，也常嘱患者以山楂、神曲熬粥，药食调护，防病复发。

樊老对消食药的运用丰富了中医脾胃论学说。《素问·玉机真脏论》云："脾胃充盛，五脏安和；脾胃受损，则五脏不安。"李东垣亦深知此理，

医论医话

创立《脾胃论》，并有了"百病皆由脾胃衰而生"的著名病机论点。人赖以为生的营气、阴精、地阴、天阳等皆来源于脾胃，更以"脾胃为本"为理论指导治疗内、外、妇、儿多科疾病。樊老消食药的拓展运用，和《伤寒论》"保胃气、存津也"的思想一脉相承，不仅为从脾胃论治各类疾病提供了用药方法，也为疾病的调护、未病先防、既病防变、瘥后防复提供了治疗方法。脾胃为后天之本，"胃气壮，五脏六腑皆壮也。"合理运用消食药，帮助脾胃恢复功能，则可"正气存内，邪不可干"，从而使脾胃不伤，元气充足，身体自当安泰。

# 从《素问·痹论》中"合"探析痹病治疗

《素问·痹论》曰："风寒湿三气杂至，合而为痹也。其风气胜者为行痹，寒气胜者为痛痹，湿气胜者为著痹也……所谓痹者，各以其时重感于风寒湿之气也。""合"本义为上、下唇合拢，《说文》："合，合口也。"后引申为结合、聚合、统一等意。《内经》根据人体各部分的功能联系，将它们"合"成为以五脏为中心的统一整体，如《灵枢·本脏》云："肺合大肠……心合小肠……肝合胆……脾合胃……肾合膀胱。"《灵枢·五色》云："肝合筋，心合脉，肺合皮，脾合肉，肾合骨。"故从痹病症状的性质而言，有"行痹""痛痹""着痹"等。樊老认为"行痹""痛痹""着痹"的发生，根本原因在于脏腑阴阳失调，正气不足，在此基础上，严冬涉水、步履冰雪、久居寒湿之地，导致风寒湿邪侵入机体，与机体相"合"而发病，"合"字亦提示了痹病的治疗，应调整脏腑、补益正气，才能从根本上祛除风寒湿邪。

《素问·痹论》云："风寒湿三气杂至，合而为痹也……以冬遇此者为骨痹，以春遇此者为筋痹，以夏遇此者为脉痹，以至阴遇此者为肌痹，以秋遇此者为皮痹。"指出风寒湿伤人因季节不同、部位不同而产生了五体痹，即皮痹、筋痹、肌痹、骨痹、脉痹。

《素问·痹论》云："凡痹之客五脏者，肺痹者，烦满喘而呕；心痹者，脉不通，烦则心下鼓，暴上气而喘，嗌干善噫，厥气上则恐；肝痹者，夜卧则惊，多饮数小便，上为引如怀；肾痹者，善胀，尻以代踵，脊以代头；脾痹者，四肢懈惰，发咳呕汁，上为大塞。肠痹者，数饮而出不得，中气喘争，时发飧泄；胞痹者，少腹膀胱，按之内痛，若沃以汤，涩于小便，上为清涕。"同时又指出"淫气喘息，痹聚在肺""淫气忧思，痹聚在心""淫气遗溺，痹聚在肾""淫气乏竭，痹聚在肝""淫气肌绝，痹聚在脾"。皆指出痹病侵入五脏，病变随脏腑的不同，表现症状亦不尽相同。

《素问·痹论》云"五脏皆有合，病久而不去者，内舍于其合也"，樊老认为各类痹病的发生，正气亏虚是邪与机体相合的内因。而五体痹与脏腑痹之间存在着传变过程，五体痹不已，复感外邪，内舍脏腑而发为脏腑痹。痹病能否从五体"合"于脏腑，正气的强弱是关键，机体"正气存内，邪不可干"，痹不内传；正气亏虚，邪气乘虚而入，则发为脏腑痹。对痹病的治疗，补益相应五体、脏腑的正气，是解除邪与机体相"合"的根本。

樊老学术思想深受当代中医大家朱良春教授的影响，其对朱良春先生"益肾蠲痹法"治疗痹病特别推崇。张介宾言："痹证大抵因虚者多，因寒者多，惟气不足，故风寒得以入之；惟阴邪留滞，故筋脉为之不利，此痹之大端也。"朱老认为痹病的形成，与正气亏虚密切相关，痹病患者大多肾阳不足，而肾督一身阳气，肾督亏虚，卫阳无以抗邪，致使风寒湿邪侵袭，痹阻气血，阻塞经络，导致关节肿胀、疼痛、畸形。故朱老临证用药时，即使对于初起发病患者，也要充分顾护正气。樊老在此学术思想的基础上，治疗痹病特别重视顾护正气，主张痹病以益肾通督为根本大法，在朱老的治疗基础上有所发展，将益肾通督、蠲痹通络之法广泛运用于颈肩腰腿痛、风湿性关节炎、痛风、骨质疏松等病证。在选方用药上，结合《素问·痹论》相关论述，提出益肾通督蠲痹解"合"是治疗痹病的起手法。

### 体脏兼顾整体施治

樊老对痹病的辨证，主张五体辨证结合脏腑辨证，从五体－五脏整体论治。《素问·痹论》记载："痹在于骨则重，在于脉则血凝而不流，在于筋则屈不伸，在于肉则不仁，在于皮则寒，故具此五者则不痛也。"皮痹病在皮，以肤冷麻木、浮肿甚则皮肤变硬、萎缩、关节屈伸不利为主要临床表现。中医认为皮痹是体虚感受外邪、留于皮毛而发病，西医诊断的神经根型颈椎病、腰椎间盘突出症、中风后肢体麻木疼痛、术后肢体感觉异常的临床症状主要为皮肤麻木不仁、局部肿胀或不适感，表现为皮痹的症状。肌痹亦称肉痹，病在肌肉，是以肌肉疼痛不仁、疲软无力甚至肌肉萎缩为主要表现的疾病，类似于西医的多发性肌炎、脊髓损伤、皮肌炎等疾病。筋痹主要临床表现为筋脉拘紧挛缩、皮下条索或结节、疼痛等，《素问·长刺节论》云："病在筋，筋挛节痛，不可以行，名曰筋痹。"西医各型颈椎病均易出现筋痹症状，骨痹病在骨，是以肢体关节沉重、痛剧甚则强直畸形、拘挛屈曲为主要表现的疾病，《素问·长刺节论》云："痛在骨，骨重不可举，骨髓酸痛，寒气至，名曰骨痹。"临床上各种骨质增生、骨质疏松、骨关节退变、压缩性骨折常有此类表现。中医认为脉痹是气虚血瘀、痹阻经脉、筋骨失养所致，主要临床表现为肢体隐痛、麻木、痿弱无力、心慌心悸、眩晕、头痛等，《素问·痹论》云"痹在于脉则血凝而不流"，西医的脉管炎、雷诺病、类风湿关节炎在临床上伴有肢体冷痛、血液循环障碍，即以脉痹为主要表现。

樊老从脏腑辨治痹病，首重肾脏。因肾主骨，藏精，为元气之根，肾虚是导致痹病的重要因素。而从脏腑辨治腰椎间盘突出症，则侧重肾、肝、脾，需兼顾心、肺、六腑。《素问·痿论》曰"肝主身之筋膜"，指出全身的筋膜归肝所统辖。《素问·经脉别论》曰："食气入胃，散精于肝，淫气于筋。"《灵枢·经脉》云："厥阴者肝脉也……故脉弗荣则筋急。"肝气可濡润筋膜，失去肝之气血、津液的濡养，筋膜变得拘紧、挛急。肝主筋，肾主骨，肝、肾共同维系人体筋骨平衡。《素问·痿论》曰："阳明者，五脏六腑之海，主润宗筋，宗筋主束骨而利机关也。"说明脾胃可为周身脏腑、肢节百骸提供气血津液等营养物质，维持机体正常的功能活动。此外，脾胃还与风寒湿所致的痹证有关。心主血脉，肢体活动、脏腑功能等均依赖血之濡养，脉厥可导致下肢活动障碍，如《素问·痿论》曰："心气热，则下脉厥而上……胫纵而不任地也。"

樊老认为五体痹之间及五脏痹之间可以互相传变，一般为五体痹传五脏痹，五脏与五脏痹之间相互影响。在痹病的治疗上，樊老对有皮痹症状的，通常选用宣肺解表、通络止痛之品，如桂枝、徐长卿、麻黄、葛根、细辛、藁本、羌活等解表祛邪之品。对以筋脉拘挛疼痛、关节屈伸不利为主要表现的颈椎病、骨关节病、腰椎间盘突出症等，常用伸筋草、鸡血藤、舒筋草、宽筋藤等舒筋通络的药物，配合白芍、当归、香附、川楝子、延胡索等养肝疏肝之品。对伴有脾痹症状的患者，通常用白术、葛根、人参、黄芪、山药、仙鹤草等健脾益气之药。对有骨痹症状的患者，通常用补骨脂、骨碎补、鹿衔草、鹿角霜、杜仲等补肾壮骨品。对有脉痹症状的患者，常用当归四逆汤配合桃仁、赤芍、丹参、乳香、没药等活血通脉。

### 药组组方灵活加减

樊老治疗痹病，病证症结合，组方思路独特，配伍很有规律。擅长运用药组组方，常用的药组有体–脏药组，包括肝筋药组、肾骨药组、肺皮药组、心脉药组、皮肉药组、督脉药组、多种药组。引经药组，常用的有督脉药组、上肢药组、下肢药组。疼痛药组，分冷痛、刺痛、抽痛、窜痛、胀痛、紧痛等，结合症状，随证组合配伍。肝筋药组，通常用伸筋草、舒筋草、鸡血藤、宽筋藤；肾骨药组，常用骨碎补、补骨脂、狗脊、鹿衔草；肺皮药组，常用桂枝、葛根、羌活、藁本；脾肉药组，常用白术、黄芪、山药、人参；心脉药组，常用三七、当归、桃仁、红花。督脉药组，常用鹿角霜、菟丝子；上肢药组，用羌活、桑枝、松节；下肢药组，用独活、牛膝、威灵仙；冷痛用桂枝、徐长卿；刺痛用乳香、没药；抽痛用全蝎、蜈蚣、延胡索；窜痛用乌梢蛇、土鳖虫；胀痛用香附、姜黄、细辛；紧痛用白芍、炙甘草。

樊老对痹病的治疗，四诊结合西医学检测结果，在局部辨证结合整体辨证，依据患者体质的不同，兼症的不同，药组搭配组方，灵活多变，也会根据证候的轻重，药量、药味随证变化。配伍不变中有变化，既符合传统的君臣佐使、相须相使的配伍规律，也符合病症证结合的治疗规律。

### 顽从痰瘀虫藤搜络

痹病久治乏效，功能障碍，缠绵不愈者，多由风、寒、湿、瘀等邪凝聚经络，胶着难解，此即叶天士所云"络瘀则痛"是也。久病多虚，久痛入络，而久病亦多痰瘀、寒湿、湿热互结，常规用药，不易取效。樊老在学习朱良春教授的虫藤药经验后，继承发挥，通常用藤类药配合虫类药，对症选药治疗各类顽痹，认为虫藤药是解决外邪和机体相"合"而发病的重要方法。临床擅长运用的藤类药有鸡血藤、忍冬藤、青风藤、海风藤、络石藤、伸筋藤、大血藤等。常用的虫类药有乌梢蛇、土鳖虫、全蝎、蜈蚣、水蛭、虻虫、海蚂蚁、穿山甲、僵蚕等。其认为对待顽痹，必须采取涤痰化瘀、透骨搜络之品，始可深入经隧骨骱，搜剔痰瘀，蠲痹消肿。

（李里）

# 从现代药理学探析常用止痛药对

药对是指通过相须或相使的配伍关系，在方剂配伍中能起到相辅相成的作用，在临床中又经常在一起使用的两味药又称"姊妹药"。药对是历代医家经过临床验证，把配伍后疗效更佳的药物固定下来而形成的，是方剂配伍的基本形式。

关于疼痛病机，早在《素问·阴阳应象大论》中就有"气伤痛"的论述。张子和在《儒门事亲》中更是明确指出"诸痛皆因于气"，表明诸多痛证都是由脏腑、经络、器官等各组织的气机受到干扰或损伤所导致。中医学对慢性疼痛病机的认识主要分为"不通则痛"与"不荣则痛"两大方面。而樊老用药对治疗各类疼痛，是从疼痛的主要特点入手，药症对应，有此症用此药，容易掌握，实用性强，疗效确切。常用药对：全蝎、威灵仙治疗抽痛；香附、姜黄治疗胀痛；猫爪草、皂角刺治疗肿痛；延胡索、刺猬皮治疗拒按痛；乳香、没药治疗刺痛；白芍、甘草治疗紧痛；鸡血藤、葛根治疗喜按痛；乌梢蛇、土鳖虫治疗窜痛；徐长卿、桂枝治疗冷痛。

### 香附、姜黄治疗胀痛

肝主疏泄，疏泻不及，则气行不畅，气胜则胀。樊老认为胀痛多因气机不畅所致，临床上乳房胀痛、胃肠胀痛、肢体胀痛多见。治疗以疏通为要，主张胀痛应治肝，选用香附、姜黄为药对。香附、姜黄配伍，一气一血，气行则血行，针对各类胀痛，疏通气机，畅通气血。

香附为莎草科多年生草本植物莎草的根茎，味辛、微苦、微甘，性平，主归肝、脾、三焦经，具有疏肝理气，调经止痛的功效。李时珍称其为"气病之总司，女科之主帅"。姜黄为姜科姜黄属植物姜黄的干燥根茎，原产于印度，现广泛种植于包括我国在内的热带和亚热带地区，是多年生草本植物，药食同源。《唐本草》中列为中品，记载其"味辛，苦，温，归脾、肝经，有破血行气、通经止痛之功。主治胸胁刺痛，闭经，癥瘕，风湿肩臂疼痛，跌仆肿痛"。

现代研究表明，香附的化学成分十分复杂，其中主要成分是挥发油类物质，香附能作用于中枢神经系统、心脑血管系统、消化系统，可以松弛子宫平滑肌，具有雌激素样作用、抗抑郁、降低血糖血脂、抗炎抗菌、抗肿瘤等作用，香附油滴丸中的 α - 香附酮具有抗炎镇痛作用。从姜黄中提取的姜黄素是一种亲脂性多酚，具有抗炎、抗感染、抗氧化、抗肿瘤等多种药理作用。姜黄素在神经炎症疾病、风湿性疾病、感染性疾病、恶性肿瘤、动脉粥样硬化和心肌梗死中表现出较好的治疗潜力。姜黄素衍生物（FM0807）对醋酸和角叉菜胶诱发的外周疼痛具有明显的镇痛作用。

### 全蝎、威灵仙治疗抽痛

风性主动，"诸风掉眩皆属于肝"，临床上出现的各类抽痛，如部分三叉神经痛、牙痛、坐骨神经痛、内脏痛、带状疱疹痛等，樊老通常用全蝎、威灵仙。用虫类药全蝎配藤类药威灵仙，取虫、藤入肝，走筋，能祛风止痛，入络搜风之功，现代药理学也证明两者所含止痛成分，能针对神经性疼痛、炎症性疼痛有一定的作用。

全蝎性平味辛，有小毒、入肝经，主要作用为息风解痉、祛风止痛、解毒散结。鲜全蝎含有蝎毒、三甲胺、甜菜碱、牛磺酸、棕榈酸、软硬脂酸、胆甾醇、铵盐、卵磷脂，还含有苦味酸。研究表明，全蝎中的主要活性成分为蝎毒，蝎毒主要由蛋白质和非蛋白质两部分组成，易溶于水。而全蝎药材中和蝎毒中也含有大量氨基酸类成分，蝎毒对内脏痛有明显镇痛作用。经研究发现无论是外周还是中枢给药，全蝎均具有显著的镇痛作用。威灵仙入药始载于《新修本草》，性味辛、咸、温，具有祛风湿、通经络功效。威灵仙主要含有皂苷、黄酮、木脂素等成分，威灵仙具有良好的抗炎作用，临床常用以威灵仙为主药的复方治疗有瘀肿疼痛特点的疾病。

### 猫爪草、皂角刺治疗肿痛

樊老对咽喉滤泡增生，扁桃体肿大，肠系膜淋巴结增生，各类炎症引起的淋巴结肿大疼痛，常选用猫爪草、皂角刺清热散结、消肿止痛。

猫爪草味甘、辛，性温，功可化痰散结，解毒消肿，近年猫爪草具有显著的抗急性炎症作用，对咽痛、咽痒、干咳、黏膜水肿等治疗效果良好，临床实践证明它在淋巴结结核、结节性红斑、肠系膜淋巴结炎、甲亢等方面亦有重要的应用价值。皂角刺为传统中药，具有消毒透脓、搜风、杀虫等作用，现代研究发现皂角刺主要含有三萜及皂苷、黄酮、酚酸、刺囊酸糖苷、香豆素等化学成分，皂角刺具有抑菌、抗病毒、提高免疫力、抗氧化、抗肿瘤、抗凝血、抑制血栓形成、抑制静脉血管内皮细胞增殖等作用。

### 延胡索、刺猬皮治疗脘腹部拒按痛

樊老对脘腹部的疼痛，首分虚实，疼痛喜按者属虚，拒按者属实，胀者多在气，痛者多在血，对各类拒按属实者，通常用延胡索、刺猬皮散收配伍，行气活血，散瘀止痛。

延胡索又名延胡、玄胡索、延胡索索等，是我国传统中药材，在我国有近千年的入药历史。始载于《神农本草经》，列为中品，具有活血、利气、止痛等功效，主治气血瘀滞痛证、胸胁腹痛、痛经、产后瘀阻、跌仆肿痛等，前人谓之曰"专治一身上下诸痛"。延胡索的提取物对急性炎症、神经性疼痛和急性伤害性疼痛，有显著的镇痛疗效。刺猬皮入胃经，能化瘀止痛，用于气滞血瘀、胃痛日久之证。主要含角蛋白、胶原、弹性硬蛋白、脂肪等。

### 乳香、没药治疗刺痛

刺痛多属瘀血阻滞，樊老对各类跌打损伤、术后疼痛、风湿骨痛、痛经、胸痛、心痛，以刺痛为主要特点的疼痛常用乳香、没药为药对，随证施治，大多能取得较好疗效。

乳香、没药同为活血化瘀类中药。乳香性温，没药性平，二者皆味辛、苦，气芳香，入心、肝、脾经，具有活血散瘀、消肿止痛功效，二者为临床上常用药对，对改善心腹疼痛、风湿痹痛、经闭痛经、跌打损伤瘀痛等具有较好的疗效。乳香具有抗炎、抗菌、抗肿瘤、抗溃疡、抗氧化等药理作用，没药具有抗肿瘤、抗炎、抗寄生虫、凝血、镇痛、降血脂等药理作用。乳香、没药的配伍从中医理论的角度理解，其所涵盖的药物相互作用表现为同气相求，现代研究也发现，两药配伍的药效作用可呈现为药理作用的协同增效。

### 白芍、甘草治疗紧痛

樊老常讲"紧则不通、不通则痛"。临床上很多软组织疼痛，经常伴有局部组织紧张，诸多内脏疼痛也是痉挛引起，出现不松则痛。还有很多疼痛与精神紧张也有很大关系，如紧张性头痛、痛经等，针对这类疼痛通常选用白芍、甘草治疗，取芍药甘草汤之意，缓急止痛。

芍药、甘草的主要有效成分为白芍总苷、甘草总苷、甘草酸、异甘草素等。芍药、甘草配伍，甘草能够促进芍药中具有解痉镇痛作用的有效成分芍药苷及有效组分芍药总苷的吸收；同时芍药能促进甘草中具有解痉、抗炎作用的有效成分甘草次酸的吸收，证明了该配伍的合理性。

### 鸡血藤、葛根治疗喜按痛

痛而喜按一般属于"虚痛"，多系气血虚弱之证。《素问·举痛论》指出"寒气客于肠胃之间，膜原之下，血不得散，小络急引，故痛。按之则血气散，故按之痛止"，不论是肢体疼痛，还是内脏疼痛，樊老对喜按者常用鸡血藤、葛根治疗，心绞痛、腰腿疼痛最为常用。

鸡血藤补血，活血，通经络；葛根生津液，疏经脉，引药直达经腧。现代药理研究认为，葛根具有调节心功能，降血压，舒张颈内动脉，改善脑循环，改善外周循环及微循环，抑制血小板聚集，降低血浆中儿茶酚胺的含量等作用。鸡血藤有较强的抗炎止痛，改善循环的作用。

### 乌梢蛇、土鳖虫治疗窜痛

乌梢蛇，味性平，归肝、脾经，具有祛风、通络、止痉的功效。乌梢蛇具善行走窜的特性，能搜风邪，透关节，通经络，常用于风湿痹证及中风半身不遂，尤宜于风湿顽痹，日久不愈者。研究表明，乌梢蛇的水溶部分能延长冰醋酸刺激性大鼠的痛阈时间，影响大鼠腹腔毛细血管通透性，具有一定的抗炎镇痛作用。土鳖虫，味咸性寒，有小毒，归肝经，具有逐瘀破积、通络理伤、续筋接骨的功用。土鳖虫能改善局部血液循环，通过对成骨细胞与破骨细胞的调控而改善骨代谢。窜痛多属风，风善行数变，樊老对各类窜痛，用虫类血肉有情之品，能达到透骨搜风、化瘀通络的作用，能有效透达病位搜风，常用乌梢蛇、土鳖虫配伍，治疗各类窜痛。

### 徐长卿、桂枝治疗冷痛

冷痛多属寒，桂枝既能解肌表之寒，也能温里散寒，徐长卿也能散寒止痛，两者配伍，能散表里内外各种寒邪，达到散寒止痛的功效。

徐长卿性味辛温，具有止咳、祛风化湿、行气通络、活血解毒、利水消肿、止痒止痛之功效，临床常作为外用药，治疗各种疼痛。徐长卿中的多糖成分、丹皮酚成分能对抗免疫分子，对抗炎症介质。徐长卿对风湿性关节痛、肾绞痛、胃痛、牙痛、蝶鞍部肿瘤疼痛的止痛效果为最佳好。桂枝药性温，味辛甘，归心、肺、膀胱，具有发汗解肌、温通经脉、助阳化气、平冲降气等功效。桂枝挥发油具有良好的抗炎、免疫及促软骨细胞增殖等综合药理活性。桂枝对大鼠中枢神经系统具有镇静和抗焦虑作用，随着用药剂量的增加镇静作用增强。

（李里）

# 从小柴胡汤的随症化裁探讨樊老圆机活变的用方特点

小柴胡汤作为《伤寒论》六经辨证少阳病之主方，和解剂之代表，在仲景著作中占有极其重要地位。樊老对小柴胡汤的运用抓住八大主症，"但见一症便是，不必悉俱"。八大主症包括：往来寒热，乃正邪相争，寒热出入于腠膜；胸胁苦满，乃正邪相搏，水火郁滞于胸胁；默默不欲饮食乃胆气不舒，胃气不和；心烦喜呕，乃火郁气逆，上扰心包与胃；口苦、咽干、目眩，乃火性上炎，熏灼苗窍；脉弦，乃胆气不和，木失条达。对小柴胡汤的运用，也是随症化裁，他经常提到"有此症用此药"。樊老对小柴胡汤的加减运用，遵仲景原旨，分辨小柴胡汤之七加减、类柴胡汤之五化裁。随症七加减：饮盛者，或咳，乃饮停上焦，可去参、枣，加五味、干姜；或心下悸，或小便不利，乃饮停中焦、下焦，皆去黄芩，加茯苓；有火盛者，或胸中烦不呕，乃上焦热扰于心包，可去夏、参，加瓜蒌实；或渴，乃热伤中焦，可去半夏，加重人参和瓜蒌根；有深及脏腑者，或腹中痛，乃土虚木乘，去黄芩，加芍药；或胁下痞硬，乃水饮痞结，可去大枣，加牡蛎；有浅及体表者，或不渴、身微热，乃营卫不和，或头痛，乃经脉约束，皆可去人参，加桂枝。随症选柴胡汤类方：有少阳之半内及胆腑，取和解兼通，故以大柴胡汤证；有少阳兼太阳，可和解兼汗，以柴胡桂枝汤（加桂枝汤）；有少阳兼阳明，可和解兼下，以柴胡加芒硝汤；有少阳兼太阴，可和解兼温，以柴胡桂枝干姜汤；有少阳兼厥阴，可和解兼潜降，以柴胡加龙牡汤。

　　樊老"圆机活变"的临床思维风格，其渊于经典理论，更源于自己长期临床实践，指出中医临床思维特点：从病证出发，紧紧抓住证候的发展变化，病机转归，灵活应变，处方用药。樊老用方提出病、证、症结合，整体分析；结合证情，动态把握；个性共性，全面结合；指导治疗，灵活变化。不能完全受中医传统辨证分型的束缚，主张有其症用其药，有其证用其方，随证治之，随机应变，法无常法。"圆机活变"要抓疾病核心症状，复杂疾病采用病证结合及同步双向中西医结合思维等方法。从樊老对小柴胡汤的化裁运用分析，樊老在病证症结合的基础上，特别重视抓主症，有此症用此药。《伤寒论》载"伤寒五六日……或心下悸，小便不利，柴胡汤主之"，指出小柴胡汤有通利小便的作用。少阳包括手少阳三焦经和足少阳胆经，《伤寒论》在应用小柴胡汤时有"上焦得通津液得下，胃气因和，身濈然汗出而解"之述，可见小柴胡汤有通三焦、下津液、宣肺利尿的作用。樊老从"运少阳枢机、疏利三焦"着手，随症化裁，治疗尿路感染可谓别出心裁。樊老认为，治病求本，尿路感染的"本"在少阳三焦枢机不利，如若恢复膀胱气化则能治其"标"。樊老常用柴胡 10g，黄芩 10g，人参 10g，芦根 30g，竹叶 10g，沉香 10g，乌药 10g，炙甘草 6g，治疗尿路感染。小柴胡汤和解少阳，以护生机为主；合气化药治疗尿路感染。上焦有郁火，故以芦根、竹叶清泄之，兼利尿；下焦气化不利，以沉香、乌药温阳化气。全方从枢机入手，有此证用此药，治在三焦，标本兼治，恢复升降出入之气机，得求脏腑安宁，诸药合用，每获良效。

### 合解表药治疗小儿外感发热

樊老在治疗小儿外感发热时常以小柴胡汤作为主方。具体方药：柴胡 8g，黄芩 5g，荆芥 4g，防风 4g，葛根 5g，一枝黄花 6g，杏仁 4g，桑叶 4g，金银花 4g，炙甘草 3g。方中柴胡气质轻清，味苦微寒，入肝胆经，疏通肝胆，散邪表，使少阳半表之邪得以疏散；黄芩苦寒，气味较重，清泄少阳半里之热，可使少阳胆腑邪热内消；柴芩合用，一散一清，外透内泄，可以疏解少阳半表半里之邪；又因小儿外感后易于入里化热，故加葛根解肌透热，与柴胡、黄芩扶正齐力祛邪外出。在加减化裁上，无汗恶寒的加麻黄；咳痰者加川贝母、枇杷叶；风热重者加金银花、连翘；食积不化者加炒麦芽、炒稻芽。

### 合清肝降气药治疗胃食管反流病

胃食管反流病是消化道常见多发病，临床以胃脘部疼痛、嗳气、胃部灼热、泛酸苦水、饱胀、纳差、乏力、消瘦等为特征，属中医"胃痛""呕吐""嘈杂"等范畴。樊老认为胃食管反流病多因肝热犯胃，肝胃不和者多见，此类患者常症见口苦、咽干，治疗应采用清肝利胆，调畅气机为主法，常在小柴胡汤的基础上加夏枯草、旋覆花、佛手、代代花、延胡索等治疗。对口苦伴有心烦者，加夏枯草清肝泻火；对灼痛明显者，加延胡索、刺猬皮清肝降逆，利胆止痛。

### 合安神药治疗失眠

随着生活节奏加快、工作和生活压力较大，现代人容易出现焦虑、抑郁等不良情绪。肝属木，主疏泄，恶抑郁，喜条达，如负性情绪无法及时舒解，郁而化热，火热扰乱心神，心神不得宁，遂发而为不寐。小柴胡汤和解少阳之邪，疏泄少阳之郁火，舒少阳之滞，樊老常用柴胡类方治疗失眠。《药性论》流传"柴胡主时疾、解内外热"之说。黄芩性寒味苦,可助柴胡清邪热、除烦热;半夏可清痰化痰,与柴胡为一阴一阳,互生互补;人参益气扶正安魂魄,符合失眠症"调和阴阳、泻实补虚"的治则。

樊老常用小柴胡汤加减治疗失眠,对心肝火旺,口苦、咽干、烦躁者,加珍珠母、龙齿、夏枯草清肝泻火,镇重安神;对神疲乏力、少气懒言者,加首乌藤、茯苓、远志益气养心安神;对多梦者,加合欢皮;对肝阴不足者,加酸枣仁汤。

### 合散结药治疗乳腺增生

乳腺增生病在中医学中属"乳癖"范畴,脾为后天之本,气血生化之源,脾气虚弱,运化失职则痰浊内生,因此气滞、血瘀、痰凝使经络气血郁阻,聚结成核而发生乳腺增生病。樊老经常用小柴胡汤加减治疗,随症化裁,常合用猫爪草、炒麦芽、牡蛎、夏枯草、皂角刺等消坚散结的药组,以达疏肝解郁、行气活血、软坚散结之效,使壅者通、郁者达、结者散,从而肿消痛止,诸症悉除。

# 从意象思维探析脱发治疗

脱发是一种以毛发逐渐脱落为主要临床表现的皮肤疾病,常伴有发丝变细、发色变白、发质脆弱易断、毛发稀疏或伴有头皮毛发油腻垢浊等症状。血之余者,发也。发之固者,气也。肝藏血,发为血之余,肝血充盈,疏泄得当,则发得濡养。樊老认为,脱发的基本病机是气、血、精亏虚,痰、浊、瘀、火热、风邪等上扰毛窍,毛窍失养,发为脱发。气血不足、精血亏虚、瘀浊内阻、血热生风是脱发最常见的证型,治疗本病的基本治法有补气养血、填精补血、化浊祛瘀、凉血息风等。

意象思维根植于中华民族五千年文明的土壤之内,贯穿于整个民族的科技、文化、艺术等领域,是我们祖先认识世界最根本、最重要的思维方法。远在中华民族最古老的典籍《周易》,便有如是记载:"古者包羲氏之王天下也,仰则观象于天,俯则观法于地,观鸟兽之文与地之宜,近取诸身,远取诸物,于是始作八卦,以通神明之德,以类万物之情。"人体发的生长、脱落可以类比自然界草木的生长、凋落。头皮类比土壤，头皮下的微循环类比土壤下的运输管道，微循环里的血液类比土壤内的营养物质。若欲人体的头发健康坚固，如同欲自然界之草木繁茂昌盛，需具备土壤、水分、温度、营养等适宜的条件。樊老经常讲，脱发有管道堵塞、水湿浸渍、火灼草木、土壤不荣等原因。络脉内周流不休的血流源源不断运送精微物质，以营养头发，其犹如自然界中土壤下密布的水道孔穴，对草木的根部起着非常重要的营养作用，如管道阻塞，营养不能输布于毛发，则容易出现脱发。脾肺脏腑功能失调，水液无法运化，水精乏于四布，变为水饮痰湿，蒙蔽头皮，浸渍发根，致发根腐烂，也可致头发脱落。人体之火热，多自内发，煎熬阴液，烧烤发根，火势上炎，必然烧烤最外层皮肤，致头皮干枯，犹如森林中土壤焦黑，草木必随之枯萎。头发的土壤在于头皮，从功能角度而论，头发的"土壤"实在于肝肾之精血，精血亏虚，不能荣发，常导致脱发。治疗上，樊老常讲脱发的治疗常需松土、通管、施肥、防灼等。

樊老治疗脱发，分干性脱发、湿性脱发。对干性脱发者常以活血养血、滋养肝肾为主，方用当归、川芎、生地黄、侧柏叶、玫瑰花、黄芪、党参、女贞子、黑芝麻、墨旱莲、甘草、何首乌、鸡血藤等为主药。以当归、川芎、生地黄、玫瑰花活血养血，疏通"管道"，使头皮络脉疏通，血行畅达，改善毛囊血供，促进毛发生长；用黄芪、党参益气行血，使气行则血行，使"土壤疏松"；以女贞子、黑芝麻、墨旱莲、甘草、何首乌滋补肝肾，填精养血达到"施肥"的目的，使发有所滋养而乌黑光亮、茂盛浓密、柔顺挺直。

对湿性脱发，如脂溢性脱发，常有皮脂溢出增多，红斑外现，故脂溢性脱发患者头皮毛囊口周围多见红斑，且油腻潮湿，常在上方的基础上加用荷叶、赤芍、茯苓、山楂、泽泻等凉血清热、化痰祛湿之品，用以防火伤血以生焦灼之变，凉血清热、化痰祛湿之品能熄火"防灼"，使心血能上荣于发，则发必不脱落。

对斑秃患者，樊老常内外兼治，在口服药物的基础上，常用西红花3g，干姜10g，当归10g，侧柏叶10g，赤芍10g，生地黄10g，用高浓度白酒半斤，将药打碎浸5～7天后取药汁外搽局部，通过药物的局部刺激，达到"松土""通管""施肥"的功效，每获良效。

（李里）

# "利小便实大便"用药经验探析

《黄帝内经》中记载的有关小肠的生理特点、病理变化等内容奠定了"利小便实大便"治法的理论基础。《灵枢·营卫生会》曰："下焦者，别回肠，注于膀胱而渗入焉。故水谷者，常并居于胃中，成糟粕而俱下于大肠，而成下焦，渗而俱下，济泌别汁，循下焦而渗入膀胱焉。"论述了小肠泌别清浊的生理功能。《伤寒杂病论》中记载了具有"利小便实大便"功效的方剂，如"假令瘦人，脐下有悸，吐涎沫而癫眩，此水也，五苓散主之"，又如"少阴病，二三日不已，至四五日，腹痛，小便不利，四肢沉重疼痛，下利者，此为有水气。其人或咳，或小便利，或下利，或呕者，真武汤主之"。五苓散具有温阳化气利小便的功效；真武汤具有温肾助阳利小便的功效。

成无己在《注解伤寒论》中引用《内经》"湿盛则濡泄"的病机理论来解释湿痹"其人小便不利，大便反快"的证候，他认为"小便不利，大便反快者，湿气内胜也"。在治疗方面"但当利其小便，以宣泄腹中湿气"。以滑寿、徐春甫、楼英等为代表的医家对小肠的藏象理论进行了深刻的阐发，极大地丰富了小肠的藏象理论内涵，为"利小便实大便"治法广泛应用于临床奠定了坚实的生理病理基础。张介宾、秦景明、龚居中等人对"利小便实大便"治法相关病因病机、辨证论治理论的阐明，拓宽了该治法的临床应用范畴。

西医学关于肠道水液代谢与泄泻的病理生理同中医对泄泻的病理生理认识进行比较分析，并辅以方药反证分析，认为中医"利小便实大便"治法的病理生理基础可能是通过调节小肠内环境，抑制肠黏膜的分泌，促进肠腔内水液吸收，从而达到止泻作用，并非单纯作用于肾脏利尿来达到实大便的作用。也有学者认为中医"利小便实大便"，与化学利尿剂作用不同，并非单纯通过利尿达到实大便的作用，而可能通过调节渗透压调节点，并调节小肠的内环境，抑制腺苷酸环化酶系统，降低细胞内 cAMP 浓度，使得隐窝细胞分泌减少，促进钠离子和氯离子吸收的，从而肠腔内水液减少，达到止泻作用。

樊老常选用的"利小便实大便"的药物有车前草、泽泻、泽兰、茯苓，常用于粪质稀溏、泻出如水样为主的各类泄泻，如小儿腹泻、痢疾、伤食泻、放化疗后腹泻等。在辨病的基础上，结合辨证，以粪质稀溏、泻出如水样为主要症状。车前草味甘，性寒，能清热利尿，渗湿止泻，兼可清肝明目，止咳化痰；泽泻性善下行，以利水湿、化痰饮、降火气、除湿热为专长，利水之品淡者为多，泽泻味甘，故能泽能泻，以利水为专长；《本草纲目》云"泽兰，气香而温，味辛而散，阴中之阳，足太阴、厥阴经药也"，具有活血调经、祛瘀消痈、利水、消肿之功效；茯苓具有利水渗湿、健脾的功效，用于水肿尿少、痰饮眩悸、脾虚食少、便溏泄泻、心神不安、惊悸失眠等病症。樊老常选用这几味药，灵活运用于各类泄泻患者。

### 治疗小儿伤食泻

脾胃为后天之本，主运化水谷和输布精微，为气血生化之源，小儿运化功能尚未健全，而生长发育所需的水谷精微较成人更为迫切，故常易为饮食所伤，出现积滞与腹泄证，这也就是《育婴家秘》中所言的"脾常不足"。小儿伤食泄常伴有大便腥臭，臭如败卵，大便常有完谷不化之物，也常伴有大便清稀，樊老常用炒麦芽、炒谷芽、鸡内金、白术等健脾消食之品，加用泽泻、车前草等分利水湿，既有"利小便实大便"之功，也有防食积化热的功效。

### 治疗急性胃肠炎泄泻

急性胃肠炎多是由于进食含细菌、病毒及毒素的食物，或由于饮食不当，如进食大量刺激性不易消化食物，引起肠道菌群失调，有害菌大量繁殖导致胃肠黏膜的急性炎症，其常见病原微生物为轮状病毒及大肠埃希菌。患者常表现为腹泻、腹泻急迫，重者腹泻可达一天十多次以上。樊老对此类患者，常采用"急则治其标"的原则，外寒夹湿的患者，常以藿香正气散配车前草、泽泻、泽兰，以解表祛湿，分利水湿；湿热为盛者，以葛根芩连汤配车前草、泽泻、泽兰，清热利湿；脾虚湿盛者，以参苓白术散加茯苓、车前草健脾利湿。樊老临证各类急性胃肠炎以泄泻为主要表现的患者，在辨证论治的基础上，常用"利小便实大便"提高疗效，用药特色鲜明。

### 治疗虚损性泄泻

虚损性疾病多因七情、劳倦、饮食、酒色所伤，或因病后失于调理，以致阴阳、气血、脏腑亏损而成。人身禀受于天地，四时四气、情志饮食之变换，皆可影响人之阴阳。虚损性疾病的成因复杂多样，宜当审因论治。《证治汇补》曰："虚者，血气之空虚也。损者，脏腑之损坏也。"临床上很多久病体虚、放化疗后、手术后、产后常出现神疲乏力、食少纳呆、大便稀溏等脾胃虚损的症状，尤其是大便稀溏经常出现在虚损性疾病中。樊老对久病体虚的治疗，特别重视脾胃的调理，通过调理脾胃使气血生化有源，为五脏六腑、四肢百骸、筋骨皮毛输送精微物质。对慢性虚损性疾病，伴有泄泻者，樊老常用健脾益气，利湿止泻法治疗，常用方药有仙鹤草、党参、白术、茯苓、山药、白芍、莲子肉、大枣、炒麦芽、鸡内金、甘草、白扁豆、车前草。方中以党参、白术、大枣、甘草健脾益气；莲子肉、白扁豆健脾渗湿；炒麦芽、鸡内金消食健运；仙鹤草、山药扶正兼收涩；茯苓、车前草分利水湿。茯苓、车前草体现了"利小便实大便"的思想，茯苓、车前草淡渗、滑利之性，使全方补而不滞，能达到慢性病需要的调补、缓补之效，用药平和而力专效显。

（李里）

# 辛温合辛凉法治疗外感病经验

外感病是因感受六淫、疫疠之气等外邪而产生的疾病。樊老认为，伤寒与温病都是中医对外感病治疗的经验总结，是外感病两个互补的辨证体系，对于外感的中医辨证不应拘泥于伤寒或温病，而应将伤寒、温病融会贯通，寒温统一。在外感病初起，可以辛温合辛凉法，在一定的比例下，采用合方治疗。

樊老在对伤寒和温病的认识基础上，认为辛温解表药不仅用于伤寒类外感病的治疗，在疾病的特定阶段，也可以通过药物配伍用于温热病的治疗，辛凉药也经常在伤寒类疾病中运用。

中药的气味既体现着药物自身的属性，也是对药物治疗功能的一种说明。中药的气味理论内涵广泛，其中含有性味、归经、升降、补泻、润燥等诸多方面的内容，而中药的性味作为药物特有属性和功能则是重中之重。依据药物四气五味的配伍原则，以药物气味配伍制方来调整人体阴阳表里寒热虚实之偏。辛温药是指味辛性温的药物，此类药物多具有发散风寒、化气行水、温经止痛等作用，因其温而能通、辛而易透的性能，张仲景有麻黄汤、桂枝汤、麻黄附子细辛汤辛温三剂治疗伤寒表证初起。温病理论成长阶段提出了辛凉解表的治法，《素问·至真要大论》"风淫于内，治以辛凉""风淫所胜，平以辛凉"，叶天士认为在表初用辛凉轻剂。吴鞠通定桑菊饮、银翘散、白虎汤为辛凉剂，温病初期用辛凉解表法的原则就此确立。辛温合辛凉法渊源久远，其中麻杏甘石汤中辛温药与辛凉药的配伍十分具有代表性，以辛温之麻黄与辛甘寒之石膏的配伍意在性味合化为"辛凉"，所谓辛可开郁，凉可清热。银翘散方中选用大队的辛凉之品如金银花、连翘、薄荷、牛蒡子、竹叶等，配伍辛温之荆芥穗、淡豆豉，取辛凉之中稍佐辛温，既不悖辛凉之旨，又可借其辛温以透邪开郁，以防寒药凉遏，全方共奏辛凉清解、宣郁透表之功。

### 治疗小儿外感咳嗽

咳嗽是小儿常见的肺系病症，其发病率高。外感咳嗽是由外邪侵袭肺卫，引起肺失宣发肃降而致的一种咳嗽。肺为娇脏，禀性清肃，肺气喜宣发肃降，恶闭郁上逆，"气上呛，肺气生"。肺气闭郁，肺失宣肃，肺气上逆为小儿外感咳嗽的主要病机。樊老治疗小儿外感咳嗽，无论风热、风寒、风痰，或夹伤食，或夹内湿，均以宣肺解表为主法，以荆芥、防风、菊花、一枝黄花、白芷为主药，荆芥、防风、白芷辛温解表，菊花、一枝黄花辛凉解表，以辛温合辛凉法，选药平和，不论风寒、风热均可选用，五药均轻清而能走表，辛温而能发散，辛凉又能宣肃肺气，从而达疏风散邪、宣肺止咳之力。风寒犯肺者，症见咳嗽、痰白质稀、易咯，舌淡苔白，加麻黄、杏仁；卫表之证明显者，症见口干、鼻塞、鼻痒、咽痛，则加桔梗、前胡、金银花、桑叶等加强辛凉散邪之力；外邪化热者，症见咳嗽、痰涕黄绿浓稠，舌红，苔黄腻，加天花粉、瓜蒌、浙贝母、桑白皮、黄芩等清肺化痰之品；内伤食积者，症见纳差、嗳腐吞酸、大便不畅，舌苔白厚，选加炒麦芽、炒鸡内金、炒神曲、炒稻芽、焦山楂等消食导滞之品。

### 治疗外感发热

外感发热是由于机体感受外界六淫之邪或疫毒所致的，以体温升高为主要临床特征的病证。由于外邪侵犯，机体奋起抗邪，邪正交争，发热是机体抗争邪气，御邪外出的一个主要表现，以热证、阳证、实证者居多。樊老认为阳气郁遏是外感发热病机中的重要环节。外感发热初起以解表发郁为主要治法，对风热郁表者，出现微恶风，舌边红，苔薄黄，脉浮数等症，樊老通常在金银花、连翘、桑叶、菊花等辛凉解表药中加用荆芥、防风，既可加大祛风解表之力，也防寒凉太过。对风寒郁表者，出现恶寒，身体，无汗，脉浮紧等症者，樊老通常在麻黄、杏仁、桂枝等辛温之品中加少量一枝黄花、桑叶、金银花等辛凉之品，既有佐助之功，又有佐制之用。对春温、风温、风湿郁热、湿遏热伏等证，樊老也常用寒温合用法。病邪到了半表半里，出现寒热夹杂或往来寒热，樊老常用柴胡为主药，配葛根、桑叶、金银花、荆芥、一枝黄花、防风，辛温与辛凉合用，药量随症灵活变化，不离寒温合用法。

### 治疗虚人外感

外感病邪虽从外来，但稽留不去，必有内虚为因。外邪有六淫之变化，内虚为脏腑之不足，即"两虚相得，乃客其形"。临床上虚人外感较为常见，新产后、久病后、手术后、恶病质患者及放化疗后、慢性病反复发作者经常出现外感，大多属于虚人外感。樊老认为虚人外感用药宜平和，药量宜轻，以调和为贵，选用辛温合辛凉法治疗，有防药味厚重伤正之弊，亦符合邪在表"汗而发之"的治疗原则。虚人外感，樊老常先予疏散外邪，用葛根、柴胡、桑叶、荆芥、菊花防风解表散邪。发热者，重用柴胡，常用到 20～25g；多汗为腠理不固之证，加黄芪、浮小麦益气固表止汗；眼红、咽痒，可增荆芥、蝉蜕以加强祛风之力；咽痒，加地肤子、桔梗；咳痰，加枇杷叶、杏仁；邪势见退，正虚显露，可加用玉屏风散合山药、炒麦芽扶正祛邪，益气固表。

合方是一类特殊方剂，它是由两首或多首已知方剂相合而构成的新方剂，又可以理解为方剂加减变化的特殊形式。张仲景是合方的创始者，所制合方为后世合方的典范。相较于单纯药物增减，相合方剂已分别经前人验证，其组方的合理性、疗效的确切性已毋庸置疑。樊老辛温合辛凉法治疗外感病经验来源于对伤寒、温病关系的理解，樊老认为伤寒、温病虽然有不同，然治疗原则离不开"邪在表，发而越之"，辛温合辛凉法也是合方的一种运用，合方弥补了单一方剂功效上的不足。辛温合辛凉法更适应不同患者的体质及变化多端的外感病。辛温合辛凉法治疗外感病体现出了合方的功效，相较于单一方剂，合方拓宽了使用范围，临床上更能体现中医因人制宜、随证论治的精髓。

（李里）

# 从脏腑气机升降理论探析运用重镇药的经验

重镇药是临床上常用中药，又称重镇潜降药，以金石为主、介类为辅，属"十剂"中的"重剂"，其性沉、降，大多具有寒凉之性和咸涩之味，亦有温补而重坠者。此类药物早在《黄帝内经》中便有描述，"夫生铁洛者，下气疾也"，南北朝徐之才谓其"重可去怯"，明代李时珍在《本草纲目》发挥之，分为镇惊、平肝、镇心、安肾固精四类，并指出"诸风掉眩及惊痫痰喘之病，吐逆不止及反胃之病，皆浮火痰涎为害，俱宜重剂以坠之"，后世医家更是将其用于治疗各科疾病。重镇药常用的功效有平肝潜阳、益阴潜阳、镇心安神、降逆止呕、下气平喘、坠痰降浊、制衡升药等。

气是组成人体的最基本物质，升降出入是气的基本运动形式。脏腑之气不断升降出入保证了人体生命活动的正常进行。脏腑气机升降失常，则表现为生、长、壮、老、已的生命活动异常，如《素问·六微旨大论》所说："出入废则神机化灭，升降息则气立孤危。"临床上明辨脏腑气机之态，通过调节气机的升降出入运动来治疗脏腑疾病，如《素问·至真要大论》

曰："……微者逆之，甚者从之……逸者行之，惊者平之，上之下之……开之发之，适事为故。"

气机升降是脏腑的生理特征，气机升降协调平衡对维持脏腑的基本生理功能起重要作用。樊老从调整脏腑气机升降入手，灵活运用各类重镇药。不仅病机上逆、上亢者可用此类药物降之、潜之，而且重镇药在收敛、软坚散结等方面也有有效的运用。樊老在重镇药的配伍上，认为对于实性上逆者，在降之、镇之以治其标的同时不但要注意升降协调、散收相配，更要辨证施治以治其本。又因此类药物沉降伤气、坚硬碍胃，常需配伍消食健胃类药，这也为后学者提供了启发。

樊老常用的重镇类药物有龙骨、牡蛎、磁石、鹿角霜、琥珀、水牛角、龟甲、鳖甲、代赭石、珍珠母、龙齿、石决明等。樊老认为重镇类药物在使用时具有安全可靠的特点，尤其是调理脏腑气机方面，具有较好的效果，灵活选用各类重镇药物，用于治疗失眠、头痛、汗证、皮肤病、消化系统疾病、增生性疾病、妇科病、精神类疾病等，每获良效。

### 惊者平之治疗失眠

"阳入于阴则寐，阴入于阳则寤"，所以《类证治裁·不寐》中有"不寐者，病在阳不交阴也"。樊老治疗失眠在重视调畅气机的同时常配伍重镇安神药，如生龙骨、生牡蛎、珍珠母、龙齿、煅磁石等。重镇安神药，多入心经，重镇潜降、安神定志，药取质重沉降之性，能够使阳气沉降、神有所归，即《素问·至真要大论》中"惊者平之"之义，并同时配合酸枣仁、浮小麦、柏子仁等酸收、甘缓之品，养心敛神、养肝藏魂，使阳可入阴，阴平阳秘。重镇安神药物质地较重，容易碍胃，樊老常以焦山楂、炒麦芽、焦神曲健脾护胃之品配伍使用。

### 散者收之治疗汗证

汗证是指因阴阳失调、营卫不和、腠理开阖不畅而引起汗液外泄的疾病。《内经》认为"阳加于阴谓之汗"，并提出了绝汗、多汗、寝汗、魄汗等诸多汗出异常的病症。《素问·经脉别论》有"饮食饱甚，汗出于胃；惊而夺情，汗出于心；持重远行，汗出于肾；疾走恐惧，汗出于肝；摇体劳苦，汗出于脾"，提出汗证可因不同脏腑的病理（或生理）作用而产生。

汗证病因病机复杂，或因外感，或因内伤，虚、火、湿、瘀等均可造成汗液疏泄失常，且常相兼而见。但其病机总属阴阳失调、营卫不和，故其根本治疗大法当调和营卫，摄阴补阳。

樊老治疗汗证，分部位用药，上部出汗加黄连、黄芩，下部出汗加黄芪、山药、山茱萸，以摄阴固表为主法，同时取"散者收之"之意用煅龙骨、煅牡蛎、鳖甲、龟甲等重镇药，恢复气机平衡，调和营卫阴阳。常用方药黄芪 30g，黄芩 10g，胡黄连 5g，白芍 10g，炙麻黄根 10g，浮小麦 30g，煅牡蛎 30g，煅龙骨 30g，糯稻根 30g，仙鹤草 30g，山药 30g，山楂 4g，白扁豆 10g，桑叶 10g，甘草 6g，地骨皮 10g。阴虚明显加青蒿 10g，鳖甲 10g，龟甲 15g。将诸药熔铸一方，再分自汗、盗汗，气虚、阳虚、阴虚之性，以不变应万变，随病、随证加减，用之临床常有奇效。

### 逆者降之治疗反流性疾病

胆汁反流性胃炎、反流性食管炎、反流性咽炎是临床上常见的疾病。此类疾病临床表现有胃酸反流症状，如反食、反酸、嗳气等；食管刺激症状，如胸骨后烧灼感、吞咽困难等；食管外刺激症状，如咽喉炎、咳嗽或哮喘等。属中医"吐酸""泛酸""嘈杂""反胃""呕吐""胃痛"等范畴。此类疾病病机关键是"脾胃气机升降失常"，阳明胃气以下行为顺，有时不下行而上逆，故生此象，治疗上应当调畅气机，重在降逆。

对这类疾病的治疗，樊老常选用旋覆代赭汤、半夏泻心汤、益胃汤等加减化裁，常用方药：旋覆花 10g，姜半夏 10g，白芍 10g，延胡索 10g，代赭石 15g，甘草 6g，甘松 10g，海螵蛸 10g，佛手 10g，木香 10g。樊老特别重视代赭石的运用，认为代赭石是逆者降之的代表药，认为此药色赤，性微凉，其重坠之力能引胃气下行，引热下行，对消除此类疾病患者的反食、反酸、嗳气、烧心等症状，疗效明显。

### 客者除之治疗增生性疾病

近年来卵巢囊肿、子宫肌瘤、乳腺增生、甲状腺结节、前列腺增生、各类恶性肿瘤发病率不断上升。樊老认为，此类疾病与气机升降失常有关，与情志关系密切。肝主疏泄可调畅全身气机升降，很多增生性疾病的发生与肝失疏泄有关。肝主疏泄，性喜条达，若长期情志不畅，或情绪骤变，致肝气郁结，肝郁则气滞，气滞则津液不运，凝结成痰，以致气郁痰凝而致结块，如《丹溪心法》言："气血冲和，万病不生，一生怫郁，诸病生焉，故人身诸病多生于郁。"临床可见肿块部位不固定，按之一般无形，多伴情志不舒、忧郁悲伤等，此时应以疏肝行气，软坚散结为法。

樊老认为，重镇类药很多属咸寒类药，咸能软坚，能用于有形之痞结癥块的治疗，达到《素问·至真要大论》中"坚者削之""坚者耎之""结者散之""客者除之"的目的。如乳腺增生的治疗，樊老常用方：柴胡10g，白芍10g，蒲公英30g，猫爪草10g，瓜蒌皮10g，郁金10g，穿山甲6g，浙贝母10g，天花粉10g，甘草6g，橘核10g，香附10g，玄参10g，牡蛎30g。其中牡蛎就有咸寒软坚、客者除之效，从而通过软坚散结的方法达到气血流畅、气机正常、气血冲和的目的。

（李里）

# 从张仲景治肾法探源樊老治疗肾病经验

肾主封藏，主水藏精，藏元阴元阳，为水火之脏，肾脏病变，不外阴阳水气方面异常。张仲景奠定了中医肾病诊治的基础，为中医药现代化研究提供了临床用药思路。张仲景治肾法集中体现在《伤寒论》少阴病篇，治肾之法有直接法、间接法、兼顾法与超前法。从证分寒热，尤重阳气；病分表里，太少兼顾；虚实相兼，扶正祛邪；肾为根本，五脏同治等方面论治。在《金匮要略》水气病篇里从宣肺利水法、益气祛风利水法、通阳利水法、养阴利水法、温阳利水法等方面对"水气病"的治疗也体现出仲景治肾的方法。

西医学的肾病，包括急慢性肾炎、隐匿性肾炎、肾病综合征、急慢性肾衰、透析或肾移植等疾病。治疗方药上，肾病如按水气病论治，主要有治疗风水的麻黄类方、皮水的防己黄芪类方、正水的桂枝茯苓类方、正水和石水的附子类方。如以真武汤温阳利水法治疗慢性肾病，患者症状改善明显，药物安全性较高。治疗太阳表邪未解，膀胱气化不利的五苓散用以治疗慢性肾炎等肾系疾病，对减轻肾脏病理损害、改善肾功能、调节电解质等方面有很好的作用。从"血不利则为水"理论选仲景经方"当归芍药散"治疗肾病综合征，能改善血液循环，控制三高一低的症状。用牡蛎泽泻散软坚散结、利水消肿治疗慢性肾病出现的顽固性水肿，疗效确切。

### 早期在阳，从太阳以治水

"六经钤百病"，张仲景六经辨证，不仅适用于外感病，对内伤杂病同样有指导意义。三阳病一般是疾病的早期阶段，邪实正未虚，邪正交争较激烈。肾病早期常以发热恶寒、水肿、身体疼痛、小便异常为主要表现。樊老认为从六经传变规律看，肾病早期往往是太阳外邪袭表，肺气失调，水阻则出现各类症状，可分太阳经证、太阳腑证治疗。有发热恶寒、咳嗽、咳痰、身体疼痛而无小便异常者，用麻黄汤、越婢汤、大青龙汤、小青龙汤等加减发汗解表、利水消肿治疗；对伴有小便异常者，通常用五苓散、猪苓汤加白茅根、泽兰、益母草等发汗结合利小便，解表通阳，淡渗利水，从太阳经腑两治。对急性肾小球肾炎、肾盂肾炎、免疫肾病等，樊老提出早期在太阳，从太阳以治水的思路。

### 病情迁延进展，从阳明太阴入手以保胃存津

很多肾病，病情进展快，常经治疗后症状反复，病情迁延。部分患者邪热入里，化燥伤津，福建名医张喜奎教授认为"此多由于素体阳旺，或过用激素之类，使阳盛化热"。热毒炽盛于阳明，故见烦渴，阳明主胃肠及肌肉，甚则邪结胃肠，致大便秘结，而成阳明腑证，或身起疮疖。樊老认为，不论是邪传阳明，还是既病防变，病情发展阶段，从阳明论治，保津通腑是肾病迁延进展时治疗的关键。对口干、口渴、汗出燥热明显者，樊老用白虎汤、白虎加人参汤、白虎加桂枝汤等加减以折热生津，常重用生石膏 30～50g，用红参、西洋参益胃生津。对大便闭结者，用麻子仁丸、大承气汤、小承气汤、厚朴三物汤、调胃承气汤等加减通腑祛邪。对肾病者，樊老认为保持大便通畅是保肾的最直接之法，常用莱菔子、牵牛子、厚朴、番泻叶等通下之品通便。

很多肾功能轻度受损的患者，几年或十几年病情无明显变化，樊老对这种症状迁延的患者，主张从太阴论治，从温脾祛湿，顾护中焦治疗，临床上，用理中汤、小建中汤、黄芪建中汤等加减治疗。常用稻芽、麦芽代替饴糖，用怀山药代替大枣。芽类中含有麦角类物质，麦芽煎剂对胃酸与

胃蛋白酶的分泌似有轻度促进作用。樊老结合现代药理学喜用芽类药顾护脾胃，体现了其重视脾胃的思想，也是其治疗慢性肾病的重要用药特色。

### 病情胶着反复，从少阳厥阴以疏通

很多肾病患者，症状时轻时重，如慢性病急性发作或急性病复发。在这种病情变化阶段，正气和邪气交争，寒热变化明显，病情在三阳与三阴之间来回传变。经常出现邪入少阳，导致经气不利，枢机失常，往来寒热、胸满不舒或三焦水道失常，水肿进一步加重，但正气尚有抗争之力。也多有寒热胜复，出现四肢厥逆、恶心呕吐、烦躁、小便不利、大便不通等寒热错杂、虚实并见者。樊老认为，对病情胶着反复者，疏通枢机为根本大法，为正气胜邪创造条件，为寒热平衡、阴平阳秘疏通通道。樊老对邪入少阳者，用小柴胡汤、大柴胡汤、柴胡桂枝汤、柴胡桂枝干姜汤等加减治疗。对出现邪入厥阴者，用当归四逆汤、吴茱萸汤、乌梅丸等加减治疗。

### 重症危症，从少阴以温肾回阳

肾病到了后期，往往出现"脉微细，但欲寐"的少阴病期，少阴寒化证更多。对浮肿明显，出现畏寒、四肢不温的真阳虚衰证，樊老通常用真武汤加味治疗。出现四肢逆冷，下利清谷，烦躁，呕吐等阳气虚脱者，樊老主张在西医治疗的基础上配合四逆汤、通脉四逆汤类的方药治疗。

### 方证相应辨体质选方

《伤寒论》里就有三阴三阳体质的论述，实际上是一种"辨体质、辨病、辨证"三位一体诊疗模式。方证就是用方的依据和证据，仲景创辨证论治的先河，仲景用方，很注重依据患者的体质选方。方证相应理论以经方为研究对象，是探讨方药与证之间一一对应关系（即方证和药证）的学说。《伤寒论》《金匮要略》里常提到的"尊荣人""失精家""淋家""湿家"，等等，黄煌教授等认为就是具有某种体质特征的各类人。樊老认为现代所谓的"药人""方人"的方证相应学说，就是根据方证相应辨质选方的方法。樊老认为和肾病相关的体质仲景有提到，对面色暗、舌暗、肌肤错甲的瘀血质肾病患者，常选用桂枝茯苓丸、抵当汤类方药加减治疗；

对"骨弱肌肤盛"的尊荣人肾病患者，用黄芪桂枝五物汤加味治疗；对正气明显的"虚家""失精家"用肾气丸、桂枝加龙骨牡蛎汤加减治疗；对湿气重浊的"湿家"用麻杏薏甘汤、桂枝附子汤等治疗。

### 多脏燮理顾护阳气

肾为元气之根，藏元阴元阳，阳气虚损是肾病的重要病因，肾病也影响全身的阳气。仲景补肾，有通过脾肾双补，以后天补益先天的方法，如真武汤中用白术、茯苓，肾气丸里用茯苓。也有通过宣肺解表，助阳化气的方法，如五苓散里用桂枝。还有通过疏利少阳，舒达阳气，如四逆散治疗少阴厥冷。樊老认为，对肾病患者，阳气的盛衰是病情轻重的标志，顾护阳气是治疗肾病既病防变的关键因素。樊老常用玉屏风散合肾气丸加怀山药，肺肾双补治疗肾阳不足出现的形寒肢冷、腰膝酸软。用真武汤合实脾饮，脾肾双补治疗阳衰水肿患者。用理中丸合小青龙汤，温补脾肾治疗因阳气不足出现的咳喘、呕吐、下利。顾护阳气，樊老喜用玉屏风散加怀山药、桂枝温肺阳，用人参、黄芪配合干姜、肉桂温脾阳，用肉桂、附子、仙灵脾、巴戟天温肾阳，用吴茱萸、花椒、小茴香温肝阳。通常多脏燮理顾护阳气，或肺肾双补，或温脾暖肾，或肝脾肾三补，深得仲景要旨。扶正祛邪，防病情传变。

从肾病治法特色可以窥见樊老临证深得中医经典理论的要旨，辨证思路清晰，意境开阔，且能结合西医学进展，做到了"师古而不泥古"。在西医学分科日益细化的今天，对专科专病的辨证论治提供了病证结合、中西互补、宏观与微观相结合的诊疗方法。按六经辨证体系，将专科专病随证治之，为优化专科病种的中医治疗提供了思路。

（李里）

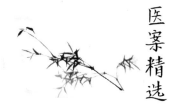

# 咳嗽

古代医家将有声无痰称为咳，无声有痰称为嗽，有声有痰称为咳嗽，实际上两者难以截然分开，因此统称为咳嗽。咳嗽，是肺系疾病的主要症状，是指肺气上逆作声，或伴咳痰的症候。致病原因有外感、内伤两大类。外感咳嗽为六淫外邪侵袭肺系；内伤咳嗽为七情六欲、久病伤肺引起肺失宣肃，肺气上逆作咳。咳嗽既是一个独立的病证，又可以是肺系其他多种疾病的一个症状，相当于西医学中急慢性支气管炎、部分支气管扩张症、急慢性咽炎、上气道综合征、变应性哮喘、过敏性咳嗽、心因性咳嗽等。

樊老认为咳嗽病邪当以风邪为首，六淫皆可为患，病情进展可以按部位分表里两证，表则有伤寒之太阳、温病之卫气两分；里则有伤寒之阳明、少阳、三阴之证，温病之营血证。樊老认为，伤寒和温病是外感病两个互补的辨证体系，对于外感的中医辨证不应拘泥于伤寒或温病，而应将伤寒、温病融会贯通，寒温统一。在外感病初起，可以辛温合辛凉法，在一定的比例下，采用合方治疗。另"五脏六腑皆令人咳，非独肺也"，往往多脏相累，脏腑同病，临证之时需仔细鉴别。

**病案**：江某，男，55 岁，西渡镇人。初诊时间：2010 年 10 月 20 日。

主诉：咳嗽 1 个月。

症候：夜间起床吹风而咳嗽，干咳无痰，无咽痒，上床则咳止，舌质淡红，苔薄白，脉细。

西医诊断：过敏性咳嗽。

中医诊断：咳嗽。

辨证分型：肺气阴两虚。

治法：益气养阴，润肺止咳。

方药：桑杏汤合玉屏风汤加减。黄芪 10g，防风 10g，桑叶 10g，杏仁 10g，川贝 10g，北沙参 10g，百部 10g，白槿花 10g，甘草 6g。5 剂，水煎服，每日 1 剂，分两次服用。

半个月后电话随访，服完 5 剂后，咳嗽未再复发。

**按语：** 该患者考虑为过敏性咳嗽。对于过敏性疾病，樊老常结合过敏原检查。明确过敏原，及时脱离过敏环境，也是治疗此病的关键一环。西医治疗常用氯雷他定片、氯苯那敏等药物，对于顽固性过敏，常常配合脱敏治疗。樊老认为西医治疗有可取之处，但也有不足之处：一是过敏原复杂多样，有些过敏原分布广泛，难以远离；二是整个过程漫长，患者往往症状反复，缠绵难愈。对于过敏性咳嗽的中医治疗，樊老推崇三方：一是玉屏风散。玉屏风散见于元代朱丹溪的《丹溪心法》，因该方之功效有如人体防风之屏障，珍贵如玉，故名"玉屏风"。二是近代京城名医祝谌予先生的过敏煎，由防风、银柴胡、乌梅、五味子、生甘草各 10g 组成，能治疗各种过敏症（凡过敏试验阳性者），取为基本方随证加减。三是《外科正宗》之消风散，"治风湿浸淫血脉，致生疥疮，瘙痒不绝，及大人小儿风热瘾疹，遍身云片斑点，乍有乍无并效。"此方还能治疗皮肤病，如湿疹、荨麻疹等诸痒证。

回到本案，樊老认为此类患者往往不喜运动，又长期处于空调环境中，难免卫阳亏虚，易招致风邪，又不慎感受时令风燥之邪，上犯于肺，肺失清润而发为咳嗽，燥性干涩，易伤津液则见痰少而黏，不易咳出。选方以黄芪、防风取玉屏风汤之意益气护卫，桑杏汤化裁加减润燥止咳，桑叶、杏仁疏风宣肺止咳；北沙参、川贝、百部润肺止咳；白槿花甘淡凉，归脾、肺经，清热解毒；甘草调和诸药。诸药共奏益气养阴、润肺止咳之功，风燥得去，肺得清润，则咳嗽得愈。

（邹清 张佳宁）

# 哮病

哮病，是以发作性喘咳痰鸣，呼吸困难，喉间痰鸣，甚则喘息不能平卧为特征的疾病，因哮必兼喘，故也称哮喘。哮病与喘证最大的鉴别要点是哮有声、喘无声。张仲景《金匮要略·肺痿肺痈咳嗽上气病脉证并治》篇曰"咳而上气，喉中水鸡声，射干麻黄汤主之"，明确指出了哮病发作时的特征及治疗，并从病理上将其归属于痰饮病中的"伏饮"证。元·朱丹溪首创哮喘病名，在《丹溪心法》一书中作为专篇论述，并认为"哮喘必用薄滋味，专主于痰"，提出"未发以扶正气为主，既发以攻邪气为急"的治疗原则。本病长期反复发作，上病及下，使肾虚更甚，肾虚则命门之火不能上济于心，心阳同时受累，严重者则成卫不外固、阴不守内、阴阳分离之喘脱危象。本病相当于西医学的支气管哮喘、哮喘性支气管炎、嗜酸粒细胞增多症（或其他急性肺部过敏性疾患）引起的哮喘。

**病案：**刘某，男，30岁，衡阳县岘山镇人。初诊时间：2016年11月15日。

主诉：咳喘半个月。

症候：咳喘，夜间为甚，喉间哮鸣，纳可，二便调，舌淡红，苔薄白，脉滑。

西医诊断：喘息性支气管炎。

中医诊断：风痰哮。

辨证分型：风痰阻肺。

治法：祛风化痰，降气平喘。

方药：三拗汤合苏子降气汤加减。蜜麻黄5g，杏仁10g，甘草6g，苏子10g，白前10g，僵蚕10g，姜半夏10g，白果10g，蝉蜕10g，矮地茶15g，款冬花10g，地龙10g。5剂，水煎服，每日1剂，分两次服用。

二诊（2016年11月20日）：咳喘症状消失，继以六君子汤合生脉散加减，5剂善后。党参20g，茯苓15g，白术10g，法半夏10g，陈皮10g，炙甘草5g，麦冬10g，五味子10g。

**按语：**哮病是一种发作性痰鸣气喘疾患，发时喉间有哮鸣音，呼吸气促困难，甚则喘息不能平卧。樊老认为该病素有伏痰，遇感引触，痰随气升，气因痰阻，相互搏结，壅塞气道，肺管狭窄，通畅不利，肺气宣降失节，引动停积之痰而致痰鸣如吼，气息喘促。该案患者痰浊伏肺，肺气壅实，感受风邪触发，方中麻黄宣肺平喘；杏仁、姜半夏、苏子降气化痰，止咳平喘；僵蚕、蝉蜕、地龙祛风化痰平喘；白果敛肺并防麻黄过于耗散；白前、矮地茶、款冬花化痰止咳平喘；甘草调和诸药。诸药共奏祛风化痰、降气平喘之功。

痰者，《医碥》云："痰本吾身之津液，随气营运。气若和平，津流液布，百骸受其润泽，何致成痰为病？苟气失其清肃而过于热，则津液受火煎熬转为稠浊；或气失温和而过于寒，则津液因寒积滞，渐致凝结，斯痰成矣。"樊老由此认为治气是治疗痰证的关键一环。正如《丹溪心法》所云"善治痰者，不治痰而治气。气顺则一身之津液亦随气而顺矣"。如何治气？可从补气、化气、理气、降气四个方面着手。补气首推六君子汤；化气消痰首推金匮肾气丸；理气化痰首推二陈汤；降气化痰首推三子养亲汤。另脾为生痰之源，肺为储痰之器，肾为生痰之本，化痰之法尽在肺脾肾三者关系中。二诊，患者风痰已息，咳嗽渐止，此时从补气化痰入手，兼顾后天之本，六君子补气化痰，生脉散益气养阴，脾气运则余痰消。

（邹清　黄胜　张佳宁）

# 喘证

喘证是以呼吸困难，甚则张口抬肩，鼻翼扇动，不能平卧为特征的病证。喘证的症状轻重不一，轻者仅表现为呼吸困难，不能平卧；重者稍动则喘息不已，甚则张口抬肩，鼻翼扇动；严重者，喘促持续不解，烦躁不安，面青唇紫，肢冷，汗出如珠，脉浮大无根，发为喘脱。哮必兼喘，但喘未必兼哮。哮指声响言，喉中哮鸣有声，是一种反复发作的独立性疾病；喘指气息言，为呼吸气促困难，是多种肺系急、慢性疾病的一个症状。明·张介宾把喘证归纳成虚实两大证，如《景岳全书·喘促》载："实喘者有邪，邪气实也；虚喘者无邪，元气虚也。"指出了喘证的辨证纲领。清·叶天士《临证指南医案·喘》载："在肺为实，在肾为虚。"喘证既可以作为一个独立的病证，亦可见于多种急、慢性疾病过程中。西医学中肺炎、喘息性支气管炎、肺气肿、肺源性心脏病、心源性哮喘、肺结核、矽肺以及癔症等发生呼吸困难均可对应此病。

**病案**：周某，男，67岁，衡阳县人。初诊时间：2020年6月10日。

主诉：咳嗽、气急半个月。

症候：咳黄白痰，胸闷，纳差，二便调，舌淡红，苔黄腻，脉弦滑。

西医诊断：喘息性支气管炎。

中医诊断：喘证。

辨证分型：痰热蕴肺。

治法：清热化痰，降气平喘。

方药：二陈汤合麻黄汤合止嗽散加减。蜜麻黄5g，桂枝5g，杏仁5g，姜半夏10g，茯苓10g，陈皮5g，黄芩10g，甘草3g，僵蚕10g，苏子10g，紫菀10g，款冬花10g，白前10g，浙贝母10g，百部10g。7剂，每日1剂，分两次服用。

二诊（2020年6月17日）：咳嗽，气急缓解，仍咳少量白痰，无胸闷，纳可，二便调，舌淡红，苔薄黄，脉弦滑。继服前方7剂，诸症消失。

**按语**：《素问·至真要大论》云"诸气膹郁，皆属于肺"。樊老认为喘证的治疗应分清虚实、邪正。实喘治肺，以祛邪利气为主，虚喘以培补摄纳为主。在外感类病主张寒温一统，而实现统一的关键，在于协调寒热比例。本案患者感邪已有半月，里有痰热蕴肺，外有风寒郁闭，所以痰见黄白夹杂。根据脉象分析本案外寒轻而里热重，故以小剂量麻黄汤（麻黄、杏仁、桂枝、甘草）驱散外寒，以二陈汤为基础化痰（半夏、茯苓、陈皮、僵蚕、浙贝母、苏子），以止嗽散为基础化痰止咳（紫菀、款冬花、百部、白前），即在化痰的基础上加强止咳之功，黄芩主清肺热，甘草调和诸药。诸药共奏驱散外寒、兼清里热、降气平喘之功。此案也展示了樊老临床一大绝招——博采众方，化己所用，即根据主要病机选主方，在时方、经方之中选取有用之方根，作为药对、用药组合，在临证之时可避免开出大处方，又能兼顾众方之妙。

## 【肺系病总按】

一呼一吸，关乎性命。气之一字，贯穿中医全部。广义概念，气是组成世界的极细微物质；狭义概念，人体就是由各种"气"所供养，有先天之气、水谷精气、脏腑之气、自然之气。肺者，主气，司呼吸，朝百脉，对人体生命活动有重要的意义。而肺又为娇脏，易受邪侵，不耐寒热，"肺为娇脏，寒热皆所不宜"，故在五脏病变中，仅肺有表证。且肺体本清虚，其质娇嫩，不能容纳丝毫异物，故稍不注意保护，则生病证。轻则影响卫表、肺系，发为喉痹、喉喑、咳嗽、感冒、喘证、哮病；重则影响肺体，痰饮停聚，发为支饮；肺叶生疮，发为肺痈；痨虫内蚀，发为肺痨；肺气胀满，不能敛降，发为肺胀；肺叶痿弱，津液耗伤，发为肺痿；瘀毒胶结，日久形成肺部积块，发为肺结节、肺癌。樊老认为肺病首要当区分病位，明确病性，对证用药；在选方上，侧重于自拟成方，圆融施治。同时也发现临床上伤寒、温病之方，疗效卓著，当仔细钻研，寒温一统。在用药上遵"治上焦如羽，非轻莫举"，用药清灵，善用风药，直达病所，兼用虫类之药，如蝉蜕、地龙、僵蚕之类，现代药理学研究具有解痉之用，延用为解除支气管痉挛，并自创了些许药对，如疏风清热药对等，用之临床常有奇效。

（邹清　黄胜　张佳宁）

# 喉痹

喉痹是以咽部红肿疼痛或异物梗阻不适感、喉底有颗粒状突起为主要特征的疾病。本病为临床常见多发病，可发生于各种年龄，病程可长可短，亦可反复发作。《素问·阴阳别论》云："一阴一阳结，谓之喉痹。"西医学的急慢性咽炎及某些全身性疾病在咽部的表现等可参考本病进行辨证治疗。由风热邪毒引起的喉痹，称为风热喉痹，相当于急性咽炎；由脏腑亏损，虚火上炎所致的喉痹称为虚火喉痹，相当于慢性咽炎。樊老认为应结合现代检查手段如喉镜延伸中医望诊的范围，并与乳蛾、梅核气、喉痈等疾病相鉴别。检查可见咽黏膜肥厚增生，咽后壁颗粒状突起，或见咽黏

基层中医师承传习录——全国基层名中医樊位德经验集

膜干燥。对于检查有增生、颗粒改变的患者，用猫爪草、僵蚕、皂角刺为活血消结三药对，常合甘草桔梗汤，陈修园在《长沙方歌括》中云："甘草生用，能清上焦之火而调经脉。若不差，与桔梗汤以开提肺气，不使火气壅遏于会厌狭隘之地也。"对于风热喉痹，可酌加胖大海、罗汉果利咽二药，或者合连翘马勃汤；喉痒加地肤子，并加入疏风清热药对荆芥、一枝黄花；对于虚火喉痹，多见肺阴亏虚型，常加沙参、麦冬、石斛、乌梅滋阴利咽四药。

**病案 1**：刘某，女，26 岁，西渡镇人。初诊时间：2020 年 11 月 5 日。

主诉：干咳气急 3 天。

症候：干咳，气急，咽痒，流黄涕，二便调，舌淡红，苔薄黄，浮脉，喉核稍肿大。

西医诊断：急性咽炎。

中医诊断：风热喉痹。

辨证分型：风热犯肺。

治法：疏风清热，宣肺止咳，利咽消肿。

方药：桑菊饮合甘草桔梗汤加减。桑叶 10g，菊花 10g，杏仁 10g，桔梗 10g，荆芥 10g，一枝黄花 10g，蜜枇杷叶 10g，猫爪草 10g，皂角刺 10g，胖大海 10g，地肤子 10g，橘红 5g，紫苏子 10g，罗汉果 15g，野菊花 15g，蝉蜕 10g（后下），川贝母 2g（冲服），甘草 5g。5 剂，水煎服，每日 1 剂，分两次服用。

二诊（2020 年 11 月 10 日）：无气急及流涕，但仍感咽痒，干咳，舌淡红，苔薄黄，脉浮。前方去苏子，继服 5 剂。电话随访，服 3 剂后，症状全部消失。

**按语**：樊老认为患者因起居不慎，感受风热之邪，风热犯肺，肺失宣降，故咳嗽，气急；风热壅于咽喉，故咽痒。取桑菊饮之意，选用桑叶、菊花、荆芥、一枝黄花加强疏风清热之功；地肤子、蝉蜕祛风止痒；杏仁、桔梗清肃肺气；川贝母、枇杷叶化痰止咳；猫爪草、皂角刺、胖大海、罗汉果利咽消肿。诸药共奏疏风清热、宣肺止咳、利咽消肿之功。

**病案 2**：杜某，女，41 岁，衡阳县人。初诊时间：2021 年 9 月 7 日。

主诉：咽干，咽痒，异物感 1 年。

症候：咽干，咽痒，异物感，常有"吭喀"动作，大便结，小便正常。舌淡红，苔薄黄，脉细，行喉镜检查：咽微暗红，喉底处血络扩张，有散在颗粒。

西医诊断：慢性咽喉炎。

中医诊断：虚火喉痹。

辨证分型：肺阴亏虚，风痰滞留。

治法：养阴清肺，祛风化痰。

方药：自拟验方。猫爪草10g，皂角刺10g，僵蚕10g，桔梗10g，南沙参15g，山慈菇10g，土贝母10g，麦冬10g，乌梅10g，桑叶10g，甘草6g，地肤子10g，石斛10g，浙贝母10g，枇杷叶10g。5剂，水煎服，每日1剂，分两次服用。

按语：慢性咽炎为咽部黏膜、黏膜下及其淋巴组织的慢性炎症，常为上呼吸道慢性炎症的一部分。临床上以咽喉干燥、痒痛不适、咽内异物感或干咳少痰为特征，多发生于成年人。慢性咽炎病程长，症状易反复发作，往往给人们以不易治愈的印象。数据统计表明，慢性咽炎发病率占咽喉部疾病的10%～12%，占耳鼻喉疾病的1%～4%。慢性咽炎属于中医学"喉痹"范畴，包括"虚火喉痹""阳虚喉痹""帘珠喉痹"等。《重楼玉钥·喉科总论》云："喉者空虚，主气急，出入呼吸，为肺气之道也。"咽喉者，肺胃之门户，水谷气息之道，重要性不言而喻，但因其沟通内外，同时又是内外之邪易攻击的薄弱之处。本案患者为教师，经常讲课，讲话过多，损伤肺阴，肺阴受伤，津液不足，失于清润肃降之机，虚热内生，上炎于咽喉，复感风热，热邪蒸热成痰，风痰滞留咽喉，故见咽干、咽痒、有异物感。樊老用南沙参、麦冬、乌梅、石斛养阴清肺；猫爪草、皂角刺、山慈菇、土贝母、浙贝母解毒清肺，化痰散结；僵蚕、地肤子祛风清热，化痰散结；桔梗、甘草利咽化痰；枇杷叶化痰止咳；在滋阴基础上加用桑叶、桔梗滋中有疏，疏中有宣。诸药合用，共奏养阴清肺利咽、祛风化痰散结之功。

（邹清　黄胜　张佳宁）

# 胸痹

胸痹是由于正气亏虚，寒凝、痰浊、气滞、血瘀而引起的心脉痹阻，以膻中或左胸部憋闷、疼痛，常伴心悸、气短为主要临床表现的一种病证。西医学中的各种心脏疾患、胸膜炎、肺炎、肺脓肿、肋间神经痛等以胸痛为主症时可参照本病进行辨证施治。中医认为年老体弱、饮食不当、情志失调为本病主要病因，其病位在心，与肝、脾、肾、肺关系密切，核心病机为心脉痹阻，治疗以活血通脉治其标，调节气血阴阳治其本。

樊老在长期临床中发现，冠状动脉粥样硬化性心脏病与本病密切相关，一般来说多见于40岁以上中老年人，但近年来有年轻化趋势。综合观察舌苔、脉象、体质、临床症状，以夹痰、夹饮者多。朱丹溪云"百病中多兼痰者，世所不知也"，且"痰之为物，随气升降，无所不到"；张介宾云"痰生百病，百病多兼有痰"；唐宗海在《血证论》中道"血积既久，亦能化为痰水"，说明痰与瘀密切相关。樊老认为当下生活环境已经发生巨大变化，人们生活水平提高，饮食结构改变，多食肥甘厚腻之品，但又不喜运动，加之自然环境恶化、气候极端，往往多"痰饮"，少"瘀血"。全国名老中医沈绍功先生主张此病也应从痰论治。成都中医药大学陈潮祖先生，在其筋膜理论中，认为粥样斑块与津液输布障碍聚化成痰有关。樊老由此发挥，认为此类疾病要抓住"痰""瘀"两个关键点，结合年龄、饮食、体质、舌底脉络有无迂曲及瘀点、瘀斑等情况，明辨痰瘀偏重。如痰为主，治以瓜蒌薤白半夏汤合温胆汤或二陈汤；瘀为主，治以益气活血汤（自拟方），常以通为补，通补结合。同时也应洞察脏腑气血阴阳虚实，随证治之。对于急性胸痛，临床上诊断为急性心肌梗死、主动脉夹层等的患者，总以摄生为要，当积极配合介入溶栓治疗，融有形之瘀血，修受损之血络，先治其标，后期再配合中药治疗，因证论治，治病求本。

**病案 1**：吴某，男，76 岁，衡阳县演陂镇人。初诊时间：2020 年 6 月 2 日。

**主诉**：反复胸闷、胸痛 1 年余，再发 4 天。

**症候**：患者素体肥胖，近 1 年来反复出现胸闷、胸痛，劳累时尤甚，多处就医，诊断为"冠心病"，中西药物治疗后，疗效不显，时有反复。4天前劳作后胸闷、胸痛再发，伴头晕，神疲乏力，口干喜饮，纳可，寐差，二便调。舌淡红，苔白腻，脉沉细而滑。心电图（本院）：窦性心律，ST-T改变。心肌酶谱未见异常。

西医诊断：冠状动脉粥样硬化性心脏病，心功能Ⅲ级。

中医诊断：胸痹。

辨证分型：痰浊闭阻，气虚络瘀。

治法：益气通络，豁痰宣痹。

方药：瓜蒌薤白半夏汤合二陈汤加减。瓜蒌皮10g，薤白10g，法半夏10g，陈皮6g，桂枝6g，郁金10g，白芍20g，蒲黄10g（包煎），茯苓15g，甘草6g。7剂，每日1剂，分两次服用。

二诊（2020年6月9日）：胸闷好转，感胸部隐痛，乏力，纳可，寐差，大便溏，舌淡红，苔白，脉沉细。瓜蒌皮10g，薤白10g，降香10g，陈皮6g，桂枝6g，郁金10g，丹参20g，蒲黄10g（包煎），茯苓10g，川芎4g，葛根30g，麦芽30g，延胡索10g。10剂，水煎服，每日1剂，分两次服用。随访：胸闷痛缓解。

**按语：**《伤寒论》载："胸痹不得卧，心痛彻背者，瓜蒌薤白半夏汤主之。"此患者形肥体弱，气机不畅，易酿湿生痰。胸阳不振、痰浊阻络为基本病机，治宜益气通络，豁痰宣痹，拟瓜蒌薤白半夏汤合二陈汤加减。方中以瓜蒌皮祛痰开胸，辅以薤白、桂枝温通心阳，"气行则血行"，重用黄芪益气，佐以蒲黄散瘀止痛。白芍重用，与甘草相合，酸甘化阴，亦能解痉止痛，方虽小，力却宏。二诊，痰浊渐化，胸闷渐缓，但胸痛时发，故去白芍，重用葛根，配以丹参、川芎、延胡索以活血止痛。樊老认为，胸痛发作，常因心脉挛急，以芍药甘草汤解痉，葛根解肌，临床上大剂量应用常有神效。现代药理亦证实，葛根中的葛根素及总黄酮具有扩张冠脉血管，增加冠脉血流量，改善微循环，降低心肌耗氧量，改善心肌代谢，抑制血小板聚集的作用。此案中，丹参配川芎，补血活血，增加心肌供血；蒲黄配延胡索，缓解冠心病急性起病引起的压榨性疼痛；降香性辛温，加强化瘀止血、理气止痛之效；麦芽重用，既可健脾，又有疏肝之妙，心、肝共主血脉运行，患者生病以来，症状反复，难免有气滞郁结，麦芽、郁金之用意即在此。

**病案 2：**王某，男，71 岁，衡阳县井头镇人。初诊时间：2016 年 8 月 13 日。

主诉：胸闷气促 1 年余。

症候：患者近 1 年出现胸闷，爬楼或快步时气促，无胸痛，曾于多家医院就诊，完善相关检查，诊断为"冠心病"，规律服用拜阿司匹林、阿托伐他汀钙、单硝酸异山梨酯缓释片及中成药，疗效不显，为求中医治疗，故来就诊。现症：胸闷不适，活动时气促，神疲乏力，时有腹胀，纳食差，二便调。舌淡紫，苔白，舌底脉络迂曲，有瘀点，脉细弱。心电图（本院）示窦性心律，ST-T 改变。

西医诊断：冠状动脉粥样硬化性心脏病，心功能Ⅲ级。

中医诊断：胸痹。

辨证分型：心脾气虚，瘀血阻络。

治法：益气健脾，活血化瘀。

方药：益气活血汤加减。丹参 15g，川芎 3g，赤芍 10g，葛根 10g，红花 4g，黄芪 30g，党参 20g，鸡血藤 15g，炒麦芽 30g，炒鸡内金 10g，山楂 10g，炙甘草 6g。10 剂，水煎服，每日 1 剂，分两次服。

二诊（2016 年 8 月 25 日）：胸闷气促明显好转，效不更方，再服上方 15 剂，后嘱其每日泡西红花缓缓图治。2 个月后随防，诸症皆愈。

**按语：**《金匮要略·胸痹心痛短气病脉证治》曰："夫脉取太过而不及，阳微阴弦，即胸痹而痛，所以然者，责其极虚也。"由此可知，本虚标实为胸痹基本病机，其中尤以气虚血瘀多见，治宜益气活血祛瘀。樊老自创益气活血汤用治胸痹，随证加减，疗效颇佳。"气为血之帅，气行则血行"，故方中重用党参、黄芪以益气，因破血之品易伤气，辅以少剂量川芎、红花以活血，又脾胃为气血生化之源，佐以稻芽、麦芽、鸡内金等健脾胃，脾胃健则气血生化有源，气血旺则血脉通畅，其闷痛自除。祝谌予先生自拟葛红汤（葛根、红花、当归、川芎、赤芍、丹参、党参、羌活、菊花、麦冬、五味子）主治心痛频发之胸痹，活血化瘀通络。樊老所用药物与之大部分相同，可见医理、医道相通，抓住了疾病主要的病机特点。祝老之方，加羌活兼顾痰湿，且羌活配菊花，针对冠心病心痛彻背有奇效，合生脉散收气阴双补之功。本案樊老以麦芽、鸡内金、山楂以配中土，以后天之精微补一身之气，加鸡血藤增强活血通络之功，且用丹参配山楂药对，能针对性治疗心绞痛伴高脂血症的患者。足见二老用方巧妙，角度不一，各有侧重，但最后殊途同归。

**病案 3**：何某，女，48 岁，衡阳县西渡镇人。初诊时间：2021 年 3 月 2 日。

主诉：反复胸闷、胸痛 1 年余，再发 5 天。

症候：患者平素性情急躁，近 1 年来每因情绪激动或劳累后出现胸闷，胸膺部疼痛，每次持续约 1 分钟自行缓解，曾在南华附二医院做冠脉造影检查后诊断为"X 综合征"，经治疗后缓解，但时有反复。5 天前与人争吵后又出现胸膺部疼痛，连及两胁肋部胀痛，叹息稍舒，自服麝香保心丸后无明显缓解，为求诊治，故来我院。现症：胸闷，时感胸膺部疼痛，痛连两胁，心烦易怒，口干苦，寐差，舌红，苔薄黄，脉弦。

西医诊断：X 综合征。

中医诊断：胸痹。

辨证分型：肝气郁结，气滞心胸。

治法：疏肝解郁，理气止痛。

方药：丹栀逍遥散加减。牡丹皮 10g、栀子 10g、当归 10g、白芍 10g、茯苓 10g、柴胡 10g、佛手 10g、制香附 10g、合欢花 10g、檀香 6g、全蝎 3g、三七 3g、甘草 6g。7 剂，水煎服，每日 1 剂，分两次服。

二诊（2021 年 3 月 9 日）：未再胸痛，稍感胸胁胀满，纳呆，寐差，舌淡红，苔薄白，脉弦。当归 10g、白芍 10g、代代花 10g、麦芽 30、茯苓 10g、柴胡 10g、佛手 10g、制香附 10g、合欢花 10g、枳壳 10g、三七 3g、甘草 6g、白术 10g。10 剂，水煎服，每日 1 剂，分两次服。并嘱其调摄情志，随访病愈。

**按语**：《素问·脏气法时论》云："心病者，胸中痛，胁支满，胁下痛。"清·陈士铎《石室秘录》亦云："肝旺则心亦旺。"由此可见，心与肝在生理、病理上关系密切。樊老认为，肝气通则心气和，肝气郁则心气滞，血脉阻而发为胸痹。治疗上应疏肝解郁，理气活络以止痛。方中以柴胡、佛手、香附以疏肝解郁，牡丹皮、栀子清肝，少佐檀香、三七理气化瘀止痛。另樊老认为，患者胸痛，为瘀血壅阻所致，在临床辨证基础上，加用全蝎、蜈蚣等虫类药物，取其搜剔、通络止痛之功，常可取得不错疗效。二诊患者胸痛缓解，出现纳呆等脾虚症状，"见肝之病，知肝传脾，当先实脾"，故去牡丹皮、栀子，加用麦芽、代代花、白术、枳壳以理气健脾，脾胃得健，肝郁得畅，则其痛自除。

**病案 4**：周某，男，78 岁，衡阳县西渡镇人。初诊时间：2021 年 7 月 21 日。

主诉：反复胸闷、胸痛 5 年，再发 10 天。

症候：患者 5 年前因胸闷、胸痛发作在南华附二医院住院，诊断为心肌梗死，植入一枚支架后胸闷、胸痛缓解，但常因劳累而复发，10 天前又出现胸闷、胸痛，故前来就诊。诊时症见胸闷、胸膺部隐痛，动则尤甚，头晕耳鸣，腰膝酸软，神疲乏力，气短纳呆，夜尿频数，大便调。查体：血压 140/60mmHg，心率 67 次 / 分，律齐，无杂音，舌淡胖，有齿痕，苔白，脉沉细。心电图：窦性心律，ST-T 改变。

西医诊断：冠心病。

中医诊断：胸痹。

辨证分型：心肾阳虚，心脉痹阻。

治法：温补心肾，宣痹止痛。

方药：温肾宣痹汤加减。党参 15g，枸杞子 30g，菟丝子 10g，山药 30g，山茱萸 15g，桂枝 6g，杜仲 15g，桑寄生 15g，炙甘草 10g，桑螵蛸 10g，延胡索 10g，黄芪 30g，茯苓 10g，牛膝 10g，三七 3g，五灵脂 10g，蒲黄 10g。10 剂，水煎服，每日 1 剂，分两次服。

二诊（2021 年 8 月 1 日）：胸痛缓解，稍感胸闷，头晕耳鸣，腰膝酸软，气短，纳差，夜尿稍多，大便调。舌淡，苔白，脉沉。党参 15g，枸杞子 30g，菟丝子 10g，山药 30g，山茱萸 15g，桂枝 6g，杜仲 15g，桑寄生 15g，炙甘草 10g，桑螵蛸 10g，白术 10g，黄芪 30g，茯苓 10g，牛膝 10g，三七 3g，麦芽 30g，砂仁 10g，石菖蒲 10g。15 剂，水煎服，每日 1 剂，分两次服。后予中成药肾气丸口服缓缓图治，3 个月随访，胸闷、乏力、气短诸症缓解。

按语：《素问·脏气法时论》云："肾病者……虚则胸中痛。"樊老认为，中年以后，人体肾气渐衰，冠心病发病率亦显著增高，从临床症状来看，高龄冠心病患者常兼有肾虚症状，故在治疗中尤须重视补肾固本。该患者年老体弱，肾阳虚衰，不能鼓舞五脏之阳，致心阳不振，血脉失于温运，痹阻不畅，故胸闷、胸痛，治疗上宜温补心肾、宣痹止痛，自拟温肾宣痹汤加减。方中枸杞子、菟丝子、杜仲、牛膝温补肾阳，夜尿频数，加桑螵蛸温肾固摄，桂枝振奋心阳，黄芪、党参以益气强心，配以五灵脂、蒲黄、三七、延胡索以散瘀止痛。二诊患者胸痛已除，但见纳差等脾虚之象，去蒲黄、五灵脂、延胡索，加麦芽、砂仁、白术以健脾益气，行气消胀，加山药、山茱萸与枸杞子相合，取六味地黄丸之意，桑寄生进一步加强补强之力，石菖蒲化湿，以助生化之源。脾胃得健，肾阳得补，心阳得振，心脉得畅，其病自愈。

**病案 5**：李某，男，50 岁，衡阳县西渡镇人。初诊时间：2020 年 3 月 18 日。

主诉：左侧胸痛 2 个月。

症候：无明显诱因出现左侧胸痛，偶咳，咳白痰，纳可，二便调，舌淡红，苔薄白，脉弦。胸部 CT、心电图无异常。

西医诊断：胸痛查因。

中医诊断：胸痹。

辨证分型：气滞血瘀。

治法：理气化痰，活络止痛。

方药：三拗汤加减。蜜麻黄 3g，杏仁 10g，枳壳 10g，桔梗 10g，丝瓜络 10g，郁金 10g，瓜蒌皮 10g，延胡索 10g，甘草 6g。5 剂，水煎服，每日 1 剂，分两次服用。半个月电话回访，患者服 1 剂后胸痛好转，3 剂后疼痛消失。

**按语**：樊老认为该案患者胸痛为气滞血瘀所致，方用蜜麻黄、杏仁、桔梗宣肃肺气；枳壳、瓜蒌皮利气化痰宽胸；丝瓜络，樊老从形状上认识，其多长圆筒形或长梭形，成网状体，形似人体之脉络，故有通经活络的作用，功能为通经活络、解毒消肿，主治胸胁疼痛、热痹、筋脉拘挛、乳汁不通、肺热咳嗽、水肿腹水、痈肿疮毒、乳痈、湿疹等。西医学研究发现，丝瓜络有镇痛、抗炎、镇静及降血脂作用，樊老将其与郁金、延胡索组合作为胸胁疼痛三药，功能理气活血、化瘀通络止痛；甘草既能缓急止痛，又可调和诸药。该方组方灵活，用药精准。

**病案6**：李某，女，78岁，衡阳县西渡镇人。初诊时间：2020年5月26日。

主诉：左侧胸痛半个月。

症候：患者在南华附二医院体检时发现左侧肺癌，经病理检查为肺腺癌，行手术切除术。出院后觉左侧胸痛，为针刺样疼痛，夜间加重，纳可，二便调，舌淡红，边有瘀点，苔薄白，脉弦涩。

西医诊断：肺癌。

中医诊断：胸痹。

辨证分型：气滞血瘀。

治法：理气活血，通络止痛，解毒散结。

方药：自拟方。三七粉6g（冲服），壁虎6g（冲服），郁金10g，延胡索10g，丝瓜络10g，金银花10g，白芍10g，甘草6g，白英30g。3剂，水煎服，每日1剂，分两次服用。

二诊（2020年5月29日）：胸痛明显好转，纳可，二便调，舌淡红，边有瘀点，苔薄白，脉弦。继服前方5剂。半个月后电话回访，服5剂后，胸痛已消失，无其他不适。

按语：樊老认为肺癌为本虚标实之病，多是因虚而得病，因虚而致实，是一种全身虚、局部实的疾病。本虚以阴虚、气阴两虚多见，表实以气滞、瘀血、痰浊多见。该案患者乃癌症术后，身体虚弱，又因放化疗造成伤害，损伤气血，气滞血瘀，不通则痛。方中三七化瘀活血定痛，作为传统活血止痛药，药效确切。壁虎味咸，现代药理研究证实壁虎体内含有丰富的维生素 F，有一定的抗癌活性。壁虎可以抑制癌细胞的生长，而对人体的正常细胞没有任何危害。壁虎干粉对脾脏和胸腺有生长刺激的作用。通过对壁虎提取物的研究发现，壁虎还可以促进单核细胞、树突状细胞增殖，并对淋巴细胞具有有丝裂原的作用。这些研究都证明了壁虎有增强免疫能力以及抗病能力的作用。二药组合应用，来源于民间秘方"守宫三七粉"。樊老并不排斥民间秘方的使用，认为它们能留传下来，便是经历了一定的临床实践，是否有效，需要我们去挖掘、研究，不要让这些宝贵的经验遗忘于历史中。回到本案，延胡索、郁金、丝瓜络为樊老胸胁疼痛组合用药，理气通络、活血定痛；加生姜、大枣建中护胃；白芍、甘草为缓急止痛常用药对；金银花、白英清热解毒。诸药共奏理气活血、通络止痛、解毒散结之功，直中病机，效果明显。

（黄新华　石刚）

# 心悸

心悸是指因气血阴阳亏虚或痰饮瘀血阻滞，心失所养，心脉不畅，导致心中急剧跳动，惊慌不安，不能自主。本病对应西医学各种原因引起的心律失常，如心动过速、心动过缓、早搏、心房颤动或扑动、房室传导阻滞、病态窦房结综合征、预激综合征及心功能不全、神经官能症等，凡具有心悸临床表现的均可参考本病辨证论治。心悸病情较重者为惊悸，若终日悸动，稍劳尤甚，全身情况差，病情较重者为怔忡。本病常因劳累或情绪波动而发作，且多伴胸闷、气短、眩晕、失眠等症。心悸病位在心，与肝、脾、肾、肺等脏腑密切相关，病机不外虚实两方面：虚者为气血阴阳亏虚，心失所养；实者多由痰浊、水饮、气滞、血瘀致气血运行不畅，扰乱心神。樊老认为，心藏神，又主血脉，心血的运行，必借心阳之鼓舞及心神之调节，从而维持正常节律。一旦心阳鼓动式微，心神调节失常，则心悸作焉，因此主张"燮理阴阳，调和气血"，并注重活血化瘀，通利血脉。

**病案 1**：王某，男，50 岁，衡阳县人。初诊时间：2021 年 7 月 11 日。

主诉：心悸、胸闷反复发作 2 年余，再发 1 个月。

症候：患者 2 年前开始出现心悸、胸闷，性情急躁，失眠多梦，在南华附二医院就诊，查动态心电图示频发室性早搏；完善冠脉造影未见异常，诊断为心律失常、室性早搏。予服胺碘酮片治疗后稍缓解，但时有反复，因担心胺碘酮副作用，特来我院门诊要求中医治疗。现症：心悸、胸闷，头晕乏力，心烦易怒，腹胀，纳差，二便调。舌红、苔薄黄，脉代。

西医诊断：室性早搏。

中医诊断：心悸。

辨证分型：气郁化火兼心血不足。

治法：疏肝解郁，养心安神。

方药：丹栀逍遥散加减。柴胡 10g，枳壳 10g，香附 10g，白芍 10g，茯神 10g，佛手 10g，代代花 10g，麦芽 30g，合欢花 10g，牡丹皮 10g，栀子 10g，郁金 10g，甘草 6g，白术 10g。7 剂，水煎服，每日 1 剂，分两次服用。

二诊（2021 年 7 月 18 日）：患者诉服用上方 7 剂后，心悸稍好转，仍感头晕，失眠，乏力，胸闷不适，舌淡红，苔白，脉代。调整处方如下：柴胡 10g，枳壳 10g，香附 10g，白芍 10g，茯神 10g，佛手 10g，代代花 10g，麦芽 30g，合欢花 10g，党参 10g，百合 30g，郁金 10g，甘草 6g，瓜蒌皮 10g，丹参 10g，赤芍 10g，酸枣仁 10g（打碎）。15 剂，水煎服，每日 1 剂，分两次服用。

随访：心悸、胸闷消失，头晕、失眠缓解。

**按语**：《灵枢·口问》谓："心者，五脏六腑之主也……故悲哀愁忧则心动，心动则五脏六腑皆摇。"说明各种情志刺激均可伤及心脏，心神受损又可影响其他脏腑功能。樊老认为在临床上，情志失调是引起心悸的一个重要病因，其中尤以肝气郁结多见。该患者平素性情急躁易怒，"怒则伤肝"，肝失条达，郁而化火，火扰心神，心神不宁而发为心悸，治当疏肝解郁，养心安神，选方以丹栀逍遥散加减。方中柴胡、香附、郁金疏肝解郁；佛手疏肝理气，亦能和胃，肝胃同治。枳壳行气除痞，合欢花、茯神养心安神；牡丹皮、栀子清肝泻火；"见肝之病，知肝传脾，当先实脾"，佐以白术、麦芽、代代花理气健脾。二诊患者心悸好转，仍头晕、胸闷，失眠、肝火已清，"久病必瘀"，故去牡丹皮、栀子，佐以丹参、赤芍、党参以益气活血；瓜蒌皮利气宽胸；酸枣仁安神。肝郁得疏，肝火得清，脾虚得健，心有所养，其病自愈。

**病案 2**：刘某，男，72 岁，衡阳县人。初诊时间：2021 年 11 月 6 日。

主诉：心悸、胸闷 1 年余。

症候：患者诉 1 年前开始出现心悸、胸闷、气短，在当地医院查动态心电图示频发室性早搏、二联律、三联律。服用倍他乐克无效，改服中药汤剂归脾汤仍疗效不佳，诸症渐著，特来就诊。现症：阵发性心悸，夜间尤甚，胸闷，气短，神疲乏力，纳差，大便调，舌红、少苔，脉结代。

西医诊断：频发室性早搏。

中医诊断：心悸。

辨证分型：气阴两虚，心脉瘀阻。

治法：益气养阴，活血通脉。

方药：炙甘草汤加减。党参10g，桂枝6g，麦冬10g，火麻仁10g，生地黄15g，炙甘草10g，丹参10g，川芎10g，五味子10g，甘松10g，麦芽30g，茯苓10g，红花3g。7剂，水煎服，每日1剂，分两次服用。

二诊（2021年11月13日）：心悸减轻，胸部尚闷，稍气短，纳食可，二便调。舌红少苔，脉结代。党参10g，桂枝6g，麦冬10g，火麻仁10g，生地黄15g，炙甘草10g，丹参10g，川芎10g，黄芪30g，甘松10g，麦芽30g，茯苓10g，红花3g，葛根30g，酸枣仁10g。15剂，水煎服，每日1剂，分两次服用。

服药后病情稳定，随访未再复发。

按语：《伤寒论》曰："伤寒，脉结代，心动悸，炙甘草汤主之。"该患者心悸，胸闷，气短乏力，舌红少苔，脉结代，属心悸之气阴两虚夹瘀，选方炙甘草汤加减。此方含两个基本方：一是温通心阳的桂枝甘草汤，《伤寒论》第64条述"发汗过多，其人叉手自冒心，心下悸，欲得按者，桂枝甘草汤主之"，形象地指出了中医汗法治疗外感热病出现变证、坏病时应该采取什么救逆措施。二是益气养阴之生脉散（人参、麦冬、五味子），此方可使气复津生、气充脉复，故名生脉。《医方集解》说："人有将死脉绝者，服此方能复生之，其功甚大。"以这两个基本方引领两组药，阴中求阳，阳中求阴，共奏气血阴阳双补之功。清代吴鞠通《温病条辨》将此方加减化裁演变为系列加减复脉汤，救人无数。回到本案，方中炙甘草甘温益气；党参、麦冬、五味子、火麻仁益气、养血、敛阴以复脉，为治心动悸、脉结代之要药；丹参、红花、川芎活血通脉；桂枝、甘草温通心阳；茯苓、桂枝温阳化气；麦芽、甘松疏肝和胃。樊老认为对炙甘草汤的应用，在临证时尚可根据心瘀、痰阻等不同情况随症加减，可收扶正祛邪、标本兼治之效。临床观察此方治疗室性早搏疗效较佳，值得临床推广应用。二诊时，加葛根升阳解肌，酸枣仁养心安神，击鼓再进，心脉复平。

**病案 3**：王某，女，56 岁，衡阳县溪江乡人。初诊时间：2021 年 11 月 20 日。

主诉：反复心悸 4 年，再发 1 个月。

症候：患者平素体弱，近 4 年来劳累后反复心悸，伴头晕，乏力，寐差，多方诊治，但疗效不佳，故来就诊。现症：心悸，头晕，神疲乏力，少气懒言，失眠多梦，纳差，舌淡红，苔薄白，脉细弱。查体：双肺呼吸音清晰，心率 81 次 / 分，律不齐，无杂音。动态心电图示频发房性早搏，部分呈二联律、三联律，ST-T 改变。

西医诊断：频发性早搏。

中医诊断：心悸。

辨证分型：心脾两虚，心失所养。

治法：补益心脾，养心安神。

方药：归脾汤加减。人参 10g，黄芪 30g，白术 10g，当归 15g，茯神 10g，远志 10g，酸枣仁 10g，木香 6g，炙甘草 10g，合欢皮 10g，首乌藤 10g，苦参 10g，甘松 10g。10 剂，水煎服，每日 1 剂，分两次服用。

二诊（2021 年 12 月 2 日）：心悸次数较前减少，稍感乏力，头晕，纳可，二便调。舌淡红，苔白，脉细弱。人参 10g，黄芪 30，白术 10g，当归 15g，茯神 10g，远志 10g，酸枣仁 10g，木香 6g，炙甘草 10g，合欢皮 10g，首乌藤 10g，苦参 10g，葛根 30g，升麻 6g，郁金 10g。15 剂，水煎服，每日 1 剂，分两次服用。

随访病愈。

**按语**：本案患者，平素体弱，又因思虑、劳累等因素，损伤心脾，气血不能奉养心主，故发生心悸不安之症。纳差、神疲乏力，乃脾气虚之象；失眠多梦，属心血亏耗之征；舌淡红、苔白、脉细弱等候，均为气血不足之反映。故治疗当以健脾养心、气血双补为主。归脾汤方用人参、白术、黄芪、炙甘草甘温以补心脾之气虚；当归味甘而润，能补心脾之血虚；茯神、合欢皮、远志、酸枣仁宁心安神定悸；木香以其气香领药归脾，以养忧思之所伤，又能促进脾胃之运化；加首乌藤助酸枣仁养心安神而治不寐。苦参，《名医别录》载："养肝胆气，安五脏，定志益精，利九窍。"甘松疏肝和胃，心胃不分，合同一治。二诊患者心悸好转，仍头晕、乏力，为气虚之象，加升麻、葛根以益气升阳，郁金疏肝行气，兼顾身心，加以开导，故病可愈。

**病案4**：秦某，女，28岁，衡阳县人。初诊时间：2021年10月5日。

主诉：心悸1个月余。

症候：患者平素性格内向，1个多月前因受惊吓后出现心悸，胸闷，无发热，予以调节植物神经药物治疗后缓解，伴寐差，在当地医院就诊，行心电图检查未见异常，诊断为心脏神经症，但时有发作，遂来我院就诊。现症：心悸，心慌，善惊易恐，多虑，遇事犹豫不决，少寐多梦，易惊醒，纳差，二便调。舌淡红，苔白，脉细。查体：双肺呼吸音清晰，心率75次/分，律齐，无杂音。动态心电图：偶发房性早搏。心肌酶谱正常。心脏彩超示EF、FS测值正常范围；左室舒张功能正常。

西医诊断：神经官能症？

中医诊断：心悸。

辨证分型：心血亏损，心虚胆怯，心神失养。

治法：益气养心，镇惊安神。

方药：安神定志丸加减。人参10g，石菖蒲10g，茯神10g，蜜远志10g，龙齿10g，桂枝6g，酸枣仁10g（打碎），郁金10g，合欢花10g，炙甘草10g。10剂，水煎服，每日1剂，分两次服。

二诊（2021年10月15日）：患者心悸次数大减，仍寐差，易惊醒，舌淡红，苔白，脉细。人参10g，石菖蒲10g，茯神10g，蜜远志10g，生牡蛎30g，生龙骨30g，桂枝3g，酸枣仁10g（打碎），郁金10g，合欢花10g，珍珠母30g，炙甘草10g。15剂，水煎服，每日1剂，分两次服用。随访，病愈。

**按语**：《素问·灵兰秘典论》曰："心者，君主之官也，神明出焉。"一旦受惊，则神浮气乱，心不能自持，而发为心悸。患者平素性情内向，突受惊吓，"惊则气乱"，忤犯心神，心神动摇，不能自主则见心悸、心慌；治当益气养心、镇惊安神，以安神定志丸加减。安神定志丸出自《医学心悟》，方中人参、茯神补心气以安神；龙齿镇惊安神；远志、石菖蒲安神定志。一诊在此方基础上，以桂枝、甘草温通心阳，酸枣仁、合欢花养心安神，郁金疏肝行气，诸药共奏益气养心、镇惊安神之功。二诊患者心悸次数减少，但仍易惊醒，故加用生龙骨、生牡蛎、珍珠母以加强镇摄心神之功，镇摄之力已足，故去龙齿。

**病案 5**：刘某，男，31 岁，衡阳县井头镇人。初诊时间：2021 年 6 月 7 日。

主诉：阵发性心悸 1 个月。

症候：患者诉平素形体肥胖，嗜食肥甘。近 1 个月来阵发心悸，伴头晕、脘痞纳呆，病前无感冒发热病史，半个月前在县人民医院就诊，心电图示频发室性早搏，心肌酶谱、甲功五项、电解质均正常。服用参松养心胶囊、琥珀酸美托洛尔缓释片，疗效欠佳，又服用中药炙甘草汤、归脾汤加减，仍见效甚微，遂来我院就诊。现症：心悸、胸闷频发，脘腹胀满，口苦，口干而黏，渴不欲饮，小便黄，大便干。舌淡红，苔黄腻，脉结涩。动态心电图（本院）：频发室性早搏，二联律，三联律。

西医诊断：频发室性早搏。

中医诊断：心悸。

辨证分型：痰热扰心。

治法：清热化痰，宁心安神，佐以健脾。

方药：黄连温胆汤加减。黄连 3g，陈皮 10g，竹茹 10g，法半夏 6g，茯苓 10g，瓜蒌皮 10g，薏苡仁 30g，厚朴 10g，麦芽 30g，稻芽 30g，枳实 10g，甘草 6g。10 剂，水煎服，每日 1 剂，分两次服用。

二诊（2021 年 6 月 17 日）：服药后心悸减少，仍腹胀纳呆，心烦，二便调。舌淡红，苔黄腻，脉弦而时有结代。调整处方如下：黄连 3g，陈皮 10g，竹茹 10g，法半夏 6g，茯苓 10g，瓜蒌皮 10g，薏苡仁 30g，厚朴 10g，麦芽 30g，稻芽 30g，茵陈 10g，栀子 10g，代代花 10g。10 剂，水煎服，每日 1 剂，分两次服用。

随访，心悸未发。

**按语**：频发室性早搏，属中医学"心悸"范畴。该患者年轻，各项理化检查未见阳性结果，考虑功能性疾病。随着现代生活条件的改善，肥胖患者增多，"肥人多痰"，尤应注意痰湿致病，不可一见"心动悸，脉结代"，即予以炙甘草汤或归脾汤等。该患者嗜食肥甘，酿湿成痰，郁而化火，痰火扰心，心神不宁而发为心悸，故治当清热化痰，宁心安神，以温胆汤加减。温胆汤系中医经典化痰名方，主治胆胃不和、痰热内扰之证。方以半夏燥湿化痰；竹茹清热化痰；茯苓健脾渗湿，以绝生痰之源，且有宁心安神之功；甘草益脾和中，协调诸药；加用黄连清心火，即为黄连温胆汤。一诊在此方基础上，恐健脾化湿之力不足，加陈皮、薏苡仁；瓜蒌皮化痰利水。气行则水行，故加枳实、厚朴行气除痞；麦芽、稻芽合用，既消食健胃，又疏肝解郁，心、肝、胃三者兼顾。二诊患者心悸减少，感心烦，腹胀，加用栀子增强清心火之力；茵陈利湿热；代代花理气健脾。心火得降，湿热得去，脾胃得健，则心悸自除。

（黄新华　石刚）

# 不寐

不寐亦称失眠，是由心神失养或心神不安所致，以经常不能获得正常睡眠为特征的一类病证，主要表现为睡眠时间、深度的不足，轻者入睡困难，或寐而不酣、时寐时醒，或醒后不能再寐，重则彻夜不寐。

中医学认为，正常的睡眠依赖于人体阴平阳秘，脏腑调和，气血充足，心神安定，卫阳才能入阴。如果思虑过度，内伤心脾；或体虚阴伤、阴虚火旺；或者大惊大恐、心胆气虚；或宿食停滞，化为痰热，扰动胃腑；或者情志不舒，气郁化火，肝火扰神，均能够使心神不安而发为本病。因此，本病的治疗原则是补虚泻实，调整脏腑阴阳。实证则泻其有余，如疏肝泻火、清化痰热、消导和中；虚证则补其不足、补益心脾、滋阴降火、益气镇惊安神。樊老治疗失眠之证，多责之于胃、脾、心。失眠病机以阳不入阴为总纲，以阴虚阳浮，心神被扰为基本病机。《素问·逆调论》记载"胃不和则卧不安"，心不宁则卧无眠。《类证治裁·不寐》曰："思虑伤脾，脾血亏损，经年不寐。"樊老认为治疗失眠的关键在于精神调摄，保持心情舒畅，以放松、顺其自然的心态对待睡眠，保持生活规律，加强体育锻炼，增强体质，适当参加体力劳动，以及参加怡情养性的文艺活动，晚餐不应过饥过饱，宜进清淡易消化食物，睡前不饮浓茶、咖啡等兴奋性饮料。

**病案1：**贺某，女，29岁，衡阳县金兰镇人。初诊时间：2001年4月5日。

主诉：难以入睡3个月。

症候：患者于3个月前顺产一女婴，因婆媳不和，痛哭一场，加之幼儿经常啼哭而不能入睡，曾在多家医院诊治，予以西药安眠药治疗（具体药物不详），疗效欠佳。患者近半个月来，昼夜难以入睡片刻，伴见心烦易怒，头晕头胀，胸胁痞满，食欲不振，时而烦热上冲，全身汗出，小便黄，大便干，舌质淡红，苔薄黄，脉弦数细。

西医诊断：失眠。

中医诊断：不寐。

辨证分型：肝郁气滞，心神不宁。

治法：疏肝理气，化饮安神。

方用：柴胡加龙骨牡蛎汤加减。柴胡24g，法半夏12g，党参10g，黄芩9g，生姜3片，大枣5枚，桂枝9g，茯苓15g，大黄9g（后下），煅龙骨30g，煅牡蛎30g。7剂，水煎服，每日1剂，分两次服用。

二诊：服用前方7剂后，睡眠质量明显改善，每晚增至5小时，舌质淡红，苔薄黄，脉弦细。继服7剂，睡眠正常。

**按语：**不寐的治疗以心肝两经为要，"心藏神""肝藏魂""心主血脉""肝主藏血"，樊老认为临证要抓主症，切纲领。如本案患者由于情志不畅、肝气郁结、疏泄不利，肝郁日久化火，故症见烦躁易怒，胸胁痞满，又因产后耗气动血、气血亏虚、心神失养而致失眠、头晕头胀。肝木乘脾，脾失运化，故见食欲不振。舌质淡红，苔薄黄，脉弦细均为肝郁血虚、虚热内扰、血不养心的表现。"往来寒热、胸胁苦满、默默不欲饮食、心烦喜呕、口苦、咽干、苔白、脉弦"的小柴胡汤证八症见四，正如《伤寒论》所说伤寒中风，有柴胡证，"但见一证便是，不必悉具"，故辨为少阳证。然本案涉及情志因素，宜选用小柴胡类汤加减。《伤寒论》条文，"伤寒八九日下之，胸满烦惊，小便不利，谵语，一身尽重，不可转侧者，柴胡加龙骨牡蛎汤"。其方实为小柴胡汤去甘草，加桂枝、茯苓、大黄、龙骨、牡蛎和铅丹。龙骨、牡蛎可重镇安神，往往作为对药相须而用，樊老认为此类介壳类药物安全有效，在用量上可根据患者病情重用之，樊老一般用到30g，严重者可用到75g。仝小林院士在其书《方药量效关系汇讲》中非常强调方药量效比，他本人在临床用药上常常大开大合，重症用重剂，疗效惊人，值得我辈好好研究。因铅丹有毒，不宜入药，特去之，可用磁石、代赭石代之。樊老认为本案之所以用大黄，一是切合患者症状，大便干结，二是能给邪热以出路。南京中医药大学黄煌教授也有类似看法，认为大黄可起到醒脑作用，并且认为此方是古代的精神神经心理病用方，传统的安神定惊解郁方，具有抗抑郁、改善焦虑情绪、镇静、安眠、抗癫痫等作用，适用于以胸满、烦、惊、身重为特征的疾病，可运用本方治疗精神分裂症、小儿多动症、小儿抽动秽语综合征等。樊老对此颇为认同，但对于经方的使用，樊老往往追求灵活多变，有时原方原味，有时取经方之主药与他方相合。问之，答曰：师其法而不拘泥于一方，要临证加减，随证治之，以患者病情为先，则无经方时方之别。而至于经方之用量，如果要用汉代一两等于15g换算，则一定要配合经方本来的煎服法、善后法，才能一举中的。

**病案2：**肖某，女，40岁，樟木乡人。初诊时间：2018年9月17日。

主诉：反复失眠3年。

症候：患者诉因工作压力大，近3年来常有心悸、失眠，严重时彻夜难以入睡，多处求医，疗效欠佳。现患者入睡困难，凌晨方有睡意，每晚睡一两个小时，多梦，醒后觉神疲乏力，头晕，心悸，纳差，二便调，舌质淡红，苔薄白，脉细弱。

西医诊断：焦虑症。

中医诊断：不寐。

辨证分型：心脾两虚，心失所养。

治法：补益心脾，养心安神。

方药：归脾汤加减。西洋参10g（另包、煎汁服用），黄芪15g，当归10g，白芍10g，茯神20g，蜜远志15g，酸枣仁20g（打碎），柏子仁10g，首乌藤30g，百合10g，合欢皮15g，灵芝10g，麦芽15g，稻芽15g，丹参10g，炒鸡内金30g。10剂，水煎服，每日1剂，分两次服用。嘱其畅情志，忌浓茶、咖啡。

二诊（2018年9月27日）：头晕失眠诸症减轻，仍心悸乏力，心虚胆怯，舌质淡红，苔薄白，脉细弱。上方加琥珀 10g，生龙骨 30g，处方 10 剂。

三诊（2018 年 10 月 7 日）：睡眠佳，每晚能入睡五六个小时，精神状态好，体重增加，舌质淡红，苔薄白，脉细弱。嘱患者服中成药归脾丸半年，以善后调理。

**按语：**《类证治裁·不寐》云"思虑伤脾，脾血亏损，经年不寐"。该患者因思虑操劳过度，心脾两虚，心失所养，神不安舍而发为不寐，治当补益心脾、养血安神，方选归脾汤化裁。方中重用首乌藤、酸枣仁、茯神、合欢皮以健脾安神，配以黄芪、西洋参、当归、白芍、柏子仁以益气养心，百合既能养心阴又能够清心除烦，具有宁心安神作用。灵芝味甘性平，入心经，补心虚，益心气，安心神。当归、丹参同用，加强活血之力。麦芽、稻芽、鸡内金健脾，兼顾后天之本。二诊气血有复，仍心悸不宁，魂不守舍，故加用琥珀、龙骨以镇静安神。三诊气血复，心神宁，为善后，嘱其服中成药归脾丸以治病求本，巩固疗效。本案证治相符，疗效颇佳。特别值得一提的是，樊老常用麦芽、稻芽、鸡内金为健脾益气消食之三药对，一者"脾气和胃安中，胃和则卧安"；二是健脾消食，使气血生化有源，脾胃之气得以补充。

**病案 3：**张某，男，40 岁，溪江乡人。初诊时间：2004 年 3 月 12 日。

主诉：失眠 3 个月。

症候：入睡困难，伴口苦、心烦，头晕，腹胀痛，小便黄赤，大便秘结，舌质红，苔黄腻，脉滑数。

西医诊断：入睡困难查因。

中医诊断：不寐。

辨证分型：胆胃不和，痰热内扰。

治法：清热化痰，和胃安神。

方药：黄连温胆汤加减。陈皮 10g，法半夏 15g，黄连 9g，枳实 10g，竹茹 15g，茯神 20g，蜜远志 15g，甘草 9g，大黄 6g，麦芽 30g，稻芽 30g，炒酸枣仁 20g，夏枯草 15g，合欢花 30g，淡竹叶 15g。7 剂，水煎服，每日 1 剂，分两次服用。

二诊（2004 年 3 月 17 日）：诉服上方后失眠、心烦、口苦诸症均明显减轻，大便通畅，舌红，苔黄腻，脉滑数。继服上方7剂而愈。

**按语**：失眠伴口苦、心烦，头晕，腹胀满，均为胆胃不和，痰热内扰之象。《黄帝内经》云"胃不和则卧不安"。胆属木，为清净之腑，喜宁谧而恶烦扰，胆主升发，禀东方木德，主少阳春生之气，失其常则疏泄不达，气郁生痰，郁久化热，痰热内阻。胆胃不和则口苦而干、脘腹痞满；痰热内扰、心神不安则失眠、心烦易躁；痰蒙清窍则头晕。故用清热化痰、和胃安中之黄连温胆汤加减。一诊，法半夏性温，竹茹性凉，温凉相伍，除烦化痰和胃；陈皮、枳实理气化痰。黄连入心经，清热燥湿，远志化痰安神，酸枣仁、合欢花、茯神养心安神，夏枯草入肝经，《重庆堂笔记》云其"兼有和阳养阴之功，失血后不寐者服之即寐"，由此，樊老治心血不足时常用之，与上三药合用效增。大黄泻下，淡竹叶利下，给热邪以出路，故痰热清，心神宁。樊老治疗失眠重视对胃的调理，"胃和则卧安"，加用麦芽、稻芽正是基于此理。酸枣仁是比较常用的一味安神药，因为作用比较强，加上还有滋养的作用，是治疗失眠的主要药物，医者往往热衷用之，其价格也水涨船高。至于用与不用，樊老认为，当以病情为先，旁参患者家境，如失眠严重，时间较长，且患者可以承受，便可以放胆用之。

**病案4**：陈某，男，54岁，渣江镇人。初诊时间：2020年5月3日。

主诉：失眠1个月。

症候：1个月前因与邻居发生争吵后出现入睡困难，睡后易醒，多梦，甚至梦中打人。现症：寐差易醒，入睡困难，口苦而干，不思饮食，腹胀，小便黄赤，大便秘结，舌红，苔黄，脉弦数。血压160/80mmHg。

西医诊断：神经官能症。

中医诊断：不寐。

辨证分型：肝郁化火，上扰心神。

治法：清肝泻火，镇心安神。

方药：龙胆泻肝汤合三黄泻心汤加减。龙胆草10g，黄芩9g，黄连9g，当归10g，生地黄10g，连翘15g，淡竹叶10g，白芍10g，钩藤10g，珍珠母30g，石决明30g，龙齿30g，首乌藤30g，甘草9g，生大黄10g。7剂，水煎服，每日1剂，分两次服用。

**按语：**本案患者平素性格急躁，肝火偏旺，火热内扰，阳不入阴，则难于入睡，睡后易醒；肝火横逆犯胃则口苦口干、大便秘结；肝气郁结，肝郁犯脾，脾失健运则腹胀、不思饮食；舌质红，苔黄，脉弦数均为肝郁化火之证。从六经入手，大便秘结、苔黄当属于阳明里热，承气汤证不明显，故用三黄泻心汤以泻火解毒、燥湿泄热。并博采龙胆泻肝汤之方根，协同上方，以龙胆草、黄连、黄芩、大黄联合清泻肝火；淡竹叶、连翘清泻心火；以当归、白芍、生地黄、芦荟养血润肠通便；佐龙齿重镇安神，首乌藤养阴安神；钩藤、珍珠母、石决明以平肝潜阳，终至火热清则神不乱，神不乱则志意静，神志宁则入寐矣。

**病案 5：**陈某，女，49 岁，樟木乡人。初诊时间：2020 年 3 月 20 日。

主诉：反复失眠 2 年。

症候：失眠，时而畏风怕冷，时而潮热汗出，腰酸膝软，头晕耳鸣，健忘，夜尿频数，五心烦热，盗汗，心慌心烦，口苦，纳可，二便调，舌质红，少苔，脉细数。月经已断 1 年，性激素检测下降。

西医诊断：围绝经期综合征。

中医诊断：不寐。

辨证分型：肾阴阳两虚。

治法：阴阳双补，滋阴清热，养心安神。

方药：二仙汤合牡蛎散加减。淫羊藿 15g，仙茅 15g，黄芪 18g，知母 15g，黄柏 10g，山药 15g，山茱萸 15g，仙鹤草 30g，浮小麦 30g，大枣 10g，煅龙骨 30g，煅牡蛎 30g，地骨皮 15g，甘草 9g。7 剂，水煎服，每日 1 剂，分两次服用。

二诊（2020 年 4 月 6 日）：汗出、口苦、心烦明显好转，但仍失眠较重，舌质红，少苔，脉细数。黄柏 10g，知母 15g，山药 10g，生地黄 15g，酸枣仁 20g（打碎），茯神 20g，栀子 10g，牡丹皮 15g，灵芝 15g，首乌藤 30g，珍珠母 30g，生牡蛎 30g，龙齿 30g，甘草 10g。5 剂，水煎服，每日 1 剂，分两次服用。随访痊愈。

**按语：**患者 49 岁，处于围绝经期，本案的失眠属于围绝经期综合征中的一个症状。围绝经期综合征是指女性在绝经前后出现因性激素波动或减少所致的一系列以自主神经系统功能紊乱为主，伴有神经心理症状的一组症候群，多出现在 45～55 岁女性。此案樊老博采众方之妙，以二仙汤（仙茅、淫羊藿、巴戟天、知母、黄柏）温肾阳、补肾阴、泻肾火、调理冲任。加用仙鹤草、大枣，组成"三仙汤"，功能补虚强壮。取牡蛎散之方根（黄芪、牡蛎、浮小麦）益气、敛阴止汗，知母、地骨皮清虚热、滋阴。取六味地黄丸之方根（山茱萸、山药）补益肝肾，甘草调和诸药。方虽小，所思广远。二诊时，虚热渐清，故去二仙汤中辛温的补阳药，以知母、黄柏清热滋阴。博取丹栀逍遥散之方根，牡丹皮、栀子以清热凉血，去山茱萸，加生地黄，加强滋肾阴之力。酸枣仁、茯神、灵芝、首乌藤养心安神，生牡蛎、珍珠母、龙齿三药合用，加强重镇安神之力。《素问·上古天真论》中记载："女子七岁，肾气盛，齿更发长，二七而天癸至，任脉通，太冲脉盛，月事以时下，故有子……七七任脉虚，太冲脉衰少，天癸竭，地道不通，故形坏而无子也。"樊老认为女性的发育与衰老，月经的来潮与终止及生殖能力的盛衰均与肾有关，肾为致病之本。但樊老同时认为应该尊重人体自然衰老的规律，不必强求月经的延续，抑或保持原有的生理状态，要试着接受，自我疏导，保持心情的顺畅。笔者在侍诊时，曾见到樊老苦口婆心劝患者不用治疗、不开药，还体贴地把挂号费退了。樊老坚持不开一味多余之药，医者匠心可见一斑。若患者临床症状比较明显，强烈要求治疗，当以病情为先。在治疗本病时樊老往往借助西医学检测性激素水平，融会贯通，衷中参西。樊老常把二仙汤、二至丸作为治疗更年期病证的专方。二仙汤具有温肾壮阳、强筋骨、祛风湿的作用。现代研究发现，仙茅可增加卵巢和子宫血量，卵巢 HCG/LH 受体特异结合力明显提高；淫羊藿能增强下丘脑–垂体性腺轴等内分泌系统的分泌功能。此方阴阳双补，能温肾阳，补肾精，泻肾火，调理冲任，尤其适合肾阴、肾阳不足而虚火上炎之围绝经期综合征。二至丸中女贞子，甘苦而凉，善能滋补肝肾之阴；旱莲草甘酸而寒，补养肝肾之阴，又凉血止血，二药性皆平和，补养肝肾，而不滋腻，故成平补肝肾之剂，现代常用于神经衰弱、妇女月经病等证属肝肾阴虚者。笔者在樊老启发下，自拟气血阴阳通补方，以桂枝、甘草取辛甘化阳，芍药、甘草酸甘化阴，合四君子汤补气，四物汤补血，二至丸滋补肝肾，再合二仙汤之主药（仙茅、淫羊藿），最后加大枣健中土，可用于诸虚证，虽然尚未经临床检验，但樊老仍给予鼓励和认可。

（邓玉红　胡华）

# 眩晕

眩晕是以头晕、目眩为主要特征的一类疾病，轻者闭目即止，重者如坐车船，旋转不定，多见于40岁以上人群，常反复发作，可见于西医高血压、后循环缺血、梅尼埃病等多种疾病。年老体弱、情志不畅、饮食不节为本病常见病因，病机不外虚实：虚者为髓海不足或气血亏虚，实者为风、火、痰、瘀扰乱清窍。虚者当补气血、益肝肾、填精髓，实者当清肝、泻火、潜阳、化痰。

樊老根据临证经验辨治此类患者时，首分虚实，本虚以肝肾阴虚和中气虚陷最多，标实又以风火和痰湿为主。无痰不眩，无风不晕，眩晕之作总不离痰湿与风火。因痰聚中焦，易于上泛，火借风威，易于飘扬，遂致头晕目眩、耳鸣耳聋、恶心呕吐等诸症。治疗上补虚泻实为基本原则，结合年龄、体质、脉证，辨明脏腑虚实，尤其注重顾护脾胃，使补而不滞，以增其效。分型治疗眩晕，是樊老同病异治的经验之谈，樊老临证将本病分成肝阳上扰、痰湿中阻、气血亏虚、肾虚四型辨治。凡症见头痛、眩晕、耳鸣眼花、震颤、失眠及半身不遂、舌红、脉弦数等肝阳上亢，肝风内动之眩晕，以天麻钩藤饮主之；凡症见眩晕头痛、胸闷呕恶、舌苔白腻、脉弦滑等痰浊中阻，浊阴不降之眩晕，以半夏白术天麻汤主之；凡症见头晕、心悸怔忡、健忘失眠、多梦易惊、发热、体倦食少、面色萎黄、舌淡苔薄白、脉细弱等气血两亏之眩晕，以归脾汤主之；凡症见眩晕、腰酸遗泄、盗汗、口燥咽干、口渴欲饮、舌光红、脉细数等肾阴亏虚之眩晕，以左归丸加柏子仁20g，泽泻20g，车前子20g，磁石20g，桂枝10g；凡症见眩晕、气怯神疲、腹痛腰酸、肢冷脉细等肾阳亏虚之眩晕，以右归丸主之。特别值得一提的是，樊老独辟蹊径，用自拟方治疗颈椎病引起的眩晕，屡用屡效，处方如下：葛根30g，白芍10g，鸡血藤15g，土鳖虫10g，乌梢蛇10g，炙甘草6g，天麻10g，菊花10g，珍珠母30g，石决明20g。有颈椎骨质增生者，加威灵仙10g，鹿衔草10g，骨碎补10g，补骨脂 10g。樊老认为"诸风掉眩，皆属于肝"，所以治疗眩晕症，无论何种证型，都要用平肝之品。

**病案 1**：聂某，男，32 岁，衡阳县西渡镇人。初诊时间：2021 年 10 月 20 日。

主诉：头晕 10 天。

症候：患者体胖，平素喜食甜食及油腻之品，10 天前朋友聚会后出现头晕目眩，视物旋转，严重时感恶心欲呕，耳鸣，乏力，纳差，二便调。舌淡红，苔白，脉滑。颅脑 CT（本院）未见异常。体格检查未见明显阳性体征。

西医诊断：头晕查因。

中医诊断：眩晕。

辨证分型：风痰上扰，蒙蔽清阳。

治法：祛风化痰，健脾祛湿。

方药：半夏白术天麻汤加减。天麻 15g，法半夏 10g，白术 10g，茯苓 15g，泽泻 10g，旋覆花 10g，石菖蒲 10g，山药 30g，麦芽 30g，白参 10g。5 剂，水煎服，每日 1 剂，分两次服用。

二诊（2021 年 10 月 25 日）：患者服药后头晕目眩大减，未再恶心欲呕，稍感乏力，纳差，二便调。舌淡红，苔白，脉细。痰浊已去，宜健脾益气治其本，拟六君子汤加减。白参 10g，茯苓 10g，白术 10g，甘草 6g，陈皮 10g，姜半夏 10g，麦芽 30g，石菖蒲 10g，山楂 10g，鸡内金 10g。再服 10 剂，诸症皆愈。

按语："无痰不作眩"，本案患者形体肥胖，肥人多痰，且喜食肥甘厚味，酿湿成痰，引动肝风，风痰上扰，蒙蔽清阳而发为眩晕。治疗上应化痰祛风，健脾祛湿，选用半夏白术天麻汤加减以治之。《脾胃论》曰："足太阴痰厥头痛，非半夏不能疗；眼黑头眩，虚风内作，非天麻不能除。"故合用天麻、半夏以化痰降逆，息风止眩，辅以白术、茯苓健脾祛湿，泽泻渗利水湿，旋覆花降逆止呕，石菖蒲豁痰开窍，山药健脾益肾，麦芽健脾消食、疏肝。二诊患者痰浊已去，肝风已平，而"脾为生痰之源"，故以六君子汤加减益气健脾以治其本。

**病案 2**：彭某，男，74 岁，衡阳县杉桥镇人。初诊时间：2020 年 6 月

5日。

主诉：头晕目眩1个月余。

症候：患者体弱多病，久患糖尿病，目前规律口服格列苯脲片2.5mg，每天1次，血糖控制尚可。近1个月来时感头晕目眩，严重时如坐舟车，伴腰膝酸软，健忘失眠，纳食尚可，小便频数，大便调。舌淡红，苔白，脉沉细。查体：血压100/60mmHg，心肺（－），四肢肌力、肌张力正常。本院颅脑MRI未见明显异常。空腹血糖6.5mmol/L。

西医诊断：眩晕查因。

中医诊断：眩晕。

辨证分型：肾精亏虚，脑失所养。

治法：滋补肝肾。

方药：左归丸加减。熟地黄10g，山茱萸10g，枸杞子15g，鹿角胶10g，阿胶10g，菟丝子15g，淫羊藿10g，覆盆子10g，当归10g，白芍15g，甘草6g，炙远志6g。10剂，水煎服，每日1剂，分两次服用。

二诊（2020年6月15日）：头晕目眩明显减轻，神疲乏力，纳呆，失眠健忘，小便稍频，大便调。舌淡红，苔白，脉沉细。熟地黄15g，山茱萸10g，枸杞子15g，当归10g，白芍15g，鹿角胶10g，阿胶10g，覆盆子10g，甘草6g，黄芪30g，柴胡3g，麦芽30g，陈皮10g，茯苓10g，首乌藤10g，炙远志6g。15剂，水煎服，每日1剂，分两次服用。随访头晕痊愈。

**按语：**"无虚不作眩"，本案患者久病体弱，肾精亏虚，不能上荣于脑而发为眩晕，治宜滋补肝肾。方中以熟地黄、枸杞子、山茱萸滋补肝肾，配以鹿角胶、阿胶血肉有情之品填精补髓。菟丝子、覆盆子组合来自五子衍宗丸，功能补益肾精，淫羊藿加强补肾壮阳之功。当归、白芍组合，养血活血，远志交通心肾，化痰定志，甘草调和诸药。二诊时出现神疲乏力气虚之象，加用黄芪、柴胡以益气升阳，首乌藤养心安神；另滋腻之品久服易伤脾胃，影响脾胃运化，宜补中寓通，佐以麦芽、陈皮、茯苓以健脾胃，使补而不滞。肾精得补，脾胃得以运化，清阳得升，则眩晕自除。

**病案3：**伍某，女，64岁，衡阳县溪江乡人。初诊时间：2021年12月4日。

主诉：反复头晕、头痛1年，再发1个月。

症候：患者平素性情急躁，近1年来反复出现头晕、头胀痛，严重时伴视物旋转，恶心干呕，曾在多家医院治疗，疗效不佳，时有反复。1个月前与人争吵后再发头晕，伴左侧头部胀痛，耳鸣，先后予以半夏白术天麻、镇肝熄风汤加减治疗，疗效不显。现症：头晕，左侧头部胀痛，午后尤甚，耳鸣，心烦易怒，口干口苦，寐差，纳差，二便调。舌红，苔黄腻，脉弦滑。查体：血压130/85mmHg，心肺（-）。颅脑CT（本院）未见明显异常。

西医诊断：高血压。

中医诊断：眩晕。

辨证分型：肝阳上亢，肝风夹痰浊上扰。

治法：平肝潜阳，化痰通络。

方药：天麻钩藤饮加减。天麻10g，钩藤10g，珍珠母30g，石决明30g，栀子10g，菊花10g，川牛膝10g，法半夏10g，茯苓10g，石菖蒲10g。7剂，水煎服，每日1剂，分两次服用。

二诊（2021年12月13日）：头晕减轻，头胀痛，口苦，舌红，苔薄黄，脉弦涩。天麻10g，钩藤10g，珍珠母30g，石决明30g，栀子10g，菊花10g，川牛膝10g，田三七6g，全蝎3g，地龙10g。7剂，水煎服，每日1剂，分两次服用。服后头晕、头痛缓解，未复发。

按语：《临证指南医案》曰："头为六阳之首，耳目口鼻系清宣之窍，所患眩晕者，非外来之邪，乃肝胆之风上冒耳……其症有夹痰，夹火，夹瘀，中虚，下虚，治肝治胆治胃之分。"由此可见，眩晕多属肝风，临床上常夹瘀、夹火、夹痰。此患者平素性情急躁易怒，肝气郁结，气郁化火，夹痰浊上扰清窍为其基本病机，治宜平肝潜阳，化痰通络，拟天麻钩藤饮加减。方中重用珍珠母、石决明以平抑肝阳，天麻平肝息风止痉，钩藤息风定眩，川牛膝活血利水，引血下行，配菊花、栀子清肝火，佐以石菖蒲、法半夏、茯苓以健脾化湿。二诊患者头晕缓解，仍头痛，乃久病夹瘀，去法半夏、石菖蒲，加用三七、全蝎、地龙活血祛瘀，通络止痛，瘀血得去，则头痛自除。

病案4：夏某，男，50岁，衡阳县金兰镇山水人。初诊时间：2020年

3月14日。

主诉：头晕7天。

症候：患者平素体弱，7天前因劳累后出现头晕，气短，体位改变时尤甚，伴神疲乏力，口干，无口苦，舌淡红，苔白，脉细弱。查体：血压110/60mmHg，双肺呼吸音清晰无啰音，心率61次/分，律齐，无杂音。心颅脑CT（本院）未见明显异常。心电图（本院）正常。

西医诊断：营养不良。

中医诊断：头晕。

辨证分型：气血亏虚。

治法：补中益气，健脾生血。

方药：补中益气汤加减。西洋参10g，黄芪15g，党参20g，升麻3g，柴胡3g，天花粉10g，麦冬10g，甘草6g，大枣15g，仙鹤草30g。10剂，水煎服，每日1剂，分两次服用。

二诊（2020年3月24日）：头晕好转，口不渴，仍感乏力，纳差，二便调。舌淡红，苔白，脉细。西洋参10g，黄芪30g，党参20g，升麻3g，柴胡3g，麦芽30g，稻芽30g，茯苓10g，甘草6g，大枣15g，仙鹤草30g，怀山药30g。再服15剂，头晕痊愈。

按语：《灵枢·口问》曰："上气不足，脑为之不满，耳为之苦鸣，头为之苦倾，目为之眩。"樊老认为，该患者系平素体弱，近因劳累，"劳则气耗"，致气血亏虚，不能上荣于脑，脑失所养而致眩。治宜益气升阳以养清窍，应重用西洋参、黄芪、党参以补其气，因"头为诸阳之会，其位最高，非风药莫能上达至颠"，应少佐柴胡、升麻以升举清阳，使补而不滞。仙鹤草又名脱力草，归心、肝、脾经，擅治诸虚劳损，宜重用以补虚。《现代实用中药》载："仙鹤草一两，红枣十个，水煎，一日数回分服。治贫血衰弱，精力委顿。民间常用此治脱力劳伤。"西洋参、天花粉、麦冬养阴生津，兼顾津血关系。二诊患者口干已除，感乏力纳差，呈脾虚之象，故去麦冬、天花粉，加用麦芽、稻芽、茯苓、怀山药健脾以资气血生化之源，以固其本。

（黄新华　石刚　邹卫国）

# 中风

中风又名卒中，是以猝然昏仆，不省人事，伴口眼歪斜，半身不遂，语言不利；或不经昏仆而仅以歪僻不遂为主症的一种疾病。因起病急骤，症见多端，变化迅速，与风性善行数变的特性相似，故以中风名之。西医学中的脑出血、脑血栓、脑梗死、蛛网膜下腔出血、脑血管痉挛以及周围性面神经麻痹等疾病，均可参照本病进行辨证施治。起病初期者可无昏仆，而仅见口舌歪斜，或半身不遂等症状，多因气血亏虚，心、肝、肾三脏失调，复因劳逸失度、内伤积损、情志不遂、饮酒饱食或外邪侵袭等触发，导致机体阴阳失调，气血运行受阻，肌肤筋膜失于濡养，或阴亏于下，肝阳偏亢，阳化风动，血随气逆，肝阳暴张，夹痰夹风，横窜经络，蒙蔽清窍而成上实下虚，阴阳不相维系的危重证候。

传统中医学理论认为中风病机为阴阳失调、气血逆乱，病位在于脑，与心、肝、肾关系密切，气血不足或肝肾阴虚是致病之本，风、火、痰、瘀是发病之标，一旦遇到烦劳、恼怒、房事不节或醉酒饱食等诱因，可致阴阳严重失调，气血逆乱而发病。樊老认为中风基本病机为风、痰、瘀痹阻脑络，实质为本虚标实，其中血瘀贯穿于发病全程，无论缺血性中风或出血性中风，治疗均以祛瘀为要，现代药理学亦证实祛瘀药物对脑实质有一定的保护作用，有利于神经功能的恢复。樊老在中风的整个发生发展过程中，格外重视早期调护预防，其建议可适当进行体育锻炼，使气机舒畅，血脉畅通，饮食清淡，保持大便通畅，戒烟酒，避免精神刺激，维持心情舒畅和情绪的稳定，以防中风的发生。中风后期要加强康复训练，配合针灸，辅以活血通络之方，主方以桃红四物汤为基本方，创新性地配以鸡血藤、土鳖虫为药对，土鳖虫能破血逐瘀，又能接筋续骨，鸡血藤活血补血，舒筋活络，藤类加虫类药物的使用，使桃红四物汤之作用效力得以增强，也更加精准，尤其适合因气血亏虚或者瘀阻不通导致的肢体麻木。诊治过程中需要以不变应万变，若气虚血瘀，则合补阳还五汤；痰蒙清窍，则合温胆汤；风阳上扰，则合天麻钩藤饮；风痰入络，口眼歪斜，则合牵正散；风痰闭窍，言语不能，则合解语丹。诸如此等，随症加减、合方，灵活化裁。同时要重视对中风患者恢复期的中医治疗，争取早期综合性康复治疗，尤其是脑卒中发生的 3 个月内是获得理想功能恢复的最佳时机。

**病案 1：**梁某，女，74 岁，衡阳县渣江镇人。初诊时间：2020 年 4 月 18 日。

主诉：左侧肢体活动不利 3 个月。

症候：患者于 2020 年 1 月 20 日夜间无明显诱因突感左侧肢体无力，伴言语不清，急就诊于外院，行头部 CT 检查后诊断为"右侧基底节脑出血"，经住院治疗后仍遗留左侧肢体活动不利，遂来我院就诊。现症：左侧肢体活动不利，手足麻木，纳可，大小便正常，舌质淡红，苔薄黄，脉沉细弱。查体：血压 155/80mmHg，神清，颈软，心肺（－），左侧肢体肌力 4 级，双侧巴氏征（－）。

西医诊断：脑出血（右侧基底节）后遗症期。

中医诊断：中风中经络。

辨证分型：气血亏虚，脉络瘀阻。

治法：益气活血，化瘀通络。

方药：补阳还五汤加减。当归 10g，赤芍 10g，川芎 5g，地龙 10g，桃仁 10g，红花 4g，三七 3g（冲服），丹参 10g，黄芪 20g，鸡血藤 20g，石菖蒲 10g，郁金 10g，天麻 10g，菊花 10g，钩藤 10g，土鳖虫 10g，路路通 10g，甘草 6g。7 剂，水煎服，每日 1 剂，分两次服用。

二诊（2020 月 4 月 25 日）：服药后仍左侧肢体麻木乏力，行走时有漂浮感，舌质淡红，苔黄，脉沉细弱。上方鸡血藤改为 30g，加木瓜 10g，蜈蚣 1 条，豨莶草 10g，去石菖蒲。继服 7 剂，水煎服，每日 1 剂，分两次服用。

三诊（2020 年 5 月 2 日）：左手活动伸展较前明显好转，乏力改善，漂浮感减轻，舌质淡红，苔黄稍腻，脉沉细弱。前方加黄柏 10g，牛膝 10g，苍术 10g，20 剂，水煎服，每日 1 剂，分两次服用。

嘱其继续加强功能锻炼和康复训练。

**按语：**患者年已七旬，阴气自半，气血渐衰，素体即有脏腑功能衰竭，气血阴阳失调的病理基础，易出现虚风内动之证。就诊时为脑出血恢复期，离经之血便是瘀；"病久必虚、病久入络"；气行则血行，气虚无力运行血液，三者共同导致血瘀之标，故肢体活动不利；肢体麻木，舌质淡，苔薄黄，脉沉细弱，均为气血亏损之象，故治以补气活血、化瘀通络之补阳还五汤加减。补阳还五汤出自清代王清任《医林改错》，"此方治半身不遂，口眼㖞斜，语言謇涩，口角流涎，下肢痿废，小便频数，遗尿不禁"，现代广泛运用于脑血管意外后遗症。本方证以气虚为本，血瘀为标，即王清任所谓"因虚致瘀"。本方关键在于黄芪之用量，原方王清任主张黄芪六两约120g，当世医师意见不一，有的医师认为黄芪过量可能升发太过，导致血压过高，或加龙骨、牡蛎以遏制其性。湖南中医药大学彭坚教授在其著作《我是铁杆中医》中认为黄芪具有双向调节作用，30g左右，可以升压，100g以上可以降压，但要配合20～30g地龙，可以遏制黄芪的温升作用。樊老则取其意，在使用本方时根据患者病情出发，若患者意识清楚、肢体活动度尚可，黄芪则先从少量开始，效果不明显时，再逐渐加量，重病则用重剂。且地龙属血肉有情之品，药价比较高，长期应用经济上无法承受，地龙性凉，易招致便溏，家属可能因为护理问题难以长期坚持。樊老取天麻钩藤饮之意，以天麻、钩藤、菊花平肝潜阳，配合石菖蒲、郁金化痰开窍醒脑。本案一诊正是用此法。黄芪、当归益气行血，赤芍、川芎、桃仁、红花、三七、丹参活血化瘀。鸡血藤、地龙、土鳖虫、路路通的组合，既有草木通达之性，又有血肉有情相合之妙，通经活络，周行全身之力进一步加强。二诊因治疗有效，故击鼓再进，重用鸡血藤加木瓜，舒筋活络，蜈蚣息风通络，豨莶草通经除痹。三诊合三妙丸以善后。对于此类病证，樊老强调"中风之证有轻重之别，部位有经络脏腑之分，临证之时遣方立法之方向大同小异"，但是诊断不可马虎，只有明确诊断，向患者及其家属交代清楚病情，便于医患交流沟通与康复治疗。

**病案2**：张某，女，64岁，衡阳县西渡镇人。初诊时间：2014年6月17日。

主诉：右侧肢体麻木、乏力10天。

症候：患者于10天前突发右侧肢体乏力麻木，言语謇涩，在某医院行颅脑CT检查后确诊为"脑梗死"，住院治疗6天后出院。现症：头晕，右侧肢体麻木乏力，言语謇涩，纳可，二便调，舌淡紫，苔白，脉细涩。查体：血压140/80mmHg，神清，颈软，心肺（－），右侧肢体肌力3～4

级，双侧巴氏征（﹣）。

西医诊断：脑梗死后遗症期。

中医诊断：中风中经络。

辨证分型：气虚血瘀，脉络瘀阻。

治法：益气活血，化瘀通络。

方药：补阳还五汤加减。黄芪30g，当归10g，赤芍10g，川芎10g，桃仁10g，红花6g，丹参15g，地龙10g，三七6g（冲服），银杏叶15g，土鳖虫10g，鸡血藤15g，川牛膝10g，甘草6g。10剂，水煎服，每日1剂，分两次服用。

二诊（2014年6月27日）：头晕缓解，右侧肢体麻木乏力改善，言语謇涩，舌淡紫，苔白，脉细涩。查体：血压140/85mmHg，神清，右侧肢体肌力4+级，上方黄芪用量加至60g，另加石菖蒲10g。嘱服15剂，水煎服，每日1剂。药后患者自觉右侧肢体感觉及运动与左侧无异，嘱服大活络丸2个月巩固疗效。

**按语：** 脑梗死属中医学"中风"范畴。此案以右侧肢体麻木乏力、言语謇涩、头晕为主症，舌淡紫，苔白，脉细涩，辨为气虚血瘀、脉络痹阻之证，治当益气活血、疏经通络，方用补阳还五汤加减。本案重用黄芪60g，大补脾胃之元气，使气旺血行，瘀去络通，配以桃红、红花、地龙、当归、赤芍活血通络；川牛膝逐瘀通经；三七、银杏叶专走血分，善化瘀血、行瘀血。三七作为传统活血之药，"止血不留瘀"，而银杏叶医家往往少用，樊老以朴素自然之意释之，认为其迎阳、喜光而生，总是绿葱葱，具有很强氧合能力，枝叶纵使变黄，也依然迸发非凡生命力，现代药理亦证实银杏叶提取物有扩张血管，降低外周阻力，增加血流量，防止缺血缺氧及脑水肿，促进脑细胞功能恢复的作用，能减少血栓性脑缺血面积，改善脑梗死和血栓性脑缺血所致行为障碍。丹参、鸡血藤活血化瘀、疏通脑脉经络；地龙、土鳖虫息风止痉、祛瘀通络。全方共奏益气活血通络之功。治疗有效，二诊重用黄芪，益气以助血行，石菖蒲豁痰以开窍，故仅数剂，疗效喜人。

**病案3**：王某，男，66岁，曲兰镇人。初诊时间：2021年6月25日。

主诉：左侧肢体活动障碍1个月余。

症候：患者于5月24日早餐时左手所拿饭碗突然掉地，继而出现左侧肢体活动障碍，即送某医院就诊，经CT检查诊断为"脑梗死"，住院治疗20天好转出院。为求中药治疗来诊。现症见：左手感觉迟钝，精细动作差，手足麻木、活动不利，舌质淡红，苔黄腻，脉弦滑。既往有高血压病史5年，间断服用珍菊降压片，血压控制不详。查体：血压155/100mmHg，神清，颈软，心肺（－），左侧肢体肌力4级，双侧巴氏征（－）。

西医诊断：脑梗死后遗症期。

中医诊断：中风中经络。

辨证分型：痰瘀阻络。

治法：化痰祛瘀，活血通络。

方药：温胆汤合桃仁四物汤加减。桃仁10g，红花6g，当归10g，赤芍10g，川芎10g，陈皮10g，法半夏10g，茯苓10g，枳实10g，竹茹10g，鸡血藤20g，土鳖虫10g，麦芽30g，桑枝20g，豨莶草10g，甘草6g。7剂，水煎服，每日1剂，分两次服用。

二诊（2021年7月2日）：病情明显好转，舌质淡红，苔白腻，脉弦滑，上方加水蛭粉3g冲服，10剂，水煎服，每日1剂，分两次服用善后。

**按语**：年老中风者，多因内、外风引动痰瘀，阻滞脑络而发病。其病机与风、痰、气血有关，但表现为风、痰、瘀痹阻的更为常见。此案以左侧肢体麻木活动障碍为主症，舌质淡红，苔白腻，脉弦滑，均为痰瘀痹阻之象。温胆汤是《备急千金要方》中的一张名方，主要用来治疗"大病后虚烦不得眠"，原方由竹茹、枳实、半夏、生姜、陈皮、甘草六味药组成，即二陈汤去乌梅加竹茹、枳实、大枣。本案以温胆汤化裁，取"夹痰者，豁痰则风去"之意，桃红四物汤祛瘀活血通络，二方合用，使痰去瘀化、经络得通。鸡血藤加土鳖虫，藤虫组合，逐瘀通络之力强。桑枝引药力达病所，更有活络祛痛之功。豨莶草逐瘀通痹。二诊见治疗有效，加水蛭粉少许冲服，在兼顾汤药口感的同时，充分融合，破血之力比传统煎煮法更强。樊老认为，水蛭以生用研粉为佳，服法以冲服或装入胶囊口服为妙，根据病情用量在1.5～30g。

（邓玉红　胡华）

# 痫病

痫病又称"癫痫""痫证""羊痫风"。痫病是慢性脑系疾病，其病位在脑，涉及心、肝、脾、肾。主要是由先天或后天因素所致脏腑功能失调，脏气不平，阴阳失衡而致气机逆乱，风、火、痰、瘀等邪闭塞清窍而发病。其基本病机为气机逆乱、元神失控，病理因素涉及风、火、痰、瘀，其中尤以痰邪作祟最重要。正如《医学纲目·癫痫》云："痰邪逆上也。"樊老认为本病多由积痰内伏，每由风火触动，痰瘀互结，上蒙清窍而发病，其病性为本虚标实、上实下虚的虚实夹杂证，以"风、火、痰、瘀、郁"为标，以心、肝、脾、肾亏虚为本，其中难治性癫痫的核心病机为脏腑功能失调，阴阳升降失职，气血运行逆乱，以致痰瘀互结，交阻脑窍，神机失用，心神失控，故其关键治法在于活血化瘀，息风祛痰，佐以健脾理气，醒神开窍。樊老在扶正补虚时尤重脾胃，脾胃为后天之本，气血生化之源，且脾又为生痰之源，故在临床遣方用药之时，多加稻芽、谷芽、茯苓，以达治病求本。

**病案 1：**张某，男，45 岁，衡阳县演陂镇人。初诊时间：2022 年 7 月 15 日。

**主诉：**头颅外伤致阵发性神志不清、四肢抽搐、两目上视、口吐白沫 2 个月。

**症候：**患者于 1 年前因从工地脚手架上摔伤头部，继而神志不清，恶心呕吐，急送入南华附一医院，经头颅 CT 检查示双额叶、左颞、顶叶广泛脑挫裂伤并颅内血肿形成，急行颅内血肿清除术，经治疗后神志清楚，肢体活动正常出院。2 个月前患者突发神志不清，四肢抽搐，口吐白沫，双目上视，每次发作持续 1～2 分钟，每日几次或几日一次。经多家医院检查诊断为继发性癫痫，予以丙戊酸钠等药治疗可减少发作次数，停药后如故，要求配合中药治疗。现症：平时头痛，发作时神志不清，四肢抽搐，两目上视，口吐白沫，舌质淡红，舌边瘀斑，脉细涩。

**西医诊断：**继发性癫痫（发作期）。

**中医诊断：**痫证。

辨证分型：痰阻脑络。

治法：活血化瘀，息风化痰止搐。

方用：通窍活血汤加减。桃仁 10g，红花 6g，当归 10g，川芎 6g，赤芍 10g，天麻 20g，钩藤 10g，麦芽 20g，稻芽 20g，僵蚕 20g，建菖蒲 10g，凌霄花 15g，地龙 10g，全蝎 6g，天竺黄 12g，胆南星 10g，甘草 6g。10 剂，水煎服，每日 1 剂，分两次服用。

二诊（2022 年 7 月 25 日）：癫痫未见发作，头痛减轻，舌脉同前，原方加丹参 20g。10 剂，水煎服，每日 1 剂，分两次服用。

三诊（2022 年 8 月 5 日）：癫痫未再发作，头痛消除，舌淡红，脉细弦。继用上方 30 剂，共研细末，蜜丸，每次 10g，每日 2 次，随访未再复发。

**按语：** 此案患者系头部外伤，血络受阻，瘀血残留，未能尽去，气血失调，脑窍不通，元神受损，神志昏乱而发为痫。舌边瘀斑、脉涩均为瘀血阻络之象。患者素体肥胖，"肥人多痰"，痰瘀互结而致痫病。《丹溪心法》指出痫证"无非痰涎壅盛，迷闷孔窍"而成，本案采用活血化瘀、化痰息风止搐之法，如此痰瘀合消，则痫可止。樊老提倡治疗痰瘀同病时要遵循"治痰要活血，活血则痰化"的原则，同时配以健脾理气之品，杜绝痰瘀滋生。顽痰瘀血蒙蔽脑窍，窜走脑络则是痫病发作的直接内在物质基础，也是难治证产生的直接原因。在癫痫病治疗中，樊老着重强调痰瘀的治疗。本方桃仁、川芎、赤芍、当归活血化瘀，凌霄花入手足厥阴经，行血分，《本草经疏》云其"长于破血消瘀"，樊老认为此物喜阳，能借气生根，攀援他物向上生长，往往枝头高翘，有凌云之势，故云凌霄。樊老认为，道法自然，此药对于病位在上、病性为瘀者尤为适宜。建菖蒲醒脑开窍，天麻、钩藤、全蝎、僵蚕、地龙、胆南星、天竺黄息风豁痰定痫，麦芽、稻芽健脾化食，以健生痰之源，全方共奏活血化瘀、息风化痰止搐之功。

樊老认为此类病要注意芳香类药物及虫类药的使用，芳香类多辛散走窜，能通善开，既可以醒神开窍，也可以宣化痰浊，常用石菖蒲、远志、郁金之属。虫类具有搜风窜络、祛风止痉之功，常用止痉散（蜈蚣、全蝎），有痰用僵蚕，瘀阻加地龙，并主张虫类药物要用颗粒剂或研粉冲服，一可改善汤剂口味，二是可充分发挥药性。煎服法也有所不同，1剂两煎分装，加入颗粒剂，汤水充分相合，一天3服。

**病案2：** 邱某，女，7岁，衡阳县石市乡人。初诊时间：2007年4月2日。

主诉：反复发作性神志不清，肢体持续抽搐2年。

症候：患儿自4岁开始常频发癫痫，表现为突然昏仆倒地，四肢抽搐，两目上翻，口吐白沫，每次持续3～5分钟，醒后如常，曾在多家医院检查治疗。脑电图示全导同步爆发尖、棘慢复合波放电。核磁共振无异常。诊断为"癫痫"，曾服西药（药名不详），但仍间断发作，其家属要求配合中药治疗。舌质淡红，苔白，脉细数。其父年幼时有抽搐病史，但未确诊。

西医诊断：继发性癫痫（休止期）。

中医诊断：痫证。

辨证分型：风痰闭阻，肝风内动。

治法：涤痰醒神，息风定痫。

方药：定痫汤加减。全蝎粉3g（冲服），僵蚕6g，蜈蚣1条（研末冲服），天麻8g，钩藤6g，法半夏6g，茯苓20g，天竺黄6g，石菖蒲6g，郁金6g，川芎3g，川贝母2g，琥珀2g，党参10g，甘草3g。10剂，水煎服，每日1剂，分两次服用。

二诊（2007年4月12日）：服上方10天，未有癫痫发作，精神较前明显改善。舌质淡红，苔白，脉细数。嘱其继服上方1个月复查脑电图。

三诊（2007年5月12日）：继服上方，癫痫发作次数、症状较前明显减轻，时间缩短，平素纳差。在前方基础上加麦芽10g，稻芽10g，鸡内金6g，嘱坚持服药2个月。随访1年，患儿癫痫未再发作，能正常上学学习。

**按语：** 中医认为痫证之为病，不外风、火、痰、瘀、虚、惊，正如《寿世保元·痫证》云："盖痫疾之源，得之惊，或在母腹之时，或在有生之后，必因惊恐而致疾。盖恐则气下，惊则气乱，恐气归肾，惊气归心，并于心肾，则肝脾独虚，肝虚则生风，脾虚则生痰，蓄极而通，其发也暴，故令之风痰上涌而痫作矣。"樊老认为原发性癫痫多发于小儿，陈士铎《辨证录·癫痫门》云："小儿易于发癫痫者，虽因饮食失宜，亦由母腹之中先受惊恐之气也……跌仆吐涎，口作猪羊之声，世医谓是猪羊之癫。"小儿常有"肝常有余，脾常不足"的生理特点，小儿脾常不足，内伤积滞，脾失健运，水聚为痰，痰阻经络，上逆窍道，阻滞脏腑气机升降之路，致使阴阳之气不相顺接，清阳被蒙，窍闭神乱。小儿为纯阳之体，肝常有余，易致生风动血，肝风内动，虚、风、痰三因为病，而致痫病。该案用党参、茯苓，且重用茯苓为健脾开胃之药，脾健痰消，益气血生化之源且绝痰源；《世补斋医书》云"茯苓一味为治痰之主药，痰之本，水也，茯苓可以行水；痰之动，湿也，茯苓可以行湿"，且茯苓具益心脾、宁心神之效，方中重用茯苓实乃妙用。全蝎、蜈蚣、僵蚕、琥珀、天麻、钩藤平息肝风，止惊定痫；天竺黄、法半夏、川贝母、石菖蒲有豁痰开窍、醒神益智之功。《世补斋医书》云"郁金，味辛能行能散，能行停滞之痰，能散郁结之痰"，与石菖蒲配伍，加强醒神开窍之功。党参兼顾后天之本，健脾益气。全方配伍严谨，标本兼治，举轻若重，药少而力宏。

（邓玉红　胡华）

# 肾劳

王冰注《素问·评热病论》"劳风"一证时指出"劳，谓肾劳也。肾脉者，从肾上贯膈，入肺中。故肾劳风生，上居肺下也"，提出了"肾劳"定义，是指因劳损伤肾所致的病证。本病症见腰痛、小便不利或有余沥、小腹满急、遗精、白浊、阴囊湿痒等，相当于西医学的慢性肾功能不全、慢性间质性肾炎、肾上腺皮质功能减退等。中医古籍对于肾劳病因的描述可见于《诸病源候论·虚劳病诸候》，其曰："肾劳者，背难以俯仰，小便不利，色赤黄而有余沥，茎内痛，阴湿囊生疮，小腹满急。"《三因极一病证方论·五劳证治》曰："五加皮汤，治肾劳虚寒，恐虑失志，伤精损髓，嘘极短气，遗泄白浊，小便赤黄，阴下湿痒，腰脊如折，颜色枯悴。"《医醇賸义·劳伤》曰："肾劳者，真阴久亏，或房室太过，水竭于下，火炎于上，身热腰疼，咽干口燥，其则咳嗽吐血，来苏汤主之。"中医认为肾劳多因素体亏虚，加之久病耗伤、劳逸失衡、饮食不节等损伤先后天之本。脾肾亏虚，气血生化无源，加之脾主四肢肌肉，肾主骨，故见神疲乏力；脾肾亏虚，水液代谢失衡，水不行则泛溢四肢肌肤，发为水肿；水湿内停，阻滞气机，胃气上逆，表现为恶心呕吐、纳差；肾气亏虚，固摄失司，气化失常，故见小便清长。

此病临床症状多样，病因病机复杂，但从总体而言，其病因不外乎外感与内伤两大类，随着病程缠绵，病情反复，正虚不复，最后引发脏腑虚损。其病机主要为本虚与标实两方面。本虚为脏腑气血阴阳亏虚，以肾虚为主兼脾肾两虚；邪实多为水毒、湿浊、湿热、瘀血等，"虚、瘀、湿、毒"一言可蔽之。肾劳辨证论治可谓纷繁复杂，但樊老强调"治病必求其本，圆机活法，师古而不泥古"，只有紧扣病机（本虚标实）才能"辨对证，开对方"。临床多以加味归脾汤、归芍六君子汤、补中益气汤、参芪地黄汤等补虚，以自拟益肾化浊汤、黄连温胆汤、二陈汤、五苓散、猪苓汤、桃核承气汤等祛实，以真武汤、实脾饮、春泽汤等虚实兼顾。针对不同患者及病程的不同阶段，力求辨证准确，扶正祛邪各有侧重，灵活化裁，遣药精当，平稳为上。樊老认为中医在治疗肾病方面有其独特优势，辨证论治可从整体观念出发，调整人体功能状态，发挥脏腑间协同作用和相互代偿功能，权衡扶正与祛邪，平衡阴阳，不仅能减轻症状，还能最大限度地保护残余肾功能，尽量避免出现多器官损害。

**病案 1**：凌某，女，56 岁，衡阳县西渡镇人。初诊时间：2020 年 8 月 18 日。

主诉：反复乏力 2 年，恶心欲呕 5 天。

症候：患者于 2018 年 7 月因反复神疲乏力、食欲不振就诊外院，完善相关检查后诊断为"高血压肾病 CKD3 期"，规律服用护肾排毒等药物后病情仍进一步进展，且乏力等症状逐渐加重，为求中医药治疗而来我院就诊。现症：神疲乏力，倦怠懒言，恶心欲呕，口中黏腻，微泛甜味，夜尿清长，大便调，舌质淡红，苔白厚腻中微黄，脉弦细。查体：血压 158/76mmHg，神清，中度贫血貌，颜面部轻度浮肿，心肺腹（－），双下肢轻度对称性凹陷性水肿。

西医诊断：高血压肾病 CKD4 期。

中医诊断：肾劳。

辨证分型：脾肾亏虚，浊毒内蕴。

治法：补脾益肾，祛湿化浊。

方药：自拟益肾化浊汤。苍术10g，半夏10g，陈皮10g，熟地黄15g，牡丹皮10g，山茱萸10g，山药30g，黄芪40g，薏苡仁20g，白茅根20g，金樱子20g，麦芽30g。7剂，水煎服，每日1剂，分两次服用。

二诊（2020月8月26日）：服药后恶心欲呕、口中黏腻症状明显缓解，但仍感乏力，舌质淡红，苔白，脉弦细。上方去苍术、半夏、陈皮，薏苡仁减量至10g，加杜仲15g，菟丝子8g，白参20g。继服7剂，水煎服，每日1剂，分两次服用。

三诊（2020年9月6日）：服药后神疲乏力改善，仍有水肿，舌质淡红，苔白，脉弦细，原方加茯苓15g。10剂，水煎服，每日1剂，分两次服用。

**按语：** 慢性肾脏病是指因各种原因，包括原发性或继发性肾脏疾病导致的肾脏结构或功能异常，持续时间超过3个月。由于各种原因造成的慢性肾脏损害，残余肾单位不能充分排泄代谢废物、不能降解某些内分泌激素，致使其蓄积于体内，并引起水、电解质、酸碱平衡失调，机体不能维持内环境的稳定，最终可导致多组织器官受累。慢性肾脏病是一种复杂的疾病综合征，疾病过程中可有多器官、多系统损害且因果互为影响。中医学中并无慢性肾脏病的病证名，但根据病程进展全过程的临床表现可分属于"水肿""腰痛""癃闭""关格""虚劳"等范畴。樊老从肾主水出发，认为其应属于"肾劳"范畴。

本案结合舌脉症，辨证为脾肾亏虚，浊毒内蕴证。病机总概为"脾肾亏虚为本，邪实内聚为标"。根据李东垣学说中"火与元气不两立，一胜则一负，脾胃气虚则下流于肾，阴火得以乘土位"的主要学术理论，采用补脾胃（益气）、降阴火（或散阴火）的治疗原则，樊老自创益肾化浊汤以益气化浊。取平胃散之三药（苍术、半夏、陈皮）健脾化湿，配合薏苡仁排脓泄浊；六味地黄丸之三补（熟地黄、山茱萸、山药）滋补肾阴，配合牡丹皮清热凉血，博采相合，即为此方。若有尿血，加白茅根利尿止血；尿频、尿多者，加金樱子固精缩尿。

此案虽本虚标实，但患者首诊时以恶心欲呕、口中黏腻为苦，若以补虚为主，不仅会加重临床症状，且会助长水湿浊毒，亦有碍胃格药之弊。遂方中以苍术、薏苡仁、白茅根、金樱子祛湿化浊，清利湿热。患者禀赋不足，脾肾亏虚，若一味攻下，则会使正虚不支，出现正随邪脱，樊老遂一方面予以黄芪、山茱萸、熟地黄、山药以补益脾肾，益气生精，且黄芪之量亦十分大胆得当，一者气虚明显，量大可速补，二者黄芪30g左右会引起血压升高，100g以上会降低血压，可谓一宝贵之临床经验。另一方面通过苍术、薏苡仁等药物泄浊以补虚，充分体现张从正"通下以补虚"的论点，正所谓"陈莝去而肠胃洁，癥瘕尽而营卫昌，不补之中有真补存焉"。佐以半夏、陈皮以行气燥湿，湿阻气机，湿化得以气行，脾胃升降相因，则气机得以调畅，清浊升降正常，机体内环境保持升降的动态平衡。慢性肾脏病病程较长，是难治性迁延性疾病，"久病入络""久病必瘀"，瘀血既是病理产物，又是致病因素，贯穿疾病的始终，遂加用牡丹皮活血化瘀；麦芽消食和中，健脾开胃，如此脾胃得健，化生有源，患者饮食增加，营养不良状况可得到一定改善。

经此治疗，患者二诊时口中已无黏腻感，恶心欲呕症状明显减轻，食欲增加，表明湿浊溺毒渐消，现困倦乏力较为明显，病情发生变化，辨证以脾肾亏虚为主，遂去苍术、半夏、陈皮，以防正随邪脱，加用杜仲、菟丝子、白参以加强补虚之效，薏苡仁减量至10g，使得益气滋阴而不生湿热。

三诊时，患者神疲乏力明显改善，水肿明显，遂在原方基础上加用甘淡渗湿药物茯苓以利尿消肿，健脾化湿。纵观辨证论治整个过程，樊老紧扣病机，根据疾病的发展进程及用药前后本虚标实的转化，自拟益肾化浊汤灵活化裁，精准遣药，全方共奏补脾益肾、祛湿化浊之功，补虚与祛邪各有侧重，使得祛邪不伤正，扶正不恋邪，体现补泻兼施、以下补虚、标本兼顾、刚柔相济的配伍特点。

**病案2：**李某，女，64岁，衡阳县西渡镇人。初诊时间：2020年6月8日。

**主诉：**神疲乏力3个月，加重5天。

**症候：**患者3个月前无明显诱因感乏力，易困倦，但未重视，后症状反复，5天前患者乏力明显加重，在家属劝说下就诊我院，完善相关检查后诊断为"慢性肾脏病 CKD3 期"。现症：神疲乏力，改变体位后头晕，倦怠懒言，气短，纳少，夜尿增多，大便调，舌质淡红，苔薄白，脉细。查体：血压 136/70mmHg，神清，精神不振，身体消瘦，口唇、眼结膜及指甲苍白，颜面及眼睑无浮肿，心肺腹（－），双下肢无水肿。

西医诊断：慢性肾脏病 CKD3 期。

中医诊断：肾劳。

辨证分型：脾肾亏虚。

治法：健脾益肾，补气养血。

方药：参芪地黄汤加减。白参 20g，黄芪 40g，枸杞子 10g，菟丝子 10g，山茱萸 10g，熟地黄 15g，山药 30g，白术 15g，苍术 8g，牡丹皮 10g，大枣 8 枚。5 剂，水煎服，每日 1 剂，分两次服用。

二诊（2014 年 6 月 15 日）：乏力较前缓解，活动耐量较前增加，舌淡，苔白，脉细。原方加杜仲 10g，继服 10 剂，水煎服，每日 1 剂，分两次服用。

**按语：**中医认为肾为先天之本，肾虚无以温煦后天，必致脾气不足，脾虚失其健运，水湿内停，日久酿成湿浊；脾为后天之本，脾虚不能补其先天，日久及肾，肾虚失其温煦之功，无力激发推动其他脏器功能。故樊老在治疗上遵循"扶正气，固根本，开化源，增动力，执中土，运四旁"的十八字方针。"扶正气，固根本"即强调培补肾气，肾气足则脾气足，继而五脏六腑皆气化有序，方中白参、黄芪、枸杞子、熟地黄以补气益精血；熟地黄以补肾阴为主，因肝肾乙癸同源，补肝又能益肾，故加用山茱萸补肝肾之阴，兼取其酸涩之能而收摄耗散之精气；肾气为肾精所化，又离不开肾阳的蒸化，故加用菟丝子以补肾阳。"开化源，增动力，执中土，运四旁"则强调益气健脾，脾胃的功能健旺，中焦化源充足，不断充养先天之本，最终使气血生，正气复，病情逐渐好转，故用山药、白术以补脾益气。另外樊老善用苍术、熟地黄这一药对，取自黑地黄丸。《医方集解》曰："治脾肾两脏之虚，而去脾湿，除肾燥，两擅其长，超超元箸。"《素问·脏气法时论》曰："肾苦燥，急食辛以润之，开腠理，致津液，通气也。"苍术味辛苦，性温燥烈，能开肌腠而发汗，祛肌表之风寒表邪，苦温燥湿，能健脾和胃，既能内化湿浊，又能外祛风湿而长于祛湿，为治湿之要药。《珍珠囊》载熟地黄"主补血气，滋肾水，益真阴"。熟地黄味甘性温，归肝肾经，具滋阴养血、填精益髓之功，能大补五脏真阴，填阴壮水，为养血补虚之要药。因瘀血贯穿于慢性肾脏病的始终，遂加用牡丹皮以活血化瘀；大枣性味苦平，功长补中益气，扶脾安胃，因味甘厚脾，易碍湿阻气，得苍术补而不滞，滋而不腻。全方配伍得当，健脾益肾，补气养血功效显著。

（李外娇　陈萍）

# 便秘

便秘是指大便次数减少和（或）粪便干燥难解，一般2天以上无排便，就提示存在便秘。西医学中功能性便秘（又称单纯性便秘）、肠道易激综合征、肠炎恢复期、直肠及肛门疾病所致便秘、药物性便秘、内分泌及代谢性疾病及肌力减退所致的排便困难，可参考本病辨证论治。

古代医籍对其病因病机的论述很多，如《素问·厥论》云："太阴之厥，则腹胀后不利。"《素问·至真要大论》云："太阴司天，湿淫胜……大便难。"对治疗方药也有许多记载，如《金匮要略·腹满寒疝宿食病脉证治第十》云："痛而闭者，厚朴三物汤主之。"《伤寒论》云："阳明病，胁下硬满，不大便而呕，舌上白苔者，可与小柴胡汤。上焦得通，津液得下，胃气因和，身濈然汗出而解。"其病在中医学中病名繁多，如"大便难""后不利""肠结""脾约""热燥""风燥""虚秘""气秘""湿秘"等，发病因素主要为饮食不节、情志失调、年老体虚或术后、感受外邪等，基本病变属大肠传导失常，同时与肺、脾、肝、肾等脏腑功能失调相关，病性为寒、热、虚、实四个方面。樊老认为本病为大肠积热、气滞、寒凝、阴阳气血亏虚，使大肠的传导功能失常所致，在临床方药中，多用通腑泄热、润肠通便之品，常伍以理气解郁、温化寒凝、补益气血、滋阴生津之属，在治疗思路上体现了五脏对大肠传导功能的调节作用，所谓"魄门亦为五脏使"。对于老年习惯性便秘，樊老认为首选饮食、水果、针灸等方式通便，安全有效又便民，不可轻用泻药。便秘一病，属于中医特色优势病，对于通便，西医之法莫过于开塞露、益生菌、乳果糖、酚酞等品，治疗模式单一，不能做到"因人而治"，中医则大有可为之处，如中药灌肠、中药辨证施治、针灸穴位刺激等。四磨汤口服液、麻子仁丸等中药制剂在临床实践中疗效惊人，并得到了市场认可。另外，要区分复合证的便秘，如对于因外感突发高热不退者，兼见腑气不通，在临证之时，要把握主次，亦可兼顾大便不通一症，加泻下之品或考虑给予中药灌肠，给邪以出路。对于肺胀等慢性肺病患者，往往脏腑同病，若见长期便秘要及时干预，避免因努力解挣耗伤气力，诱发肺气失宣、肾气不纳。消渴证血糖居高不降者，常出现大便秘结的兼症，临床上若能及时通便，能有效使血糖降低。足见便秘一证不可小视。

**病案 1**：李某，女，36 岁，衡阳县人。初诊时间：2019 年 10 月 2 日。

主诉：便秘 2 个月余。

症候：大便干结，三四天 1 次，呈羊屎粒状，腹胀，腹部隐痛，口干，纳可，小便黄。查体：心肺（－），腹软，无压痛及反跳痛，肝脾未扪及，肠鸣音减弱。舌红，苔薄黄，脉数。

西医诊断：功能性便秘。

中医诊断：热秘（脾约证）。

辨证分型：胃肠燥热，津伤便结。

治法：泄热导滞，润肠通便。

方药：麻子仁丸加减。熟大黄 5g，枳实 10g，厚朴 10g，火麻仁 30g，玄参 15g，麦冬 20g，白芍 10g，番泻叶 5g，莱菔子 15g，甘草 6g，牵牛子 10g。7 剂，水煎服，每日 1 剂，分两次服用。

二诊（2019 年 10 月 8 日）：服上方 5 剂后大便渐润，偶感腹痛，已无腹胀，改用增液汤加减滋阴通便。处方：生地黄 15g，玄参 10g，麦冬 15g，火麻仁 30g，枳壳 10g，番泻叶 3g，甘草 6g。5 剂。随访已愈。

**按语**：《伤寒论》曰："趺阳脉浮而涩，浮则胃气强，涩则小便数，浮涩相搏，大便则硬，其脾为约，麻子仁丸主之。"麻子仁丸为治胃肠燥热，脾津不运之"脾约证"。本例患者嗜食辛辣之品，致胃肠积热、津液耗伤，肠失濡润而便秘。虽用小承气汤，但大黄、厚朴的用量减少，增加了质润的火麻仁、芍药等，一则益阴增液以润肠通便，腑气通，津液行；二则甘润减缓小承气汤攻下之力，加以玄参、麦冬益阴增液，使燥热去，阴液复，大便自调。番泻叶泄热行滞以通便，莱菔子降气以加强通腑之力。牵牛子，《中国药典》载：少用通大便，多用则泻下如水，且能利尿。二诊时恐伤阴液，改用增液汤滋阴通便，巩固疗效。

**病案 2：** 曾某，男，57 岁，衡阳县西渡镇人。初诊时间：2021 年 10 月 10 日。

主诉：反复便秘 2 年。

症候：自述 2 年前曾因乙状结肠癌行手术切除，现大便干结，数日 1 次，排出粪便干硬，排便无力，排便时间长，常因努力排便而感头晕心悸，面色苍白，口干，时有腹胀，纳可，小便正常。舌淡红无苔，脉细数。

西医诊断：器质性便秘？

中医诊断：便秘。

辨证分型：阴血亏虚。

治法：滋阴润燥，增液通便。

方用：新加黄龙汤加减。玄参 20g，生地黄 20g，麦冬 30g，生大黄 5g，炙甘草 6g，西洋参片 10g，当归 10g，白芍 15g，枳壳 15g。10 剂，水煎服，每日 1 剂，分两次服用。

二诊（2021 年 10 月 21 日）：服上方 10 剂后症状好转，二三日行一次大便，排便较前顺畅，口干，腹微胀。诊见舌淡红，苔薄黄，脉数。拟前方加香附 15g，浙贝母 10g，火麻仁 30g，白花蛇舌草 15g。进 20 剂，病愈。

**按语：**《景岳全书·秘结》曰："秘结证，凡属老人、虚人、阴脏之人及产后、病后、多汗后，或小水过多，或亡血失血，大吐大泻之后，多有病为燥结者，盖此非气血之亏，即津液之耗。"《扁鹊心书·便秘》载："老人气虚，及妇人产后血少，致津液不行，不得通流，故大便常结。"此患者为术后气血亏虚，气虚则推动无力，血虚则大肠不荣，阴亏则大肠干涩，导致大便干结，便下困难。此亦"无水舟不行"，故以益气养血、滋阴润燥、增液通便为法，玄参、生地黄、麦冬滋阴增液，西洋参益气养阴，当归、白芍养血活血，枳壳行气导滞，炙甘草调和诸药，则便秘自愈。二诊患者排便较前舒畅，加火麻仁，既可以润肠通便，亦可以补虚强壮。另外针对其本病（瘤病术后虚弱状态），博取香贝养荣汤之方根（香附、浙贝母）既疏肝亦化痰，白花蛇舌草，现代药理研究表明具有增强免疫功能、抗肿瘤作用，且患者为热证，恰合药性，足见樊老用药精准。

**病案3**：蒋某，女，29岁，衡阳县西渡镇人。初诊时间：2021年8月10日。

主诉：大便秘结1个月。

症候：三四日一行大便，质干结，欲便不得出，腹中胀痛，嗳气，纳食减少，舌红，苔薄黄，脉弦。

西医诊断：功能性便秘。

中医诊断：便秘。

辨证分型：肠中积滞，气滞不行。

治法：行气除满，去积通便。

方药：厚朴三物汤加减。厚朴30g，枳实10g，大黄6g，神曲10g，炒麦芽15g，山楂10g，鸡内金15g，炒莱菔子15g。7剂，水煎服，每日1剂，分两次服用。

二诊（2021年8月18日）：便秘好转，但腹部仍感胀满而痛，嗳气，舌红，苔薄黄，脉滑。原方减大黄为4g，加木香6g，砂仁10g，陈皮10g。再服7剂，病愈。

按语：患者腹胀满疼痛、便秘，乃气滞不行，肠中积滞所致，尤怡《金匮要略心典》云："痛而闭，六腑之气不行矣……三物意在行气，故君厚朴。"因此，方中重用厚朴行气消满；大黄、枳实泄热导滞；加焦三仙（神曲、炒麦芽、山楂）、鸡内金既可消食导滞，又可健运脾胃；莱菔子加强降气之力。二诊加木香、砂仁等行气药，行气泄满，使气滞通畅，实积消除，腑气得以通畅，则诸症自解。厚朴三物汤，樊老认为与小承气汤、厚朴大黄汤药同方异，体现了中医用方的灵活多变。小承气汤出自《伤寒论》，重用大黄为君，轻下热结，除满消痞，意在荡涤实热积滞，主治轻证热结便秘。厚朴三物汤与厚朴大黄汤均出自《金匮要略》，厚朴三物汤重用厚朴行气消积为君药，意在除满，主治实热内积，气滞不行，腹满胀痛，大便不通；厚朴大黄汤则以大黄、厚朴共为君药，用量相近，主治水饮停胸、支饮胸满者。三药通过药量的变化组成三种方，并且仲景另立别名，足见仲景构思之巧，经方之秘在于量，临床疗效三个关键因素：一是辨证论治是否准确，二是是否针对本病施治，三是在于药物比例是否恰当。医者要仔细研究，掌握药物量效的内在规律。

**病案4：**廖某，女，38岁，衡阳县西渡镇人。初诊时间：2020年4月2日。

主诉：便秘2年。

症候：大便4～5日一行，质干结，时夹鲜血，常用开塞露解决一时之难，停药则不行，苦不堪言，面色白，食少，腹胀满，神疲乏力，月经稀少，寐可，脉弱，舌淡苔白。

西医诊断：习惯性便秘。

中医诊断：便秘。

辨证分型：中气不足，脾虚津少，水少舟停。

治法：补气健脾，润肠通便。

方药：补中益气汤加减。生黄芪30g，党参15g，当归30g，生白术60g，陈皮10g，升麻10g，柴胡10g，厚朴10g，莱菔子30g。2剂，水煎服，每日1剂，分两次服用。

二诊（2020年4月9日）：上方服2剂后大便通，质软，上方减白术为30g，继续服15剂，诸症消失。

按语：《黄帝内经》曰"劳者温之""损者益之"，中气不足导致的便秘，选用补中益气汤补其中气，升其中阳。其中黄芪入脾肺经，补中益气，升阳固表；党参、白术补气健脾；当归养血和营通便；陈皮理气和胃，使诸药补而不滞；少量升麻、柴胡升阳举陷，协助君药以升提下陷之中气，中气充足，排便自然通畅；另加莱菔子润肠泻下，厚朴行气通便，达到补气通便的效果。特别值得一提的是用大量的生白术，既能健脾，还能生津，增加肠道的水分以通便。用白术治疗便秘究其根源是仲景法，出自桂枝附子去桂加白术汤，用于水湿便秘。《伤寒论》曰："伤寒八九日，风湿相搏，身体疼烦，不能自转侧，不呕，不渴，脉浮虚而涩者，桂枝附子汤主之。若其人大便硬，小便自利者，去桂加白术汤主之。"历代注家对此条解释不一，矛盾重重，其分歧点恰恰在于为什么大便硬、小便自利还要去桂加白术。《素问·厥论》曰："脾主为胃行其津液者也。"气的生成和津液的输布都依赖于脾的运化作用。脾失运化，气虚推动无力，津液不能输布，故大肠失于传导而大便秘结。白术甘而柔润，健脾益气，升清降浊，重用白术能"运化脾阳"，以行津液而润肠道，使干燥坚硬之大便变润变软，容易排出而畅通。现代药理研究表明，白术有"促进肠胃分泌的作用""使胃肠分泌旺盛，蠕动增速"，这可能就是白术通便的作用机理所在。白术治疗便秘有三个要点：一是宜用生白术；二是用量要大，常用至30～60g；三是配伍用药，气滞配枳实，气虚配黄芪，血虚配当归，阴虚配生地黄，阳虚配肉苁蓉。

樊老认为对于此病尤其要注意气机的升降。肺与大肠相表里，肺气失宣者加剧腑气不通，气机循环更加受阻，此时可用提壶揭盖法，以升为降，此法不单适用于小便不通的情况，更能治疗大便秘结。医学大家任继学先生常用杏仁、紫菀等宣肺通大便。樊老常用党参（人参）、莱菔子为药对，治疗气虚便秘。传统配伍观念认为人参忌配莱菔子，认为莱菔子"有推墙倒壁之功"，有很强破气作用，会降低人参的补气作用。莱菔子性平味辛甘，入肺脾胃经，功可下气定喘，消食化痰，通降胃气，《本草纲目》谓其可"消食除胀，利大小便，止气痛"。近代名医张锡纯先生对莱菔子的功能阐述详尽，在《医学衷中参西录》中云"莱菔子，无论或生或炒，皆能顺气开郁，消除胀满，此乃化气之品，非破气之品"，可补《纲目》之遗并消除了传统对莱菔子破气伤气的认识。樊老习而用之，大胆临证，将人参改为党参15g，莱菔子30g，益气消积化痰，有补不碍邪，消不伤正之妙，亦适用于脾虚食积气滞、肺虚痰气阻塞之喘咳证。

（颜丽花　王雁　阳力）

# 泄泻

泄泻是以排便次数增多，粪便稀溏，甚至泻出物如水样为主症的病证。泄者，泄漏之意，大便稀溏，时作时止，病缓；泻者，倾泻之意，大便如水倾注直下，病势较急。泄泻的病因可分为外感和内伤。《素问·阴阳应象大论》言"湿甚则濡泄""春伤于风，夏生飧泄"，指出外感风、寒、湿、热皆可致泻。内伤则包括食滞、情志失调、病后体虚及先天禀赋不足等。本病一年四季均可发生，但以夏秋两季较为常见，常见于西医学的急性胃肠炎、炎症性肠病、吸收不良综合征、肠道肿瘤、肠结核，以及功能性肠道疾病如肠易激综合征、功能性泄泻等。

泄泻的病机虽然复杂，但其基本病机在于脾虚与湿盛，其病位在肠，主病之脏属脾，同时与肝肾密切相关。明·张景岳《景岳全书·泄泻》言"泄泻之本，无不由于脾胃"。樊老也认为泄泻的根本在于脾胃，其病理因素与湿邪关系最为密切，外感邪气、先天禀赋不足、后天营养失衡均可致脾气亏虚，脾失健运，则湿邪内生，湿邪久郁则可伤阳或化热，病久可伤及阴液。治疗上，樊老认为"脾虚湿盛"为泄泻的基本证型，故主张以参苓白术散为治疗泄泻的核心方，方药加减偏用、重用仙鹤草，该药具有收涩之性，涩中寓补，可达止泻止痢之功。在此基础上若湿邪偏重，则加用石菖蒲、白扁豆、木瓜、薏苡仁、苍术；热邪偏重，加用柴胡、黄芩；气滞偏重，加用木香、槟榔；食积较重，加用焦山楂、稻芽、麦芽、鸡内金；寒邪偏重，加用炮姜、甘松、乌药；久病伤阴，可合用仙桔汤，或加用北沙参、麦冬、天花粉。此外，泄泻患者常合并腹痛症状，而樊老将各类腹痛归纳为紧痛和拒按痛，常说"紧则不通，不通则痛"是紧痛发生的关键，习惯将芍药和甘草合用治疗此类疼痛；若出现拒按痛，则使用延胡索、刺猬皮。除了已病治疗外，樊老认为预防调摄也是治疗泄泻的关键，重中之重在于调养脾胃及肠道。不注意饮食卫生、过进冷食或嗜好辣椒、浓茶、咖啡等刺激性食物均可导致胃肠功能紊乱，故应注意饮食卫生，一日三餐定时定量，饥饱适中，养成良好的饮食习惯。脾属土，肝属木，若情志不畅导致肝气郁结，则脾胃功能失调，故还应调节情志，保持愉悦的心情；脾主四肢，故适当运动也有助于脾胃功能的恢复。

**病案1：**周某，女，69岁，衡阳县人。初诊时间：2019年8月15日。

主诉：便溏2个月余。

症候：便溏，进食油腻食物后加重，伴腹痛，喜温喜按，面色萎黄，倦怠乏力，纳差，寐可，小便可，舌淡，苔白，脉沉缓无力。

西医诊断：腹泻查因。

中医诊断：泄泻。

辨证分型：脾虚湿盛，湿滞胃肠。

治法：益气健脾，化湿止泻。

方药：参苓白术散合木瓜芍药甘草汤加减。仙鹤草 30g，桔梗 10g，党参 30g，白术 10g，茯苓 15g，山药 30g，木瓜 10g，白芍 10g，北沙参 10g，莲子 10g，大枣 15g，炙甘草 6g，白扁豆 10g。7 剂，水煎服，每日 1 剂，分两次服用。

二诊（2019 年 8 月 22 日）：上方服 7 剂后便溏、腹痛症状明显缓解，乏力、纳食好转，再予上方 7 剂，以固疗效。

**按语**：樊老认为泄泻之本在于脾胃，湿邪为其发病过程中重要的病理因素。本例为脾气虚弱不能运化水湿，湿滞胃肠，发为泄泻，故治宜益气健脾，化湿止泻。《医宗必读·泄泻》提出了治泄九法。樊老诊病过程中使用参苓白术散去砂仁、薏苡仁，用四君子（参、苓、术、草）健脾利湿，白扁豆、山药、莲子补脾渗湿，桔梗升清，宣肺利气，载药上行，加用木瓜和胃化湿，北沙参益胃滋阴，使祛湿和胃不伤正，其在方中综合了提升、甘缓、淡渗等多种治法。有研究证实参苓白术散在药理作用上具有保护肠黏膜、调整肠道菌群及促进胃肠蠕动等多种功效。方中用大剂量仙鹤草，与桔梗相伍，乃取国医大师朱良春名方"仙桔汤"之方根。《滇南本草》载"仙鹤草治赤白痢下"，其性平、味苦涩，具有收涩之性，涩中寓补，可以止泻止痢，体现了酸收之法。现代研究亦表明，仙鹤草内提取的乙醇提取物和水提取物，均有明显镇痛抗炎作用，故对治疗溃疡性结肠炎、慢性肠炎和痢疾有一定的疗效。此患者伴有腹痛症状，且喜温喜按，樊老认为其为紧痛，故使用木瓜芍药甘草汤来缓急止痛，以有效解决患者的痛苦症状。

**病案 2**：易某，男，46 岁，衡阳县人。初诊时间：2018 年 7 月 16 日。

主诉：泄泻 1 周。

症候：泄泻，4～5 次/日，腹痛，恶心欲呕，脘腹胀满，口干燥，纳差，夜寐差，小便调，舌红少苔，苔白腻，脉沉细。

西医诊断：腹泻查因。

中医诊断：泄泻。

辨证分型：脾虚失运，湿邪化燥伤阴。

治法：健脾渗湿，滋阴止泻。

方药：参苓白术散合仙桔汤加减。仙鹤草 30g，乌梅 10g，桔梗 10g，苍术 10g，薏苡仁 30g，白扁豆 10g，白芍 10g，莲子 10g，姜半夏 10g，茯苓 15g，麦冬 10g，天花粉 10g，葛根 10g，麦芽 30g，稻芽 30g，炒鸡内金 10g，焦山楂 10g。15 剂，水煎服，每日 1 剂，分两次服用。

二诊（2018 年 8 月 2 日）：上方服 15 剂后泄泻、腹痛、恶心欲呕症状明显缓解，脘腹胀满、纳食、口干燥症状好转，再予上方 15 剂，以固疗效。

**按语：** 泄泻论治，当以暴泻、久泻为纲，本方证为久泻脾虚，健运无权，湿邪久郁，化燥伤阴，表现为虚实夹杂，此时进补则碍邪，攻下则伤正，故宜消补兼行，寓通于补。樊老采用仙桔汤合参苓白术散加减恰恰相得益彰。参苓白术散出自《太平惠民和剂局方》，是临床上治疗脾虚夹湿泄泻的常用方。仙桔汤为国医大师朱春良教授的经验方，既可补脾敛阴，又可以清化湿热，本案因无热象且正虚不宜使用大量苦寒之品，故樊老去除原方中白槿花、白头翁，加用薏苡仁健脾渗湿，易白术为苍术燥湿健脾；本案无明显气滞表现，且久泻不可利，故去槟榔。另有《灵枢·五味》言："胃者，五脏六腑之海也。水谷皆入于胃，五脏六腑皆禀气于胃。"若脾胃虚弱，被湿所困，则食谷不化，故方中使用麦芽、稻芽、炒鸡内金、焦山楂等大量消食之品；湿邪化燥伤阴，用麦冬、天花粉、葛根，既可养阴生津，又可祛邪不伤正，其中葛根，其气轻浮，鼓舞胃气上行，为治疗脾胃虚弱泄泻之圣药。多药合用，攻补兼施，共奏健脾化湿、清热滋阴之功。

**病案 3：** 付某，女，52 岁，衡阳县人。初诊时间：2020 年 7 月 2 日。

主诉：大便次数增多 2 个月。

症候：大便次数增多，3～4 次/日，周身困重，经常汗出较黏，伴口干口臭，乏力，四肢倦怠，纳少，寐可，小便调，大便稀溏，舌红，苔黄腻，脉沉数。

西医诊断：腹泻查因。

中医诊断：泄泻。

辨证分型：脾失健运，湿阻化热。

治法：清热化湿，健脾止泻。

方药：参苓白术散合柴芩汤加减。柴胡 10g，黄芩 10g，麸炒苍术 10g，茯苓 15g，薏苡仁 30g，炒白扁豆 10g，北沙参 10g，莲子 10g，山药 30g，甘草 6g，仙鹤草 30g，桔梗 10g。7 剂，水煎服，每日 1 剂，分两次服用。

二诊（2020 年 7 月 10 日）：上方服 7 剂后便溏、纳少、口干症状好转，黄腻苔转为薄黄苔，再予上方 7 剂，上述症状俱消。

**按语：**结合病、症、脉，此病辨证为湿阻化热伤中之证，樊老采用参苓白术散加减健脾益气止泻，在此方基础上加用黄芩、柴胡。黄芩始载于《神农本草经》，言"诸热黄疸，肠澼、泄痢"，其味苦平，具有清热燥湿作用，它被称为"中医广谱抗菌药"，现代药理研究显示：从其提取的黄芩苷可抑制多种革兰阳性和革兰阴性细菌，对大肠埃希菌、葡萄球菌等也具有抑制和杀灭作用。柴胡，辛、苦、寒，具有疏散退热、疏肝解郁、升举阳气之功效。两者配伍为和解少阳的基本结构。本方樊老采用黄芩、柴胡为药对，称为柴芩汤，两者用量为 1 ∶ 1，有研究证实，按此比例配伍时可增强小肠的推进功能。诸药合用使清泄得当，气机通畅，共奏清热祛湿之功。

（颜丽花　王雁　阳力）

# 消渴病

《素问·奇病论》中记载："此人必数食甘美而多肥也，肥者令人内热，甘者令人中满，故其气上溢，转为消渴。"消渴病是由于先天禀赋不足、饮食不节、情志失调、劳倦内伤等导致阴虚内热，表现以多饮、多食、多尿、乏力、消瘦或尿有甜味为主要症状的病证。有的患者"三多"症状不明显，但若中年之后发病，且嗜食膏粱厚味，形体肥胖，以及伴发肺痨、水肿、眩晕、胸痹、中风、雀目、痈疽等病证，也应考虑消渴病的可能。特别注意的是西医学的糖尿病与中医学的"消渴"，既有联系，又有区别，两者不能等同，亦不能混淆。中医学"消渴"的概念包括两个方面：即广义的消渴和狭义的消渴。广义的消渴泛指以多饮、多食、多尿等为主症的一类病证，包括西医学的糖尿病、甲状腺功能亢进症、尿崩症、皮质醇增多症等具有上述症状的内分泌疾病。狭义的消渴又称为消渴病，仅指以多饮、多食、多尿，尿有甜味，如脂如膏，日久而形体消瘦为主要特征的一种疾病，相当于西医学的糖尿病。

中医传统认为消渴病的基本病机是阴虚为本，燥热为标。清热润燥，养阴生津为本病的基本治疗原则。肺、胃、肾为主要病变脏腑，尤以肾为关键。祝谌予先生以气阴两虚立论，认为大多数糖尿病患者起病大多隐匿，属非胰岛素依赖者，大多会出现气阴两虚，脾肾俱亏的病理特点。广州中医药大学李赛美教授以火立论，将现代的"葡萄糖"比作《素问·阴阳应象大论》所说的"少火"，即所谓"壮火之气衰，少火之气壮。壮火食气，气食少火。壮火气散，少火生气"。体内血糖如灶头火，煦煦然温热，使胃中水谷得以腐熟为精微，濡养人体。当血糖升高，超过正常值，"少火"演变成"壮火"，燎原之势致体内津伤化燥，形成咽干口渴、大便干结之阳明燥热证，或大便黏腻、舌红、苔黄腻的阳明湿热证。

樊老对上述观点颇为认同，但认为此二者仅针对消渴本病，非其并发症，樊老进一步提出了以"瘀血立论"的治疗思路，认为病久必瘀，久病入络。瘀浊阻塞脉络，五脏六腑、四肢百骸失于濡养，会出现麻、冷、痛、堵诸症，也就更容易发生多种并发症。樊老在临床中发现糖尿病患者多瘀，其血液黏稠度增高，现代研究也验证瘀血是贯穿糖尿病发病始终的重要病机，活血化瘀是防治糖尿病并发症的关键，故治疗上常在辨证的基础上，对于瘀血比较明显、病程比较长的患者，适当配伍活血化瘀药物（如丹参），以提高疗效。常用方剂有葛根黄芩黄连汤、六味地黄丸、人参白虎汤、参苓白术散、生脉散、逍遥散、地黄饮子、桃仁承气汤、消渴方、玉泉丸等。对于并发症，如伴肾病者加玉米须、五苓散之类；眼底病变者加木贼、谷精草；对糖尿病足应辨别阴阳二证，阳证可用四妙勇安汤之类，阴证可用阳和汤之属；周围神经病变加木瓜、芍药之类；血管病变加鸡血藤等活络之品。樊老也不排斥参考现代药理研究结果，如鬼箭羽、仙鹤草、葛根、黄连等，可临证酌加。最后一定要嘱患者注意生活调摄，忌食糖类，限制主食、油脂的摄入，养成定时定量的进餐习惯，保持心情舒畅，生活起居规律。

**病案1**：曾某，女，65岁，衡阳县人。初诊时间：2021年8月16日。

主诉：间歇性口干渴、多饮、多尿6年，再发5天。

症候：多饮，多尿，口干渴，心烦多汗，纳食可，乏力，精神欠佳，夜尿3～4次，泡沫尿，大便干。查体：舌质红，苔薄黄，脉数。患者间歇性服用二甲双胍缓释片、格列苯脲片降血糖，血糖控制不佳。实验室检查：空腹血糖11.5mmol/L；肝肾功能基本正常；尿酸442mmol/L；血脂四项：甘油三酯3.12mmol/L，余（－）。

西医诊断：2型糖尿病伴血糖控制不佳。

中医诊断：消渴。

辨证分型：肺热津伤。

治法：清热润肺，生津止渴。

方药：消渴方加减。生鸡内金20g，黄芪10g，知母10g，天冬10g，玄参10g，丹参10g，天花粉10g，葛根10g，黄连4g。5剂，水煎服，每日1剂，分两次服用。

按语：《素问·奇病论》首先提出消渴之名。根据病机及症状的不同，《黄帝内经》还有消瘅、肺消、膈消、消中等名称的记载，认为五脏虚弱，过食肥甘，情志失调是引起消渴的原因，而内热是其主要病机。以消渴方为主方治疗，旨在清热降火，生津止渴。加用黄芪补益脾气，固表止汗，利水消肿，现代药理研究显示，黄芪具有调节血糖，提高机体免疫力，降血脂和降胆固醇的作用；生鸡内金味甘性平，入脾、胃、膀胱经，具有消食积，醒胃气，健脾运，调中焦，化结石，养肝胆，解热毒，消瘀肿，固肾气，益精气等功效，现代药理研究显示，本品有提高胃液分泌量、调节胃肠功能、增强胃运动机能、加快胃排空速率、抗凝血、调节血脂、降低血糖、减少尿量等作用。丹参活血化瘀通络，现代药理研究显示，丹参中含有多种丹参酮，可以明显改善糖代谢，具有降低血糖和血压的作用。中医治疗糖尿病奠基人之一祝谌予先生认为葛根、丹参能相互促进，生津止渴，通脉活血，使气血通畅，提高降糖疗效。诸药合用，疗效显著。对于方中黄连的应用，广州中医药大学李赛美教授，在其医案中重用黄连至40g，可谓重症下重剂，对于一般轻症，可随证加减。仝小林院士根据糖化血红蛋白、血糖、病程、年龄、体重的不同，黄连用量随之变化，如用黄连调理脾胃，用量多在1.5～6g；而降糖15～45g为常用量。空腹血糖小于 7mmol/L，黄连用量为 9～15g；空腹血糖 7～10mmol/L，黄连用量为 30g；空腹血糖大于 10mmol/L，黄连用量为 30～45g；糖尿病酮症最多应用至 120g。使用黄连须配伍生姜或干姜，以防苦寒伤胃。脾胃正常者，黄连：干姜用量比为 6：1；脾胃虚弱者，为 3：1 或 1：1。如此配伍，可存其降糖之用，去其苦寒之性。一般治疗糖尿病本病，黄连使用剂量大；治疗糖尿病并发症，黄连使用剂量偏小。樊老对此虚心学习，认为病有邪则病受之，若患者发生酮症酸中毒伴湿热明显者，不发生格拒现象，大胆重用黄连。另外现代药理研究表明，黄连素（盐酸小檗碱）具有间接降血糖的效果，且药价较低，一盒不过 10 余元，可作为辅助性用药。

**病案 2：**唐某，女，52 岁，衡阳县人。初诊时间：2020 年 7 月 18 日。

主诉：间歇性口干、多饮、多尿 2 年，再发伴腹胀 7 天。

症候：口干渴，口苦，多饮，多尿，腹胀，脘腹痞满，胸胁胀闷不舒，心烦易怒，形体偏胖，夜尿 3～4 次，尿黄，泡沫尿，大便干。查体：舌质红，苔薄黄，脉弦数。患者一直在服用二甲双胍缓释片降血糖，血糖控制不佳，今日空腹血糖（自测微血糖）12.3mmol/L，餐后血糖未监测。既往有高血脂、高胆固醇血症病史。

西医诊断：2 型糖尿病伴血糖控制不佳。

中医诊断：消渴。

辨证分型：肝胃郁热。

治法：开郁清热。

方药：大柴胡汤合玉液汤加减。柴胡 10g，黄芩 10g，天花粉 10g，麦冬 10g，石斛 10g，桑叶 10g，知母 10g，甘草 6g，南沙参 12g，葛根 15g，鸡内金 10g，白芍 10g，枳实 8g，半夏 10g。5 剂，水煎服，每日 1 剂，分两次服用。

二诊（2020 年 7 月 24 日）：患者服上方 5 剂，症状较前好转，再予以 5 剂服用。

**按语：**此案为阳明少阳合病，樊老予以大柴胡汤合玉液汤加减治疗，旨在开郁清热，和解少阳，通阳明腑，滋阴清热，生津养液，润燥止渴。加用石斛养阴清热，润燥止渴，现代药理研究显示石斛既能增加胰岛素分泌，又可以改善胰岛素抵抗，对糖尿病有直接的降糖作用，还能改善糖尿病并发症，提高机体免疫力。桑叶具有疏散风热，清热平肝明目的功效，还具有改善代谢的作用，能够辅助降血压、降血脂以及降血糖的作用。诸药合用，其效颇佳。樊老发现消渴患者大多数伴有大便干结，在通腑之后，血糖可得到控制。樊老释之：一是人体阴阳一旦平衡，百病自消；二是大便干结是气阴两虚、燥热的表现，往往病机相合；三是腑气一通，则全身气机得以循环自通，自我代谢能力增强。广州中医药大学名老中医熊曼琪教授根据《伤寒论》桃核承气汤加减化裁而来的降糖三黄片2号方，用之临床，验之有效，剖析其组方原理，通阳明腑之意不谋而合。

**病案3**：刘某，女，62岁，衡阳县人。初诊时间：2014年4月20日。

主诉：反复多饮、多尿3年，再发5天。

症候：多饮，多尿，口干口苦，唇燥咽干，口渴喜冷饮，脘腹胀满，痞塞不适，易饥，双下肢肿胀，夜尿3～5次，尿黄，泡沫尿，大便干。查体：舌质红，苔黄，脉滑数。患者发病以来，一直在服用格列本脲片、二甲双胍片降血糖，血糖控制情况不详。实验室检查：空腹血糖13.2mmol/L；肝肾功能基本正常；尿酸322mmol/L；血脂四项：甘油三酯2.86mmol/L，胆固醇5.97mmol/L，余（－）。

西医诊断：2型糖尿病伴血糖控制不佳。

中医诊断：消渴。

辨证分型：胃肠实热。

治法：通腑泄热。

方药：大黄黄连泻心汤加减。生石膏10g，天花粉15g，桑叶10g，知母10g，葛根20g，麦冬10g，南沙参15g，石斛10g，半夏10g，熟大黄8g，黄连6g。3剂，水煎服，每日1剂，分两次服用。

二诊（2014年4月24日）：患者服上方3剂后症状较前好转，双下肢稍肿，予以上方加泽泻10g，泽兰叶10g。再服3剂。

**按语**：《医学正传》载："《内经》曰：二阳结为之消。又曰瘅成为消中。东垣曰：二阳者，阳明也。手阳明大肠主津液，若消则目黄口干，乃津液不足也；足阳明胃主血，若热则消谷善饥，血中伏火，乃血不足也。结者，津液不足，结而不润，皆燥热为病也，此因数食甘美而多肥，故其气上溢，转为消渴。"大黄黄连泻心汤出自《伤寒论》，由大黄、黄连二味药组成，泻心就是泻胃，即清泻胃热。樊老以此方为主方，加用石膏、知母、天花粉、石斛、麦冬等药物，旨在通腑泄热，生津止渴。石膏具有清热泻火，除烦生津止渴之功效，为清气分实热要药；知母苦寒泻火而不燥，甘寒质润滋阴而不腻，以清润为长，《本草纲目》云：知母之辛苦寒凉，下则润肾燥而滋阴，上则清肺经而泻火，乃二经气分药也。二药配伍，增清热泻火之功，且滋胃润燥不伤阴；天花粉、石斛、麦冬三药均可养阴生津；石斛具有益胃生津，滋阴清热的功效；麦冬润肺养阴，养胃生津；天花粉清热泻火，生津止渴，排脓消肿；三药合用，既能清肺胃二经实热，又能生津止渴、滋阴润燥。葛根解肌、生津，桑叶与南沙参同用，清肺润燥，半夏燥湿，诸药合用，既可清热通腑，又能兼顾肺胃之阴。二诊中，患者双下肢稍肿，予以原方加用泽泻、泽兰，泽泻入气分，利水渗湿而泄热；泽兰入血分，活血祛瘀，消散瘀滞，并能消肿利水，两药合用，气血同治，利水行血而消肿。现代研究证明，泽兰能对抗体外血栓形成，有轻度抑制凝血系统与增强纤溶活性的作用，全草制剂有强心作用，诸药相合，覆杯而愈。

**病案 4**：张某，男，55 岁，衡阳县人。初诊时间：2020 年 3 月 17 日。

**主诉**：间歇性多饮、多尿 15 年，再发伴乏力 15 天。

**症候**：多饮，多尿，神疲乏力，气短懒言，汗出，脘腹胀满，腰膝酸软，偶感胸闷，口干口苦，夜尿 1～3 次，大便调。查体：舌质淡胖，苔白，脉细无力。

**西医诊断**：2 型糖尿病伴血糖控制不佳。

**中医诊断**：消渴。

**辨证分型**：气阴两虚。

**治法**：益气养阴。

**方药**：降糖基本方（祝谌予方）合参芪地黄汤加减。西洋参 10g、黄芪 30g、天花粉 10g、苍术 10g、丹参 10g、熟地黄 10g、山茱萸 10g、玄参 10g、葛根 10g、山药 30g、桑叶 10g、生鸡内金 10g。7 剂，水煎服，每日 1 剂，分两次服用。

**按语**：《景岳全书·杂证谟·三消干渴》："凡治消之法，最当先辨虚实，若察其脉证，果为实火致耗津液者，但去其火则津液自生，而消渴自止。若由真水不足，则悉属阴虚，无论上、中、下，急宜治肾，必使阴气渐充，精血渐复，则病必自愈。若但知清火，则阴无以生，而日渐消败，益以困矣。"参芪地黄汤出自清·沈金鳌的《杂病源流犀烛》，具有益气养阴、滋肾健脾之功效。樊老改人参为西洋参补气养阴，清热生津，西洋参可以促进糖代谢，也可促进脂肪分解，还可疏通血管，增强机体免疫力。在本方基础上加用天花粉、葛根、苍术、桑叶、生鸡内金之品。天花粉能入肺胃润肺胃之燥热，又能养阴生津以止渴，为清热生津之灵丹妙药，葛根可清热升脾胃之阳而生津止渴，二者相伍用有清热解毒、滋阴降火、生津止渴之效；苍术、桑叶合用补阴清火；生鸡内金具有消食积，醒胃气，健脾运，调中焦，固肾气，益精气等功效。诸药合用，诸症自除。北京名医祝谌予先生在长期临证中，以气阴两虚立论，摸索出降糖基本方（黄芪、山药、苍术、玄参、生地黄、熟地黄、丹参、葛根），本方之妙，在于苍术。消渴本为阴虚燥热，苍术健脾燥湿，不致助燥热乎？施今墨先生释之"用苍术治糖尿病是取其敛脾精，止漏浊的作用，苍术虽燥，但伍玄参之润，可展其长而制其短"。湖南中医药大学彭坚教授对此方亦极为推崇，认为其具有很强的临床适应性。

**病案 5**：陈某，男，82 岁，衡阳县人。初诊时间：2020 年 4 月 8 日。

主诉：间歇性多饮、多尿 8 年，再发伴双下肢浮肿 1 个月。

症候：多饮，多尿，口干渴，夜尿增多，4～5 次，五心烦热，畏寒肢冷，神疲乏力，腰膝酸软，脘腹胀满，纳食不香，双下肢浮肿，胸闷，心悸，夜间可平卧，视力下降，视物模糊，双足底潮热，寐差，大便溏。

查体：舌质淡胖，边有齿痕，舌底脉络迂曲，苔白，脉虚细无力。患者一直在服用二甲双胍缓释片、格列齐特片降血糖，血糖控制差；高血压病史十余年，间歇性服用苯磺酸氨氯地平片降压，血压控制可。今日空腹血糖（自测微血糖）8.3mmol/L。

西医诊断：2 型糖尿病伴血糖控制不佳。

中医诊断：消渴。

辨证分型：阴阳两虚证夹瘀。

治法：阴阳双补。

方药：金匮肾气丸加减。熟地黄 15g，山茱萸 15g，山药 10g，茯苓

10g，牡丹皮 10g，泽泻 10g，附子 8g，桂枝 8g，枸杞子 10g，丹参 20g，鬼箭羽 15g，当归 10g，天花粉 10g，黄芪 30g，炒麦芽 30g。7 剂，水煎服，每日 1 剂，分两次服用。

**按语：** 金匮肾气丸出自《金匮要略》，又名"八味肾气丸"，后世在此方基础上多有发挥，如济生肾气丸、右归丸等。明代张介宾曰："地黄、山药、牡丹皮以养阴中之真水，山茱萸、肉桂、附子以化阴中之真气。茯苓、泽泻、牛膝以利阴中之滞，能使气化于精，即所以治肺也。补而不滞，利而不伐，治虚水方，更无有出其右者。"樊老以金匮肾气丸为主方旨在温补肾阳，行气化水，加用枸杞子、当归、黄芪、丹参、鬼箭羽、天花粉等品。黄芪补气养血、益气、固表止汗、利水消肿；丹参活血化瘀、清心除烦；当归既能补血，又能活血；枸杞子具有滋补肝肾、益精明目的作用，四药同用益气活血、利水消肿、补肝肾。炒麦芽健脾消食，行气疏肝。《百草传奇》记载麦芽具有降血糖的功效，推测其原理在于善消宿食，对于降低空腹血糖有重要意义。天花粉生津止渴，鬼箭羽善清阴分之燥热，两药合用，正可针对糖尿病阴虚内燥之病机。而鬼箭羽又具有活血化瘀功能，对糖尿病并发心脑血管、肾脏、眼底及神经系统等病变，有改善血液循环、增强机体代谢功能的作用。现代药理研究证明，鬼箭羽所含草酰乙酸钠能刺激胰岛细胞，加强胰岛素的分泌，调整异常的糖代谢过程，从而降低血糖，有治疗、预防的双重功效。

（吴红霞）

# 汗证

汗证是指由于阴阳失调、腠理不固而致汗液外泄失常的病证，其中不因外界因素的影响，而白昼时时汗出，动辄益甚者为自汗；寐中汗出，醒来自止者称为盗汗，二者既可单独出现也可伴随其他疾病。如《明医指掌·自汗盗汗心汗证》云："夫自汗者，朝夕汗自出也。盗汗者，睡而出，觉而收，如寇盗然，故以名之。"历代医家认为汗证病机为阴阳失调、腠理不固、营卫不和致汗液外泄失常，主要有两方面的原因：一是肺气不足或营卫不和以致卫外失司而津液外泄；二是由于阴虚火旺或邪热郁蒸逼津外泄。治疗原则为虚则益气、养阴、补血、调和营卫；实则清肝泄热、化湿和营。

汗证是临床常见的病证，樊老认为此病为中医优势病种，西医学对于异常汗出并无诊断原因及治疗方案。樊老临证六十余年，医治汗证患者无数，在汗证诊治方面具有丰富的临床经验。樊老认为此病实证多为湿热郁蒸、营卫不和，随证论治并加用引经药，如上半身汗出，上焦有热，多从心肺论治，常加用黄连、黄芩等清热之药；下半身汗出，下焦有热，多从肾论治，常加用黄柏、龙胆草等清热之品；实证常用茵陈蒿汤、三仁汤等加减；虚证常用玉屏风散、牡蛎散、当归六黄汤、归脾汤、附桂八味丸等加减。在临床中樊老还常依据现代药理作用，加用收敛止汗之品，如煅龙骨、煅牡蛎、麻黄根、糯稻根、浮小麦、五味子、仙鹤草等。樊老认为在临床诊治过程中应因人、因地、因时合理选药，如小儿常有脾虚之证，故多加用党参、怀山药、麦芽、稻芽、黄芪等益气健脾之药；成人常有肾虚表现，故加用枸杞子、山茱萸、女贞子、桑椹等补肾之品，异病同治，同病异治，往往能收到异曲同工之妙。

**病案 1：**宋某，女，17 岁，衡阳县渣江镇人。初诊时间：2021 年 4 月 12 日。

主诉：汗出，色黄染衣 2 个月余。

症候：自幼多汗，稍动则汗出。近 2 个月来时时汗出，色黄如柏汁，内衣及被子染成黄色，肝功能检查正常，服益气固表敛汗之中药无效。症见：汗出色黄，染衣着色，烦躁易怒，口中黏苦，食欲不振，神疲短气，小便短黄，舌苔黄腻，脉濡滑，肌肤及白睛无黄染。

西医诊断：多汗症。

中医诊断：汗证，黄汗。

辨证分型：湿热郁蒸。

治法：清肝泄热，化湿和营。

方药：茵陈蒿汤合龙胆泻肝汤加减。茵陈 30g，栀子 10g，龙胆草 10g，田基黄 10g，泽泻 10g，车前草 10g，甘草 6g，薏苡仁 20g。7 剂，水煎服，每日 1 剂，分两次服用。

二诊（2021 年 4 月 20 日）：黄汗、烦躁已去，纳食增加，仍神疲短气，时有自汗，以牡蛎散加减善后敛汗。煅牡蛎 20g，黄芪 20g，浮小麦 10g，麻黄根 10g，白芍 10g，五味子 10g，白术 10g，炙甘草 6g。7 剂，水煎服，每日 1 剂，分两次服用。随诊痊愈。

**按语：** 本案以汗出色黄，染衣着色为主症，此属黄汗。《金匮要略·水气病脉证并治》中谓："黄汗之为病，身体肿，发热，汗出而渴，状如风水，汗沾衣，色正黄，如柏汁。"《医学心悟》曰："出汗染衣，名曰黄汗，皆阳黄之类也。"纵观本案舌、脉、症象辨为黄汗之湿热郁蒸。正如《医宗金鉴》所谓"黄汗微肿皆湿热"，施以清肝泄热、化湿和营之茵陈蒿汤合龙胆泻肝汤加减，樊老并未施以原方，而是灵活处方，博采众方之妙，结合临床经验，切中病机，避免了开大处方、撒大网之弊端。茵陈、栀子来自茵陈蒿汤，重用茵陈清热利湿退黄之效加强。龙胆草、泽泻、车前草、甘草来自龙胆泻肝汤，是清利湿热的核心药组。田基黄利湿退黄，薏苡仁利水渗湿。方证合拍，切中病机。二诊见湿热去、烦躁除，但仍留神疲短气、自汗，施以牡蛎散益气固表止汗，黄芪、白术、炙甘草来自玉屏风散，去防风，一是因无风邪外扰，气虚是当前的主要问题；二是防风价高，不必开无用之药，徒增费用。此时病机已变化，治法已变，方随之而变，法随证出，方从法立。

**病案 2：** 宋某，男，39 岁，衡阳县演陂镇人。初诊时间：2020 年 6 月 19 日。

主诉：汗多半年。

症候：盗汗，多出现在头背部、胸部，醒后汗止，伴咽干口苦，舌质红，苔白，脉细数。

西医诊断：多汗症。

中医诊断：汗证，盗汗。

辨证分型：阴虚火旺。

治法：滋阴清热止汗。

方药：当归六黄汤加减。黄芪 40g，地骨皮 10g，山茱萸 10g，糯稻根 10g，仙鹤草 30g，白芍 10g，黄连 4g，苎麻根 15g，煅牡蛎 30g，五味子 6g，黄芩 10g，山药 30g，浮小麦 30g，麦冬 20g，炙甘草 4g。7 剂，水煎服，每日 1 剂，分两次服用。

**按语:**《医宗金鉴·删补名医方论》曰:"惟阴虚有火之人,寐则卫气行阴,阴虚不能济阳,阴火因盛而争于阴,故阴液失守外走而汗出。"当归六黄汤是李东垣创制之方,在其《兰室秘藏》一书中称它为"治盗汗之圣药",主治阴虚火旺所致的盗汗。黄芪益气固表,固未定之阴,黄精、黄芩清热除烦坚阴,地骨皮清虚热,芍药、甘草酸甘化阴,山药、麦冬滋阴充养化汗之源。樊老加用糯稻根、苎麻根、仙鹤草、浮小麦、五味子、煅牡蛎、山茱萸等酸收涩敛之品,现代药理证明均有止汗之功,该案辨证与辨病结合,故效若桴鼓。

**病案3:** 王某,男,4岁,衡阳县岘山镇人。初诊时间:2017年6月8日。

**主诉:**汗出20天。

**症候:**其母代诉:患儿近20天来动则汗出,尤以头、背部为甚,服用"玉屏风颗粒",疗效不佳。现患儿动则汗出,头、背部为甚,口干,纳差,二便调,舌质淡红,苔白,脉细弱。

**西医诊断:**汗出查因。

**中医诊断:**汗证,自汗。

**辨证分型:**气虚卫外不固。

**治法:**益气固表止汗。

**方药:**牡蛎散加减。黄芪10g,浮小麦15g,地骨皮5g,麻黄根8g,煅龙骨10g,煅牡蛎10g,黄芩6g,怀山药15g,仙鹤草10g,甘草6g。7剂,水煎服,每日1剂,分两次服用。

**按语:**《临床指南医案·汗》谓:"阴虚自汗,治宜补气以卫外,阴虚盗汗,治当补阴以营内。"《素问·阴阳应象大论》曰:"阴在内,阳之守也;阳在外,阴之使也。"卫气不固则表虚而阴液外泄,故常自汗。牡蛎散有益气固表止汗之功,故用之。方中黄芪益气固表;煅龙骨、煅牡蛎敛阴潜阳、固表止汗;麻黄根、浮小麦收敛止汗;小儿脾常不足,方中怀山药、仙鹤草有健脾补虚、补敛并用、气阴得复、汗出自止之功;黄芩、地骨皮泄热止渴,使浮越之阳得平。因证选方,因方遣药,章法自然。

(邓玉红)

# 阳痿、早泄

阳痿是指青壮年阴茎不能勃起，或勃起不坚，或坚而不久，无法进行正常性生活的病证。早泄是指房事时过早射精而影响正常性交，是男子性功能障碍的常见病证，多与遗精、阳痿相伴出现。西医将其称为勃起功能障碍，按程度可以分为轻、中、重三度，按病因可以分为心理性、器质性、混合性勃起功能障碍三大类。治疗一般予以精神疗法、药物疗法等，必要时予以外科整形术。樊老认为服用兴奋类药物，如饮鸩止渴，长期服用可产生药物依赖，导致疲乏，甚至形成永久性阳痿，治一时之标，失终生之本。至于外科整形，终属外物依托，不足言治本之道。《素问·痿论》载"入房太甚，宗筋弛纵，发为筋痿，及为白淫"，樊老则认为此病宗筋为所主，病因主要有禀赋不足、劳伤久病，或七情失调、过食肥甘、湿热内侵等。基本病理变化为肾、肝、心、脾受损，经脉空虚，或经络阻滞，导致宗筋失养而发。主要病机为肝郁不舒、湿热下注、肾精阴阳亏虚、命门火衰、心脾血虚、惊恐伤肾等。本病以虚证为多，虚则补之，泄者固之，肾精亏虚宜补益肾精，命门火衰宜温补肾阳，心脾血虚当调养气血，佐以温补开郁。实证者肝郁宜疏通，湿热应清利。樊老善用风药，不仅能推动补药药力的布散，配伍补肾填精药，能鼓舞气化，以收阳生阴长，以兴阳道之功。如用蜈蚣，可以借其走窜之力通达内外，功能通经活络，与鸡血藤配合，能助力男性海绵体充血，破除勃起障碍；以肉桂、淫羊藿、露蜂房为壮阳药对，樊老认为能激发男性雄性激素，以扫颓势、兴阳事；以金樱子、莲须为固摄肾精之药对摄肾精，取自金锁固精丸。樊老治疗阳痿用方，力求阴阳并补、阴中求阳，气血同调，气血通达，益肾活血，升阳通络，宗筋得养，气血得伸，其势得举。

**病案 1**：王某，男，44 岁，衡阳县人。初诊时间：2021 年 8 月 10 日。

主诉：阳事不举半年。

症候：自诉半年前无明显诱因出现临房时阳事不举，或阳事举而不坚，不足 1 分钟即泄溢，伴滑精，腰冷酸痛，下肢痿软，神疲乏力，夜尿两三次，无涩痛，舌质淡，苔薄白，尺脉弱。平素房事频繁。

西医诊断：性功能障碍。

中医诊断：阳痿合并早泄。

辨证分型：肾阳虚证。

治法：温补肾阳，益肾固精。

方药：蓉淫蜂蜈汤加减。淫羊藿10g，肉苁蓉10g，蜈蚣1条，蜂房10g，枸杞子30g，山茱萸10g，鸡血藤15g，熟地黄15g，金樱子30g，莲须15g，甘草5g，茯苓10g，白芍10g，山药15g。7剂，水煎服，每日1剂，分两次服用。

二诊（2021年8月17日）：服药后临房时阳事可举，单次可持续2分钟，继服前方7剂。

三诊（2021年8月25日）：性生活恢复正常。

**按语**：《医述·杂症汇参·阳痿》引王节斋论："经曰：肾为作强之官，伎巧出焉，藏精与志者也。"《临证指南医案·阳痿》："男子以八为数，年逾六旬，而阳事萎者，理所当然也。若过此犹能生育者，此先天禀厚，所谓阳常有余也。若夫少壮及中年患此，则有色欲伤及肾肝而致者。先生立法，非峻补真元不可。盖因阳气既伤，真阴必损，若纯乎刚热燥涩之补，必有偏胜之害，每煎血肉温润之品平缓调之。"樊老认为患者因房劳过甚，致肾精亏耗，肾阳虚损，宗筋失于温煦，失养则阳痿，固摄无力则早泄，不用、过用温补药物，避免造成肾阴耗伤，虚热内生，阴阳失衡。方中肉苁蓉、淫羊藿、蜈蚣、蜂房温肾壮阳以充宗筋；鸡血藤、蜈蚣通经活络；熟地黄、枸杞子、山茱萸补肾阴以阴中求阳；芍药、甘草酸甘化阴；金樱子、莲须固摄肾精；山药、茯苓健脾渗湿，健运脾胃，以水谷之气充养先天之精；甘草调和药性，使肾阳得养，不致燥热。

**病案2**：石某，男，47岁，衡阳县人。初诊时间：2021年12月3日。

主诉：阳事举而不坚1年。

症候：临房时阳事举而不坚，行房1分钟左右即早泄，精液稀冷，伴头昏，神疲乏力，腰膝酸软，四肢畏冷，偶有麻木，纳食差，进食稍多则腹胀，形体偏瘦，小便频数，大便稍干燥。舌质淡白，苔薄白，脉沉细，尺脉弱。年轻时有手淫史。

西医诊断：勃起功能障碍。

中医诊断：阳痿。

辨证分型：气虚精亏，阴阳俱虚。

治法：益气壮阳，滋补肾精。

方药：右归丸加减。山茱萸 10g，龟甲胶 10g，鹿角胶 10g，露蜂房 10g，巴戟天 10g，肉苁蓉 10g，西洋参 10g，党参 20g，黄芪 15g，熟地黄 20g，山药 30g，枸杞子 30g，盐杜仲 10g，鸡血藤 15g，天麻 10g，盐沙苑子 10g，炒麦芽 30g，炒稻芽 30g，甘草 5g。7 剂，水煎服，每日 1 剂，分两次服用。

二诊（2021 年 12 月 10 日）：上述症状明显改善，继服原方 15 剂巩固疗效。

**按语:**《景岳全书·阳痿》:"凡男子阳痿不起，多由命门火衰、精气虚冷……命门火衰，精气虚寒而阳痿者，宜右归丸、赞育丹、石刻安肾丸之类主之，若火不甚衰而止因血气薄弱者，宜左归丸、斑龙丸、全鹿丸主之。"樊老认为人之精者，以禀受于父母的生殖之精为基础，由后天水谷之精微不断充养。患者年少误犯手淫，亏耗先天之精气，又脾胃运化功能失调，妨碍水谷精气之充养，以致阳虚精亏，故从肾、脾两脏而治。方中熟地黄、龟甲胶、鹿角胶等益精填髓，补益精血；肉苁蓉、巴戟天、盐沙苑子、杜仲等固肾助阳，以壮肾阳；山萸肉、枸杞子、山药等滋补肾阴；西洋参、党参、黄芪益气；鸡血藤通经活络；天麻，治头痛、目眩要药；麦芽、稻芽、甘草等健脾和胃，防止大量滋补之品阻碍脾胃运化功能，促气血生成，化后天精气以养先天之精。

（钟福星）

# 癃闭

癃闭是指以小便量少，排尿困难，甚至小便闭塞不通为主症的病证。本病好发于老年男性。《类证治裁》所载："闭者，小便不通；癃者，小便不利……闭为暴病，癃为久病。闭则点滴难通……癃则滴沥不爽。"一般认为，本病的发病原因主要有两个方面：一是年高肾气虚弱，气化不及州都，令溺不能正常排出，如《素问·灵兰秘典论》云"膀胱者，州都之官，津液藏焉，气化则能出矣"；二是癥块积于下焦，压迫尿道，使尿液流畅受阻，张景岳云："或以败精，或以积血，阻塞水道而不通也。"本病相当于西医学的前列腺增生，前列腺增生又有前列腺肥大、前列腺良性肥大、前列腺腺瘤、前列腺瘤样增生等不同名称，本病为男性老年病，40 岁以上男子病理上均有不同程度的前列腺增生，50 岁以后才逐渐出现症状，发病率随年龄而逐渐增加，目前前列腺增生已成为泌尿科的重要疾病和常见病。

本病病因复杂，临诊需审明热、虚、肝郁、瘀阻。热者，小便短赤灼热，舌红，苔黄，脉数。如为热壅于肺，见咽干口燥，口渴欲饮，呼吸短促；如湿热互结膀胱，见茎中痛，小腹胀满，渴不欲饮；阴虚有热者，多见于手足心热，面赤火升，耳鸣眩晕；虚者，如为中气虚陷则为小便不利，或为小便不能控制致失禁或遗尿，舌质淡胖；肾阳衰惫则见腰寒肢冷，面色㿠白，畏寒喜暖；肝郁者，胁腹胀满，情志忧郁、心情不舒时症状加重，脉弦；瘀阻者，多见少腹拘急，窘迫难忍，小便努挣方出，或完全闭塞，点滴全无。临床须与淋证、关格、膨胀、水肿等相鉴别。基本病理变化为膀胱气化功能失调，且与肺、脾、肾、肝、三焦有密切关系。临床辨证首先判别病之虚实。实证当辨湿热、浊瘀、肺热、肝郁之偏胜；虚证当辨脾虚、肾虚之不同，阴阳亏虚之差别。其次要了解病情之缓急，病势之轻重。樊老在辨证此类患者时，以"腑以通为用"为原则，因证候虚实不同而治法各异。实证宜清邪热，利气机，散瘀结；虚证宜补脾肾，助气化，对于水蓄膀胱之急症，应配合针灸、导尿等法急通小便。樊老认为此病属于老年男性难言之痛，西医暂无良策，一般常以非那雄胺片等药物治疗，严重者可予以微创手术，然不治本。樊老认为此病为中医优势病种，传统中医治疗前列腺增生病，各有其法，有从肝论治者，有从肺脾肾论治者，有从痰瘀论治者，壮水以分清，益火以化气，虽不乏效，但证型繁多。樊老将病证结合，化繁为简，精选药物，常以土鳖虫、皂角刺、琥珀、水蛭为增生药对，能直达病所，软坚散结。如能坚持用药，疗效显著，可谓治前列腺增生病的一张专方。具体药用重楼 10g，猫爪草 10g，丹参 20g，皂角刺 10g，山慈菇 10g，甘草 6g，玄参 10g，琥珀 10g，牡蛎 30g（先煎），水蛭 4g，土鳖虫 10g，浙贝母 15g，白英 30g。方以活血化瘀散结为大法，是治疗前列腺增生病的基本方，再随症加减，屡用屡效。樊老向来主张辨病与辨证相结合，除在辨病的基础上使用基本处方外，还常常结合临床辨证，灵活加减。

**病案 1**：李某，男，48 岁，西渡镇人。初诊时间：2021 年 7 月 17 日。

主诉：排尿困难 1 年。

症候：尿频，排尿不畅，淋沥不尽，夜尿 2～3 次，大便干燥，会阴部坠胀，舌质红，苔薄黄，脉弦滑。彩超示前列腺增生，大小为 5cm×4cm×3cm。

西医诊断：前列腺增生。

中医诊断：癃闭。

辨证分型：湿热瘀滞。

治法：活血散瘀，清热利湿。

方药：自拟方。猫爪草 10g，重楼 10g，琥珀 10g，土鳖虫 10g，天花粉 10g，牡蛎 30g（先煎），浙贝母 10g，水蛭 3g，甘草 6g，白英 30g，丹参 15g，皂角刺 10g，玄参 10g，绵萆薢 15g，黄柏 10g。40 剂，水煎服，每日 1 剂，分两次服用。

二诊（2021 年 8 月 21 日）：服上方后排尿基本正常，上方加黄芪 30g，刘寄奴 10g，20 剂，水煎服，每日 1 剂，分两次服用。

三诊（2021 年 9 月 10 日）：诸症消失，复查彩超示前列腺体积较前缩小。

按语：《灵枢·本输》："三焦者……实则闭癃，虚则遗溺。遗溺则补之，闭癃则泻之。"樊老对癃闭的辨证首先分虚实，再权衡轻重缓急。实证治宜清湿热、散瘀结、利气机而通水道，虚证治宜补脾肾、助气化，而达到气化得行，则小便自通的目的。方中猫爪草、重楼、牡蛎、浙贝母、皂角刺软坚散结以消增生之前列腺；土鳖虫、水蛭、白英、丹参活血化瘀以消肿大的前列腺；绵萆薢、黄柏清利湿热；琥珀利水通淋；天花粉、玄参清热滋阴、解毒散结；甘草调和诸药，缓和药性。二诊见前方有效，守方再续，重用黄芪配以刘寄奴，乃国医大师朱良春的经验，其言"黄芪益气，刘寄奴有良好化瘀利水作用，两者合用，可治疗瘀阻溺癃，尤其适宜前列腺肥大引起的溺癃或溺闭"。樊老习用之。

医案精选

**病案 2**：万某，男，57 岁，衡阳县人。初诊时间：2020 年 8 月 5 日。

主诉：排尿困难 2 年。

症候：小便不畅，偶有尿频，尿不尽感，夜尿三四次，伴神疲乏力，短气懒言，纳食差，大便干燥。舌淡红，苔薄白，脉细涩。彩超示：前列腺增生，大小为 5cm×4cm×3cm。

西医诊断：前列腺增生。

中医诊断：癃闭。

辨证分型：气血瘀闭。

治法：益气化瘀，利尿通闭。

方药：自拟方。白参 10g，黄芪 30g，党参 10g，土鳖虫 10g，猫爪草 10g，重楼 10g，琥珀 10g，牡蛎 30g（先煎），甘草 6g，丹参 10g，玄参 10g，路路通 10g，白英 30g，皂角刺 10g，浙贝母 10g，水蛭 4g，天花粉 10g，麦芽 30g，稻芽 30g，山楂 10g，柴胡 10g。7 剂，水煎服，每日 1 剂，分两次服用。

二诊（2020 年 8 月 12 日）：上方后排尿通畅，继服原方 15 剂。

2020 年 8 月 27 日随访，诸症消失。

**按语**：《景岳全书·癃闭》中详细阐述了气虚而闭的病理机转："夫膀胱为藏水之府，而水之入也，由气以化水……今凡病气虚而闭者必以真阳下竭，元海无根，水火不交，阴阳否隔，所有气自气而气不化水，水自水而水蓄不行。"樊老以白参、党参、黄芪补益中气，气旺则能温煦以助膀胱气化通利小便；猫爪草、重楼、玄参、牡蛎、浙贝母、皂角刺软坚散结以消增生之前列腺；土鳖虫、水蛭、白英、丹参、路路通活血化瘀以消肿大的前列腺；柴胡疏肝行气；麦芽、稻芽、山楂健脾消食以生气，诸药共用以益气化瘀、消肿利尿通癃闭。

**病案 3**：李某，男，49 岁，衡阳县人。初诊时间：2022 年 5 月 6 日。

主诉：小便滴沥不畅 3 年，加重 7 天。

症候：尿细如线，小腹胀满疼痛，前列腺肿大，质硬并有触痛，舌紫黯有瘀点，脉涩。

西医诊断：前列腺增生。

中医诊断：癃闭。

辨证分型：气血瘀闭。

治法：行瘀散结，清利水道。

方药：自拟验方。重楼 10g，猫爪草 10g，北刘寄奴 10g，酒丹参 20g，皂角刺 10g，山慈菇 5g，甘草片 6g，玄参 10g，琥珀 10g，牡蛎 30g（先煎），天花粉 10g，烫水蛭 4g，土鳖虫 10g，浙贝母 15g，白英 30g。30 剂，水煎服，每日 1 剂，分两次服用。

二诊（2022 年 6 月 5 日）：自述症状改善，十去六七，复检腺体缩小，效不更方，前方 30 剂。告愈。

**按语：** 樊老从西医学角度分析，认为前列腺增生辨病要点为：凡 50 岁以上男性患者，有排尿困难，尤其是进行性排尿困难，结合肛门指检触及增大的腺体即可做出诊断。当指诊前列腺无明显增大时，也不能轻易否定本病，可能是中叶增生向膀胱内凸出，因此尚需经膀胱镜、膀胱造影、超声波、尿流动力学等有关检查后才能明确。本病需与神经源性膀胱、前列腺癌、前列腺结核、前列腺结石、尿道狭窄、前列腺纤维化以及生长于膀胱颈部附近的膀胱癌等进行鉴别。回到本案，方中土鳖虫、琥珀、水蛭、丹参、刘寄奴等活血化瘀药，能使毛细血管通透性增强，有利于对肿大包块的吸收和排泄，同时也能增强吞噬细胞的吞噬功能，促进对肿大包块的分解、吸收，琥珀兼能利水通淋，加入猫爪草、浙贝母、重楼、白英、天花粉等软坚散结、清热解毒之品，既对病，又对证，可谓是一张良方。

（钟福星　邹卫国）

# 脱发

脱发是一种以毛发逐渐脱落为主要临床表现的皮肤疾病，常伴有发丝变细、发色变白、发质脆弱易断、毛发稀疏或伴有头皮毛发油腻垢浊等症状。血之余者，发也；发之固者，气也。肝藏血，发为血之余，肝血充盈，疏泄得当，则发得濡养病。樊老认为脱发的基本病机是气、血、精亏虚，痰、浊、瘀、火热、风邪等上扰毛窍，毛窍失养则脱发。气血不足、精血亏虚、瘀浊内阻、血热生风是脱发最常见的证型，基本治法有补气养血、填精补血、化浊祛瘀、凉血息风等。对于脱发，樊老以独特的意象思维来认识，认为发如树，营养不足则枝枯叶落，湿热丛生则根盘腐烂。头发的"土壤"在于头皮，头发的"土壤"实在于肝肾精血的充足，精血亏虚，则不能荣发，常导致脱发。樊老治脱发，分干性脱发及湿性脱发。对干性脱发者常以活血养血、滋养肝肾为主；对湿性脱发，如脂溢性脱发，常有皮脂溢出增多，红斑外现，问之则发如油洗，在实验室检查常有血脂升高。对于此类脂溢性脱发，常在上法的基础上用荷叶、赤芍、茯苓、山楂、泽泻等凉血清热、化痰祛湿之品，以防火伤血生焦灼之变，使心血能上荣于发，则发必不脱落。樊老常讲脱发的治疗需松土、通管、施肥、防灼等。

**病案 1**：黄某，女，12 岁，西渡镇人。初诊时间：2016 年 8 月 7 日。

主诉：脱发 1 年。

症候：头部片状脱发，脱发区如 5 个 1 分硬币大小，边缘不规则，伴有少许白发，面色萎黄，精神欠佳，纳食可，二便正常，已初潮。舌质淡，苔薄白，脉缓。幼时头发稀疏，色黄枯槁。

西医诊断：营养性脱发。

中医诊断：斑秃。

辨证分型：气血不足，精血亏虚。

治法：益气活血养血，滋养肝肾。

方药：芪胶四物汤加减。黄芪 30g，阿胶 10g，当归 8g，党参 20g，红花 3g，墨旱莲 10g，赤芍 8g，川芎 3g，生地黄 10g，炙甘草 6g，枸杞子 20g，制首乌 20g，黑芝麻 10g，大枣 15g，侧柏叶 4g，女贞子 10g，茯苓 15g。15 剂，水煎服，每日 1 剂，分两次服用。

二诊（2016 年 8 月 22 日）：服上方后斑秃头皮开始长发，继予原方20 剂。

三诊（2016 年 9 月 11 日）：已服 35 剂，斑秃处头发生长良好，白发消失。

**按语**：《周易》的记载"古者包羲氏之王天下也，仰则观象于天，俯则观法于地，观鸟兽之文与地之宜，近取诸身，远取诸物，于是始作八卦，以通神明之德，以类万物之情"，体现出我们祖先认识世界最根本、最重要的思维方法，即樊老常说的意象思维。人体头发的生长、脱落可以类比为自然界草木的生长、凋落的过程。头皮如土壤，头皮下微循环如土壤下的运输管道，微循环里的血液如土壤内的营养物质，如欲自然界草木繁茂，需具备土壤、水分、温度、营养等适宜条件，樊老常讲，脱发有管道阻塞、水湿浸渍、火灼草木、土壤不荣等原因，治疗上则有松土、通管、防灼、施肥等方法。本案患者幼时头发稀疏，先天精血不足，加之后天喂养不当，气血精津生化不足致脱发，应属土壤不荣，管道阻塞。方中女贞子、黑芝麻、墨旱莲、制首乌、侧柏叶、枸杞子滋补肝肾，填精养血；当归、阿胶、党参、生地黄、黄芪、大枣、甘草益气生血，达到"施肥"以提供养分的作用；另以赤芍、红花、川芎活血养血，以"通管"利养分上输至发根。

**病案2**：曾某，男，29岁，衡阳县人。初诊时间：2020年4月26日。

主诉：头发斑片状脱落4个月。

症候：发质油腻潮湿，头皮屑多，伴瘙痒不适，纳可，寐安，小便畅，大便黏滞。查体：头皮片状红斑，4处大小不一、边缘不规则的斑片状脱发，脱发处皮肤光滑，形体肥胖。舌质淡，苔黄，脉弦滑。检查血脂、甘油三酯均超上限2倍以上，平素嗜食肥厚辛辣之物。

西医诊断：脂溢性脱发。

中医诊断：斑秃。

辨证分型：湿浊瘀滞，血行不畅。

治法：利湿化浊，活血化瘀。

方药：山荷四物汤加味。当归10g、赤芍10g、川芎30g、生地黄15g、侧柏叶10g、荷叶20g、山楂20g、党参20g、黄芪20g、茯苓12g、红花4g、何首乌30g、女贞子15g、墨旱莲15g、黑芝麻30g、甘草6g。20剂，水煎服，每日1剂，分两次服用。并予外用方：西红花3g、干姜10g、当归10g、侧柏叶10g、赤芍10g、生地黄10g、高浓度白酒半斤，将药打碎浸酒5～7天后，取药汁外搽局部。

二诊（2020年5月16日）：内服加外用药后，脱发处可见新生头发，头皮出油减少。

**按语**：本案患者脱发伴发质油腻潮湿，形体肥胖，属于湿性脱发，樊老以女贞子、墨旱莲、黑芝麻、何首乌滋补肝肾，填精养血以"施肥"；侧柏叶、生地黄、山楂、赤芍、荷叶凉血清热，茯苓化痰祛湿以"防灼"；党参、黄芪益气，气行则湿散；川芎、当归、红花活血养血以"通管"。另樊老在此案内外法合用，取得喜人的疗效。清代吴师机在《理瀹骈文》中指出："外治之理，即内治之理，外治之药，即内治之药，所异者法耳。"樊老认为外治与内治同样重要，只要掌握得法、功夫过硬，不但可以配合内治提高疗效，甚至可以达到内治无法取得的显著疗效。对于脱发，樊老从意象思维的含义和整个思维过程入手，从中医气机、藏象、辨证等方面展现了意象思维在中医理论中的主导作用，从而为中医理论的学习和发展提供了方法论的依据。传承是中医学术思想得以流传至今的关键，中医思维的固化是传承的基础，思维的升华是传承的关键，名老中医的人格品性、医德医风及治学之路等是其取得成就的必备条件，是研究其学术思想的重要切入点。我们在学习樊老经验的过程中，通过对樊老医道的分析，梳理其思维形成的整个脉络，对樊老中医思维方法的传承和解析，能更准确地诠释其学术思想。

（钟福星）

# 头痛

　　头为"诸阳之会""精明之府"，又为髓海之所在，居于人体最高位，五脏之精血、六腑之清气，皆上注于头，手足三阳经亦上会于头，若六淫之邪，上犯清窍，阻遏清阳；或痰浊瘀血痹阻经络，壅遏经气；或肝阴不足，肝阳偏亢，上扰清窍；或者气虚清阳不升；或血虚头窍失养；或肾精不足，髓海空虚，均可导致头痛的发生。《医宗必读》云："头为天象，六腑清阳之气，五脏精华皆会于此，故天气六淫之邪，人气五贼之变，皆能伤害，或蔽覆其清明，或瘀塞其经络，与气相搏，郁而成热，脉满而涌，若邪气稽留，脉满而气血乱，则痛乃胜。"樊老认为头为诸阳之会，脑为清灵之府，五脏六腑之清气皆上注于此，其主要病机以气血不和、脑络瘀滞、清窍不利为核心，治疗以调和气血、通络止痛为总则，将病、证、症相结合，再依据头痛部位所属经络使用引经药。如太阳头痛加羌活、川芎；少阳头痛加柴胡；阳明头痛加白芷、葛根；太阴头痛加苍术、半夏、胆南星；少阴头痛加细辛、附子；厥阴头痛加吴茱萸。樊老认为当今社会生活节奏快，头痛属于血管性头痛、神经性头痛居多，其治疗尤其推崇两个方剂：一个是仲景之芍药甘草汤，樊老认为其是古代解痉止痛方，认为其适用于各种肌肉、神经、气道、血管痉挛性疼痛，如有四肢痉挛可以加木瓜，即木瓜芍药甘草汤；气道性痉挛可以加僵蚕、地龙解痉平喘；血管性痉挛可以合四物汤、圣愈汤；神经性痉挛可以合止痉散。第二个推崇之方即止痉散，樊老认为其能广泛应用于治疗破伤风、癫痫、面神经、三叉神经痛等，并大胆认为其能搜风窜络，作用靶点在神经，能解除神经的痉挛状态，若合并肝阳上亢之头痛，则可以加天麻、钩藤增强疗效。

**病案 1：**谢某，女，47 岁，衡阳县西渡镇人。初诊时间：2016 年 8 月 8 日。

主诉：反复头痛 3 年，加重 1 周。

症候：头痛以两侧为甚，呈持续性胀痛，每因受凉后发作，轻微咳嗽，少量白痰，纳可，二便调。查体：舌质淡红，苔薄，脉细弦。血压 150/80mmHg，头部 CT 未见异常。

西医诊断：原发性高血压。

中医诊断：头痛。

辨证分型：阴虚风扰。

治法：养阴祛风止痛。

方药：芍药甘草汤合天麻止痉散加减。白芍 30g，甘草 6g，钩藤 10g，野天麻 10g，延胡索 10g，秦艽 10g，防风 10g，川芎 5g，全蝎 6g，僵蚕 15g，蜈蚣 1 条。7 剂，水煎服，每日 1 剂，分两次服用。

二诊（2016 年 8 月 15 日）：头痛头晕诸症明显减轻，舌质淡红，苔薄白，脉细弦，继服上方 7 剂。随访痊愈。

**按语：**本案患者属慢性头痛，反复发作，经常难愈，中医有"久痛入络，久病必瘀"的理论。樊老治疗头痛目眩者，无论有无瘀血证，均加用活血化瘀、搜风通络之品。本案重用白芍意在补血养阴、柔肝止痛。"高颠之上，唯风可到"，故用防风、天麻、钩藤以祛风通络，平肝潜阳；川芎活血行气，祛风止痛，为血中之气药，为治头痛之圣药，李东垣言"头痛必用川芎"；延胡索活血行气止痛，秦艽止痹痛，两药合用，加强止痛之功；天麻平肝息风、散邪通络，加用止痉散（全蝎、蜈蚣）搜风通络，樊老巧妙地加入一味僵蚕，既能息风，也能止痉，更能化痰，增强三者之间的联系和功效。值得一提的是，从本案可以看出樊老善用虫类药，其曾下功夫钻研国医大师朱良春的《虫类药的应用》等著作，更是将朱老座右铭"发皇故义，融汇新知"放于诊疗桌上以自勉。樊老曾亲自前往南通市中医院找朱老看病，回来后更是推荐不少病友前去，并从患者处收集了不少朱老的原件手稿药方，奉若珍宝，可谓一段中医传承佳话。樊老擅长治疗痹证、结节、肿瘤等病，方剂中也有不少朱良春用方的底色，我们曾戏称樊老"半个朱良春"，樊老则笑答："还远远不够。"

**病案 2**：王某，女，75 岁，衡阳县演陂镇人。初诊时间：2015 年 5 月 16 日。

主诉：头部隐痛 4 个月。

症候：患者近 4 个月来头部疼痛，痛甚时自拍头顶稍减轻，头皮麻木，曾在多家医院诊治，疗效欠佳。现患者头痛隐隐，以颠顶为主，头皮麻木伴头昏，眼花，神疲乏力，纳差，二便调，舌质淡红，苔薄白，脉细弱。查体：血压 105/60mmHg，神清，颈软，四肢肌力、肌张力可。头部 CT 未见异常；经颅多普勒检查示基底动脉供血不足。

西医诊断：后循环缺血。

中医诊断：头痛。

辨证分型：气血亏虚，脑窍失养。

治法：益气养血，和络止痛。

方药：圣愈汤合芍药甘草汤加减。白芍 20g，当归 10g，川芎 5g，熟地黄 10g，党参 30g，黄芪 15g，枸杞子 30g，藁本 3g，吴茱萸 3g，鸡血藤 15g，麦芽 20g，稻芽 20g，甘草 3g，菊花 10g。7 剂，水煎服，每日 1 剂，分两次服用。

二诊（2015 年 5 月 21 日）：患者诉头痛、头部麻木大减，稍感头晕，右手麻木，舌质淡，苔白，脉细弱。上方加桑枝 15g，红枣 10g，天麻 20g，再服 7 剂。随访已愈。

**按语**：此案患者年老体虚，脾胃虚弱，气血生化乏源，致气血亏虚，不能上荣于脑，脑窍失养，不荣则痛，故头痛隐隐。头皮麻木，头昏眼花，神疲乏力，舌质淡，苔薄白，脉细弱，均为气血亏虚之象，故以圣愈汤化裁加减益气养血以治其本，气血充运，脑窍得养，则头痛自愈。樊老根据头痛部位，参照经络循行路线选用引经药，颠顶之痛，归属于足厥阴肝经，选用藁本、吴茱萸作为引经之药，引经药宜精，用量宜少。方中党参、黄芪补气，当归、熟地黄、川芎、枸杞子补血养阴，合用有补气养血之功；鸡血藤活血通络，使气血运达周身；菊花平肝，且其气味芳香，药力可达清窍；麦芽配伍稻芽，取其益气健脾消食之功，以助脾胃之气，气血生化有源，治病求本，全方审证求因，辨证施治。

**病案3：**何某，女，54岁，衡阳县曲兰镇人。初诊时间：2021年10月12日。

主诉：头痛1个月。

症候：患者1个月前开始出现头痛，以左侧为著，痛甚欲呕，头晕目眩，两耳蝉鸣，夜寐欠安，纳可，二便调，舌淡黯红，苔薄黄，脉弦细。查体：血压120/80mmHg，头部MRI右侧额叶缺血灶。

西医诊断：脑缺血。

中医诊断：头痛。

辨证分型：肝肾亏虚，髓海不足。

治法：补益肝肾，祛痰通络。

方药：精血化生汤（自拟）合天麻止痉散合芍药甘草汤。天麻10g，白芷10g，女贞子15g，枸杞子10g，山茱萸10g，熟地黄15g，川芎6g，白芍20g，白蒺藜10g，全蝎3g，僵蚕10g，地龙10g，豨莶草10g，蔓荆子10g，丹参15g，延胡索15g，炙甘草5g。10剂，水煎服，每日1剂，分两次服用。

二诊（2021年10月22日）：服药后前述诸症明显改善，耳鸣已不著，舌淡红，苔薄黄，脉弦细。原法合拍，加减续进。天麻10g，白芷15g，白芍15g，白蒺藜10g，山茱萸10g，熟地黄15g，女贞子10g，枸杞子10g，川芎10g，全蝎3g，僵蚕10g，首乌藤20g，蔓荆子10g，炙甘草5g，豨莶草10g，地龙10g，延胡索15g。10剂，水煎服，每日1剂，分两次服用。

随诊：头痛头晕诸症已消失。

**按语：** 头为诸阳之会，脑为清灵之府，五脏六腑之精气皆上注于此。"颠顶之上，唯风可到"，肝为风木之脏，其经上循颠顶，故本病必兼风邪；肾藏精生髓，脑为髓海，肝肾同源，肝体阴而用阳，肝体主柔和全赖肾精肝血滋养。肾精不充，则发为两耳蝉鸣，健忘空痛。肝血不荣，四肢发麻，血不足，则气失所载，清阳不升，则头晕目眩。肝肾同源，乙癸同源，总是密切相关。精血化生汤是樊老自拟之方，取六味地黄丸之三补（熟地黄、山药、山茱萸）合四物汤（熟地黄、当归、川芎、芍药）合二至丸（女贞子、旱莲草）而成，功能补肾精，生营血，益肝肾。本案略有加减，然其用方之思路不变，以熟地黄、山茱萸、女贞子、枸杞子补肝肾、养精血、充骨髓；熟地黄、白芍养血柔肝、缓急止痛；川芎、丹参、白蒺藜、延胡索则能行气活血止痛；防风、白芷、蔓荆子芳香辛散、祛风止痛，善达头面，引药直达病所；全蝎、僵蚕、地龙组合，有止痉散之意，患者以脑缺血为病因，痰瘀为致病因素，考虑虫类药性药味不宜过多，故去蜈蚣，加僵蚕、地龙，合天麻之力，加强祛风通络功效。甘草既可调和诸药，又能伍白芍柔络止痛，全方协同，共奏补肾祛风，化瘀通络止痛之功。

**病案 4：** 孙某，女，45 岁，衡阳县西渡镇供销社人。初诊时间：2018 年 6 月 26 日。

**主诉：** 头痛 4 年。

**症候：** 左侧偏头痛，每遇紧张、劳累，受寒则发作，并伴有恶心呕吐，头晕目胀，心烦易怒，失眠，多梦，舌苔薄白，脉弦。查体：血压 130/80mmHg，头部 CT 未见异常。

**西医诊断：** 偏头痛。

**中医诊断：** 头痛。

**辨证分型：** 肝火上扰，痰瘀互结。

**治法：** 清肝息风，化痰通络止痛。

**方药：** 散偏汤合天麻止痉散合芍药甘草汤加减。白芍 20g，川芎 30g，白芷 1.5g，柴胡 3g，香附 10g，白芥子 9g，郁李仁 3g，法半夏 10g，天麻 20g，全蝎 3g，防风 10g，蜈蚣 1 条，延胡索 15g，甘草 6g。7 剂，水煎服，每日 1 剂，分两次服用。

二诊（2018 年 7 月 3 日）：诉服药后头痛明显好转，程度减轻，舌质淡红，苔薄白，脉弦，继服上方 10 剂，以巩固疗效。

**按语：**偏头痛属于中医"头风""偏头风"范畴，中医学描述其症状为"其痛暴发、痛势甚剧，或左或右或连及眼齿，痛止则如常人"。多见于神经血管性头痛、紧张性头痛等，病由络脉瘀滞不畅夹风痰阻滞所致。散偏汤出自清·陈士铎《辨证录》，主治"偏头痛，或痛在左，或痛在右，时轻时重，悠悠不已"，功能活血行气、化痰导滞、祛风止痛，是治疗风邪袭于少阳之偏头痛的良方。凡头风痛属风寒瘀或痰瘀患者，悉主以本方。若因风寒，可加荆芥、防风；疼痛剧烈，可加羌活、延胡索；阴血亏虚，可加生地黄、当归；拘挛掣痛，常加胆南星、僵蚕、全蝎。对神经性及血管收缩性头痛，皆多灵验。若为血管扩张性头痛，加贯众则取效亦捷。樊老常用此方治疗偏头痛，疗效甚佳。湖南名医彭坚教授认为此方创造独特疗效有三个基点，一是川芎用至 30g，二是郁李仁作为止痛药，三是君药（川芎）与臣药（白芷）之比达到 20：1。樊老习而用之，在用此方时较为关注药效量比。此外"久病入络""久痛必瘀"，樊老治疗头痛日久不愈者喜用搜风通络的虫类药和活血化瘀之品，延胡索治一身上下诸痛，且西医学认为延胡索能解胃肠平滑肌的痉挛，"胃和则卧安"，延胡索有改善睡眠之功，方证合拍，疗效可期。

（邓玉红）

医<br>案<br>精<br>选

# 腹痛

腹痛是指以胃脘以下、耻骨毛际以上部位发生疼痛为主症的病证。其发病多与脾、胃、小肠、大肠、肝、胆、肾、膀胱、胞宫等脏腑相关，病位可分为脘腹、胁腹、脐腹、少腹及小腹。由于涉及脏腑较多，不同部位的腹痛所代表的脏腑不同，且伴随症状也各不相同。樊老将其梳理为脾胃病者多为脘腹痛，常伴有恶心呕吐、反酸、嗳气、纳差等；肝胆病者多为胁腹痛，常伴有胁痛、身目尿黄及脾胃病的相关症状；大、小肠病者多为脐腹痛、少腹痛，常伴有腹泻、肠鸣、便血等；肾病者多为少腹痛，常伴有咳喘、小便不利、遗精、颜面及下肢浮肿等；膀胱病者多为小腹痛，常伴小腹肿、不得小便等；胞宫病者多为少腹痛，常伴有月经失调、白带异常、不孕等。

关于腹痛的病因病机在《黄帝内经》即有所记载，在《金匮要略·腹痛寒疝宿食病脉证治》也有论述，如"病者腹满，按之不痛为虚；痛者为实，可下之"。樊老秉承历代医家经验理论，言腹痛辨证当以"虚实"为纲，并将其病机归纳为"不通则痛"和"不荣则痛"。实证者，多与气滞、感寒、热积、血凝、痰阻、食积、虫积相关，均可致气机阻滞，气血经脉不畅，此为"不通则痛"；虚证者，多与气虚、血虚等相关，为脾胃虚寒，运化乏力，气血不足，致"不荣则痛"。各种病因又可互相影响、相互兼杂，从而发展为虚实夹杂之证。《医学发明·泻可去闭葶苈大黄之属》篇提出了"痛则不通"，对此樊老认为腹痛论治当以"通"为用，即在辨明寒热虚实用药基础上适当予理气、活血、通阳等疏导之法，并认为温、补、下、和、消为治疗腹痛的五大法，因"人体腹为阴"，三阴脏均在腹内，故腹痛证多偏于寒，故"温"为其最常用之法。樊老还认为"中焦虚损"这一病机可贯穿于腹痛发病的任何阶段，故处方时习惯合用芍药甘草汤缓中补虚。若寒偏盛，多用乌药、沉香、炮姜；湿偏盛，多用苍术、藿香、石菖蒲；偏血瘀，多用玄参、三七、桃仁、莪术、穿山甲；偏气虚，多用黄芪、党参、茯苓、白术；饮食积滞，多用麦芽、稻芽、炒鸡内金、焦山楂；肝气郁滞，多用柴胡、枳壳；肿瘤类，多用半枝莲、半边莲；伴胃痛、呕，多用猫爪草、刺猬皮、旋覆花、甘松等。樊老尤其擅长治疗小儿肠系膜淋巴结炎引起的腹痛，认为病机多为痰瘀互结、邪热壅滞，故自创清热散结方，以四妙勇安汤之二味（山银花、玄参）、五味消毒饮之三味（山银花、蒲公英、紫花地丁）为底方，配以猫爪草、皂角刺为药对，进行灵活加减合方，常合用升降散（大黄、姜黄、蝉蜕、白僵蚕）、四妙散（苍术、牛膝、黄柏、薏苡仁）、四逆散等方，效果甚佳。

**病案1**：刘某，女，45岁，衡阳县西渡人。初诊时间：2019年11月8日。

主诉：腹痛3年。

症候：腹痛，以脐周隐痛为主，时作时止，遇冷痛甚，得热痛减，纳差，夜寐可，手足欠温，面色少华，口干不欲饮，小便调，大便3～

4次/天，质稀色黄，舌淡苔白，脉沉缓。

西医诊断：慢性肠炎？

中医诊断：腹痛。

辨证分型：脾胃阳虚，经脉失养。

治法：温阳健脾，缓急止痛。

方药：芍药甘草汤加减。白芍20g，炙甘草6g，炮姜2g，麦芽30g，稻芽30g，炒白扁豆10g，焦山楂10g，苍术5g，白术5g，茯苓15g。

服药7剂后复诊，患者诉腹痛、纳差症状明显好转。再予上方5剂，服用后诸症均消，嘱其合理饮食，避免辛辣之品。

**按语：**患者因素体脾阳亏虚，脾失健运，致气血不足，经脉失养，致不荣则痛，病变部位以脐腹为主，秉承"不荣则痛"的原则，使用芍药甘草汤加减。芍药甘草汤出自张仲景的《伤寒论》，方中芍药养血敛阴，柔肝止痛；甘草补中缓急，二药合用，酸甘化阴，滋阴养血，可解腹痛挛急之病证。且现代临床研究表明，芍药甘草汤有明显的解痉、止痛功能，其解痉作用随着白芍、甘草的配伍比例从1:1至6:1的不断递增而增强，故樊老认为，在此病例中应根据患者的病情变化，适时调节白芍及甘草的配伍剂量。此外，方中加用炮姜，此药苦、涩、温，入脾、肝经，具有温中止痛止泻之效，三药合用，共奏温阳健脾，缓急止痛之功。脾阳久虚，脾失健运，恐湿邪内生，阻滞气机，故使用白术、茯苓健脾益气；炒白扁豆、苍术健脾燥湿；稻芽、麦芽、焦山楂等健脾消食，多药合用，使患者症状俱消。

**病案2：**邱某，女，12岁，衡阳县西渡人。初诊时间：2017年10月10日。

主诉：腹痛1周。

症候：剑突下及脐周疼痛，伴腹胀，恶心欲呕，喜热饮，口干口苦，嗳气，纳寐可，二便调，舌尖红，苔薄白，脉弦细。查体：脐周压痛拒按。胃镜示：慢性非萎缩性胃炎伴胆汁反流；碳14呼气试验阴性；腹部彩超示：肠系膜区多发淋巴结声像。

西医诊断：①慢性非萎缩性胃炎伴胆汁反流；②肠系膜淋巴结炎。

中医诊断：腹痛。

辨证分型：痰瘀互结、邪热壅滞。

治法：清热散结，化瘀止痛。

方药：自拟清热散结方加减。猫爪草10g，皂角刺10g，紫花地丁20g，蒲公英10g，山银花20g，白芍10g，延胡索10g，刺猬皮10g，玄参10g，牡蛎30g，旋覆花10g，沉香3g，甘松10g，佛手10g，高良姜2g。

服药5剂后腹痛症状明显好转，再予上方5剂，服用后诸症均解。

**按语：** 小儿因形体未充，卫外不足，常感受外邪且邪毒留恋，进而下迫于肠，与痰食湿互结，致不通则痛，病变部位以脐腹为主。此类腹痛属于西医的肠系膜淋巴结炎，为回、结肠区域淋巴结的炎症，多见于儿童。多数医家认为痰湿、气滞、血瘀为此病症结之所在，治疗上宜化湿、行气、化瘀，在于解除其痰湿、气滞及血瘀之互结。而樊老在此基础上认为互结之邪久郁可以化热，故自创清热散结方（猫爪草10g，皂角刺10g，紫花地丁20g，山银花20g，白芍10g，延胡索10g，蒲公英10g，玄参10g，牡蛎30g），方中猫爪草、皂角刺合用清热散结解毒，为治疗瘰疬要药；蒲公英、山银花、紫花地丁为清热解毒之品，可称为"中药类抗生素"，现代多个研究表明它们均具有抗炎、镇痛、抗菌之效；牡蛎软坚散结；玄参活血化瘀；白芍缓急止痛；延胡索理气化瘀止痛，多药合用共奏清热散结、化瘀止痛之功。除腹痛之症，此患者还合并胃脘痛，故方中加用旋覆花、甘松、刺猬皮、佛手等，可理气止痛，和胃止呕，佐以少剂量温热之品，如高良姜、沉香，以防止药物格拒，提高多药合用之疗效。

**病案3：** 孙某，女，30岁，衡阳市人。初诊时间：2017年11月5日。

主诉：反复腹痛1年。

症候：小腹胀痛，痛处喜按，矢气后胀减，口不渴，厌食，夜寐可，二便调，舌淡，苔薄白，脉沉细。查体：小腹部压痛。

西医诊断：腹痛查因。肠胃炎？

中医诊断：腹痛。

辨证分型：脾肾阳虚，寒凝气滞。

治法：健脾温肾，理气散寒。

方药：四磨饮子合芍药甘草汤加减。酒白芍15g，沉香3g，乌药10g，延胡索10g，麦芽30g，稻芽30g，炙甘草6g。

服药 7 剂后腹痛、厌食症状明显好转，再予上方 5 剂服用后诸症均解。

**按语：** 治疗腹痛当以"通"字立法。《医学真传》言："夫通者不痛，理也。但通之法，各有不同。"故"通"并非单指攻下通利，而是在辨明寒热虚实的基础上适当予理气、活血、通阳等疏导之法。此患者病变部位以小腹为主，乃脾肾阳虚，中脏虚寒，气血不能温养而"不荣则痛"，阳虚寒凝，气机不畅而"不通则痛"，故樊老使用芍药甘草汤可补虚缓急止痛；又使用四磨饮子加减温中散寒理气，因木香主治脾胃气滞或湿阻中焦之气滞，枳壳性寒且破气力强，宜治气滞实证，故方中只取乌药、沉香。乌药性温味辛，入肝、脾、肾经，具有行气止痛、温肾散寒之功效，《本草撮要》谓其"功专消风顺气，得沉香治胸腹冷气"，故两药合用诸冷能除，凡气堪顺。延胡索理气止痛；麦芽、稻芽健胃消食，多药合用，力专效佳。

**病案 4：** 唐某，男，55 岁，衡阳县西渡镇人。初诊时间：2020 年 1 月 5 日。

主诉：腹部胀痛反复发作 1 年。

症候：胁腹胀痛，时发时止，情志不畅时加重，伴恶心欲呕，口苦，手足不温，纳可，夜寐可，小便调，大便干结难解，三四天 1 次，舌红，苔薄白，脉弦。

西医诊断：腹痛查因。

中医诊断：腹痛。

辨证分型：肝郁气滞，肠燥夹瘀。

治法：疏肝理气，润肠通便。

方药：四逆散加减。柴胡 10g，延胡索 10g，火麻仁 30g，炙甘草 4g，白芍 15g，枳壳 10g，旋覆花 10g，桃仁 10g。

服药 5 剂后腹痛症状明显好转，无恶心欲呕，大便两日一解，再予上方 5 剂，服用后诸症均解。

**按语：** 少阳病之时，外来或内生的邪热壅塞半表半里，机体气机郁滞，血与阳气运行受阻，气机上逆，则恶心欲呕、口苦；阳气难以外达，则手足不温；邪犯阳明大肠，则腑气不通，大便难解，不通则痛，则出现腹痛；结合病史、症状及舌脉，辨为肝郁气滞，肠燥夹瘀之证。《桂林古本伤寒论》载"少阳病，气上逆，令胁下痛，甚则呕逆，此为胆气不降也，柴胡芍药枳实甘草汤主之"，故樊老使用四逆散加减。方中柴胡、枳壳同用，一升一降，共奏气机枢转之功；柴胡、芍药，一气一血，调节气血郁滞；芍药、甘草同用，缓急止痛，扶助正气；因"理其气者，必调其血"，故方中加用延胡索、桃仁，奏理气止痛、活血化瘀之功；桃仁与火麻仁合用以润肠通便；旋覆花降气止呕，诸药合用，则气机顺，瘀血化，腑气通。

（颜丽花　王雁　阳力）

# 胃痛

　　胃痛，又称胃脘痛，是以上腹部胃脘部近心窝处疼痛为主症的病证。《黄帝内经》最早记载胃脘痛，《兰室秘藏》首立"胃脘痛"一门，将胃脘痛的证候、病因病机和治法明确区分于心痛，使胃痛成为独立的病证。《医学真传·心腹痛》曰："夫通者不痛，理也。但通之之法，各有不同，调气以和血，调血以和气，通也；下逆者使之上行，中结者使之旁达，亦通也；虚者助之使通，寒者温之使通，无非通之之法也。"指出要辨证理解和运用"通者不痛之法"。樊老认为，脾主运化，主升清，胃与脾同属中焦，主受纳、腐熟水谷，主通降，脾胃共为"后天之本"，而外邪、饮食、情志等病因可产生气滞、寒凝、热郁、湿阻、血瘀等病理因素，进而导致胃气郁滞，络脉失和，不通则痛，而素体脾虚或久病又可使胃阴亏虚、脾胃阳虚，进而导致脾胃虚弱，胃络失养，不荣则痛，因而胃痛的治疗主要从"通降"两方面来入手，临床上樊老用"以温为通""以散为通""以补为通""以消为通""以降为顺"等治法来治疗胃脘痛，常收到很好的效果。

　　樊老认为，治疗慢性胃炎，首辨虚实、寒热、在气在血。一般来说，疼痛拒按为实；隐隐作痛，得食则舒为虚；肠鸣喜温为寒；喜冷爽气为热；胀属气，痛属血，辨证明确，用药精准，疗效才会显著。临床上，如有压痛，则用延胡索、刺猬皮；嗳气用旋覆花，严重者加用沉香；胃脘饱胀，食后尤甚，用徐长卿；脘腹胀满，则选用佛手、甘松、代代花、厚朴、香附、乌药等；反酸用海螵蛸、瓦楞子；吞酸用黄连、吴茱萸；肠鸣，后重，矢气则舒用石菖蒲、炮姜，喜温用高良姜；结合西医学检查结果，幽门螺杆菌感染者加用蒲公英、败酱草；纳谷不馨，酌用山楂、神曲、麦芽；胃阴不足用沙参、石斛、麦冬、乌梅等；便溏用焦山楂、白扁豆；兼有气血亏虚乏力者，用黄芪、党参、红参、白参、西洋参之属，收效甚捷。对于长期难愈的胃脘痛或者服用其他治胃痛药无效者，舌苔白或薄白，脉象弦或沉细弦，或细滑略弦，胃脘喜暖，痛处喜按，但又不能重按，大便或干或溏，虚实寒热症状夹杂并见者，樊老首推焦树德先生的三合汤（良附丸、百合汤、丹参饮），樊老认为其既主气又主血，既主寒又主滞，用之临床，如辨证准确，疗效喜人。

　　樊老对于胃病，主张微观辨证，可借助现代检查手段，进一步延伸四诊的检查，评估治疗效果。比如胃黏膜充血水肿，樊老认为"血不利则为水"，可酌加淡渗利水之品；胆汁反流性胃炎出现的口干、口苦与少阳典型证切合；胃肠息肉可作为癥瘕的早期表现，可在瘀血证不明显时及时扼杀，常用土鳖虫、皂角刺、猫爪草、鸡内金为对，活血消癥。在用药方面，常用麦芽、稻芽、鸡内金为健脾消食三药，亦可加神曲、山楂；甘松、佛手、代代花为和胃三药；常用刺猬皮、九香虫、乌药止痛；慢性胃病多兼血瘀，有"胃病久发，必有聚瘀"之说。治疗上应重视祛瘀生新，可选用延胡索、田三七、五灵脂、刺猬皮等。瘀血严重者，可加乳香、没药；嗳气明显，予旋覆花、代赭石同包煎，加强降逆止气之效果，轻者，亦可合莱菔子降气；反吐酸水，予海螵蛸、瓦楞子，制酸止痛。对于合并胃出血，严重者，急予西医外科介入手术，及时止血、输血，以摄生为要；轻症则推荐张锡纯之补络补管汤（生龙骨、生牡蛎、山茱萸、三七），以其收敛之性，修复出血之胃络，验之有效，亦可予仙鹤草、白及、三七、云南白药之属；严重失血者，在及时输血的基础上，若血红蛋白未明显升高，亦可配合中药，予当归补血汤加减合方益气生血，取"有形之血不可速生，无形之气所当急固"之意是也。

　　**病案1：**欧某，男，57岁，衡阳县人。初诊时间：2011年4月15日。
主诉：胃脘胀痛1个月余。

症候：嗳气，喜温，纳差，寐可，大小便可，舌质淡，苔白微腻，脉弦细。

西医诊断：功能性消化不良。

中医诊断：胃痛。

辨证分型：肝气郁结，横逆犯胃，胃失和降，兼夹寒湿。

治法：疏肝和胃，降逆散寒。

方药：自拟疏肝降气和胃方配合良附丸加减。甘松10g，佛手10g，代代花10g，醋香附10g，厚朴10g，沉香3g，石菖蒲10g，苏叶6g，乌药10g，莱菔子12g，高良姜3g，旋覆花10g，麦芽30g，稻芽30g。5剂，水煎服，每日1剂。服后症状明显好转，继服5剂症消。

按语：《临证指南医案·脾胃》曰："脾属己土，戊阳己阴，阴阳之性有别，脏宜藏，腑宜通……纳食主胃，运化主脾，脾宜升则健，胃宜降则和。"樊老秉承了叶氏脾胃分治的理念，认为胃气以降为顺，以通为用。患者肝郁气滞，横逆犯胃，胃失和降，气机阻滞则发胀痛，胃气上逆则嗳气，喜温，舌苔白腻，考虑兼夹寒湿，樊老自创疏肝降气和胃方（甘松、佛手、代代花、厚朴、沉香、乌药、香附、苏叶）配合良附丸加减疏肝和胃，降逆散寒，只服5剂症减，10剂症消，其效颇捷。其中特别一提代代花之用，其最早记载于《开宝本草》，因代代的果实最开始为深绿色，成熟后显橙黄色，至第2年春夏，又变成青绿色，第3年时又会有同样的一个循环，故名"代代"。其味甘、微苦，性平，归肝、胃经，功能理气宽胸，适用于胸闷不舒、不思饮食、呕恶等症状，樊老颇为喜用，常用于胁痛、胃痛类疾病。

**病案2**：唐某，女，44岁。衡阳县人。2021年2月23日。

主诉：胃脘部隐痛半个月。

症候：喜温喜按，神疲乏力，食少便溏，舌淡苔白，脉细。胃镜示：十二指肠球部溃疡（A1期）；急性胃黏膜病变？C14呼气试验示：阴性。

西医诊断：十二指肠球部溃疡。

中医诊断：胃痛。

辨证分型：脾胃虚寒，中气不足。

治法：温中补气，和里缓急。

方药：黄芪建中汤合四君子汤加减。黄芪30g，酒白芍20g，党参15g，炙甘草9g，桂枝12g，山药30g，白及10g，茯苓15g，白术15g，大枣15g。5剂，水煎服，每日1剂，分两次服用。

二诊（2021年2月28日）：上方服5剂后胃痛明显缓解，乏力、纳食好转，再予上方10剂，以固疗效。另予散剂内服（白及50g，海螵蛸50g，浙贝50g，田三七50g，代代花50g，白参150g，共研细末，每次3～5g，每日3次，饭前30分钟冲服）。

**按语**：慢性胃病病程长，病情缠绵，从起因看，多与脾胃虚弱有关；从虚实辨证看，常虚多于实，因实致虚，虚证贯穿发病全过程。脾胃虚寒之胃痛，治疗首推李东垣的升阳益气法，重用黄芪、党参健脾益气以补虚固本。脾气得健，脾阳充足，寒从何来？黄芪建中汤出自《金匮要略》，"虚劳里急，诸不足，黄芪建中汤主之"，主治脾胃虚寒，中气不足。患者胃脘部隐痛，喜温喜按，舌淡苔白，脉细，为中焦虚寒的表现；神疲乏力，食少便溏，为脾气虚弱的表现，宗"虚则补之""劳者温之"之旨，樊老选用黄芪建中汤合四君子汤加减。现代药理研究表明，黄芪建中汤具有抗溃疡及促进溃疡愈合、抑制胃酸分泌和肠管运动以及提高机体免疫力等作用，再配合白及收敛止血，亦能修复胃黏膜；山药健脾，共奏温中补气，和里缓急之功。二诊樊老根据病情自拟散剂分次冲服，白及修复胃黏膜，海螵蛸制酸护胃，浙贝母化痰消癥，田三七活血定痛，代代花理气止痛，白参益气健脾，乃善后良方。

**病案3**：贺某，男，59岁，衡阳县人。初诊时间：2020年5月6日。

主诉：胃脘部胀痛1个月。

症候：胃脘部胀痛，喜温，嗳气，反酸，时有干呕，纳差，舌淡，苔白，脉弦。胃镜示：慢性非萎缩性胃炎伴胆汁反流、糜烂。C14示阴性。

西医诊断：慢性非萎缩性胃炎伴胆汁反流、糜烂。

中医诊断：胃痛。

辨证分型：气逆痰阻，兼夹寒邪。

治法：降逆化痰，行气和胃。

方药：旋覆代赭汤合疏肝降气和胃方（自拟）合良附丸加减。旋覆花、沉香、代赭石各15g，姜半夏10g，乌药15g，紫苏叶10g，甘松15g，佛手 15g，徐长卿 15g，代代花 30g，厚朴 10g，木香 12g，高良姜 10g，麦芽 30g，稻芽 30g，炒鸡内金 30g，甘草 9g，神曲 10g。3 剂，水煎服，每日 1 剂，分两次服用。

二诊（2020 年 5 月 9 日）：上 3 剂服后，胃脘部胀痛、嗳气、反酸均好转。上方继用 5 剂，水煎服。

三诊（2020 年 5 月 16 日）：上 5 剂服后，胃脘部胀痛、嗳气明显好转，已无干呕，仍时有反酸，苔由白转淡，上方加用海螵蛸 15g（打碎），5 剂，水煎服。

四诊（2020 年 5 月 22 日）：上 5 剂服后，已无胃胀，嗳气好转，仍反酸，三诊方加用瓦楞子 30g（打碎），10 剂，水煎服。愈。

按语：《伤寒论》"伤寒发汗，若吐若下，解后，心下痞硬，嗳气不除者，旋覆代赭汤主之"，本方主治胃虚气逆痰阻。该患者无明显胃气虚的表现，故去人参、大枣；胃脘部胀痛、脉弦，考虑存在肝郁气滞，不通则痛，故配合疏肝降气和胃汤疏肝降逆和胃，加用徐长卿止痛，现代药理研究表明其有镇静止痛作用。服药后仍有反酸，故加海螵蛸、瓦楞子加强制酸止痛。"百病皆由痰作祟"，痰饮为病，往往复杂且迁延，宜谨守病机，随证治之。

**病案 4**：吴某，男，57 岁，衡阳县人。初诊时间：2021 年 6 月 21 日。

主诉：胃脘部疼痛 1 周。

症候：1 周前因吃夜宵后出现胃脘部疼痛，胀满拒按，嗳腐吞酸，大小便尚可，舌苔厚腻微黄，脉滑。胃镜（2020 年 2 月 4 日）示：慢性非萎缩性胃炎伴糜烂。

西医诊断：慢性非萎缩性胃炎伴糜烂。

中医诊断：胃痛。

辨证分型：食滞胃肠。

治法：消食和胃止痛。

方药：保和丸加减。焦山楂 10g，白扁豆 10g，麦芽 30g，稻芽 30g，炒鸡内金 10g，神曲 10g，蒲公英 30g，败酱草 10g，甘草 5g。5 剂，水煎服，每日 1 剂。

按语：樊老治病，灵活辨证，圆机活法，方无定方，法无定法。本方抓住主要矛盾，即为食滞胃肠，用山楂消饮食积滞，尤善消肥甘之积，神曲消酒食陈腐之积。《药性论》"麦芽，消化宿食，破冷气，去心腹胀痛"，既可消食，又可除胀；稻芽亦可消食和中，健胃开脾，樊老常两者合用。白扁豆补脾和中、化湿；鸡内金、神曲、焦山楂消食健胃；蒲公英、败酱草清热止痛，以防食积郁而化热；甘草调和诸药。5剂服后病即除。

**病案5**：赵某，女，58岁，衡阳市人。初诊时间：2021年12月24日。

主诉：脘腹胀痛3年。

症候：经胃镜检查诊为慢性非萎缩性胃炎，无肠化，无增生。服用各类中西药物，疗效不佳，慕名找樊老诊治。刻诊：胃脘痞满胀痛，纳食过多或情绪不佳尤甚，拒按喜温，时有嗳气、呃逆，形体消瘦，二便调，舌红苔白，脉弦。

西医诊断：慢性非萎缩性胃炎。

中医诊断：胃痛。

辨证分型：食滞胃肠。

治法：疏肝解郁，和胃降逆。

处方：良附丸加减。炒刺猬皮10g，醋延胡索10g，旋覆花10g，沉香3g（后下），甘松10g，佛手10g，代代花10g，姜厚朴10g，高良姜2g，醋香附10g，徐长卿10g，炙甘草5g。5剂，水煎服，每日1剂。

二诊加炒麦芽30g，再10剂，诸症消失。

**按语**：慢性胃炎是指由各种原因引起的胃黏膜炎性病变。临床表现主要有胃脘饱胀、食后尤甚，或有嗳气、胃痛、烧心、反酸、大便不调等兼症。根据其临床特征，樊老认为本病属于中医学"痞满""胃痞"的范畴。其病因不外乎肝气犯胃、脾胃虚寒、气滞血瘀等。方以活血、行气、止痛之延胡索配伍行气止痛之刺猬皮，一在气，一在血，同为方中主药，甘松、佛手、代代花、姜厚朴、醋香附行气化滞止痛，加强主药作用，为臣药，旋覆花、沉香降逆，高良姜温中，甘草调和诸药，同为佐使，徐长卿性温味辛，有祛风散寒、止痛、解毒、消肿之功效。国医大师朱良春临床多用香附治疗脘腹胀痛，香附者，气病之总司，一切气滞证皆可应用。樊老治疗胃病，尤喜用炒麦芽、谷芽，不仅可消食和中，尚有疏肝作用。综观全方，选药精当，组方严谨，既符合胃以通降为顺的生理特性，又切中肝郁气滞血瘀的病机，故能获得满意的效果。樊老在脾胃病方面，深入学习了李东垣、王好古、叶天士等大家经验，也借鉴、吸收了近现代脾胃方面的专家经验，如焦树德、董建华等，樊老认为学习间接经验也是快速提高中医水平的重要环节。值得注意的是，慢性胃炎病势虽缓，但病程较长，所以治疗要缓图，要坚持，且要节饮食，调情志，三分在治，七分在养，不可不知。

（颜丽花　王雁　阳力　邹卫国）

# 胁痛

胁痛病名出自《黄帝内经》，是指以一侧或两侧胁肋部疼痛为主要表现的病证。病位在肝胆，与脾胃、肾密切相关，肝络失和为基本病机。西医学中急性肝炎、慢性肝炎、肝硬化、肝寄生虫病、肝癌、急性胆囊炎、慢性胆囊炎、胆石症、胆管蛔虫以及胁间神经痛等疾病以胁痛为主要症状时均可以参考本病辨证论治。根据"不通则痛""不荣则痛"理论，胁痛病在治疗上首辨虚实，实证以气滞、血瘀、湿热为主，病程短，疼痛较强烈，拒按，治以祛邪疏通为主；虚证多为阴虚不足，脉络失养，病程长，常为隐痛，绵绵不休，治以扶正柔肝为主。

樊老认为，肝为刚脏，体阴而用阳，故疏肝与养肝为治疗肝病之基本，在临证时注意"疏"与"养"结合，疏泄中不忘柔养，柔养中不忘疏理，同时不忘调理脾胃，滋养肾阴，随证加减，方能获得良效。仲景云"夫治未病者，知肝传脾，当先实脾"，樊老谨遵此法，治疗上首推四逆散类方和大小柴胡类方，能肝脾同治，防止进一步传变。樊老认为如急慢性肝炎、胆囊炎、胆结石、胆道蛔虫、肋间神经痛等，凡以胁痛为主要表现者，要善于运用现代仪器来帮助诊查，在治疗上不要排斥西医学的介入干预，如脂肪肝引起的胁痛，往往湿热内盛，查血脂指标一般会升高；骨折引起的胁痛，在影像学支持下，可以进一步明确病因，转入外科诊疗，在用药上偏于活血止痛、强筋壮骨之类，如活络效灵丹、延胡索、骨碎补、自然铜、狗脊、补骨脂等骨伤科药物。对于胁痛既要辨病，包括中医的病、西医的病，也要辨证，审证查因，中西医结合才能更快、更好地减轻患者痛苦，恢复机体健康。

**病案1**：周某，男，61岁，衡阳县演陂镇人。初诊时间：2020年4月2日。

主诉：右胁肋部疼痛2个月。

症候：患者2个月前，无明显诱因出现右胁肋部刺痛，痛连胸背部，无畏寒、发热，无咳喘，多家医院就诊，各项理化检查均未见异常，经中医投以疏肝理气之剂及西药消炎镇痛药，疗效不显，故来我院就诊。现症见：右胁肋部刺痛，牵扯胸背部，入夜尤甚，口苦，腹胀，纳差，二便调。舌质紫暗，舌底脉络迂曲，有瘀点，苔白，脉弦。心肺腹体查未见异常体征。胸部CT、腹部B超、肝功能、乙肝三对均未见明显异常。

西医诊断：胁痛查因。

中医诊断：胁痛。

辨证分型：瘀血阻络。

治则：活血祛瘀，理气止痛。

方药：旋覆花汤加减。旋覆花10g（包煎），茜草10g，延胡索10g，丹参10g，土鳖虫10g，香附10g，川楝子10g，没药10g，麦芽30g，桃仁10g，红花4g，当归10g。5剂，水煎服，每日1剂，分两次服用。

二诊（2020年4月7日）：胁痛大减，仍腹胀，纳呆，二便调，舌质紫暗，舌底脉迂曲，有瘀点，苔白，脉弦。旋覆花10g（包煎），茜草10g，延胡索10g，丹参10g，土鳖虫10g，香附10g，茯苓10g，枳壳10g，党参10g，麦芽30g，红花4g，当归10g，代代花10g，厚朴10g，甘草6g。5剂，水煎服，每日1剂，分两次服用。服药后随访，胁痛消失，纳食尚可。

**按语**：旋覆花汤出自《金匮要略》方，由旋覆花、葱、茜草三味组成，共起疏肝通络，散结行瘀的作用。旋覆花汤主治肝着病，所调肝着，系肝脏气血郁滞，着而不行，症见"其人常欲蹈其胸上"。后世叶天士取旋覆花汤辛通之用，视之为"辛润通络"之祖方，认为络病"宜辛甘润温之补，盖肝为刚脏，必柔以济之"，在用药上，"凡久恙必入络，络主血，药不宜刚""议以辛润宣畅通剂""辛润通络"等。叶天士常加当归、桃仁、柏子仁三味药物作为基本方，因"初病在经在气，久病入络入血"。

医案精选

本案患者久痛入络，阻滞气机，气滞血行不畅，久而成瘀，瘀阻肝络而发为胁痛。前期虽予以疏肝理气，瘀血未去，则疼痛难除。方中旋覆花下气而善通肝络，《本经疏证》谓其味咸，甘温，主结气胁下满，下气消胸上痰结，通血脉。佐以桃仁、红花、丹参、茜草以活血化瘀；没药散瘀定痛，麦芽量大健脾疏肝；香附、川楝子、延胡索行气止痛，配以土鳖虫，借虫蚁血中搜逐，以攻通邪结，则胁痛自除。二诊时，患者现脾虚之象，加用党参、茯苓、厚朴、代代花以理气健脾，标本同治，痼疾自愈。

**病案 2：**张某，男，32 岁，衡阳县库宗镇人。初诊时间：2020 年 5 月 6 日。

主诉：右胁肋部胀痛 1 个月余。

症候：患者形体肥胖，喜食甜品，近 1 个月来出现右胁肋部胀痛，熬夜或饮酒后更甚，易疲劳，在县人民医院就诊，完善腹部 B 超检查，诊断为"脂肪肝"，予以护肝治疗，疗效不佳，今来我院就诊。现症：右胁肋部胀痛，神疲乏力，纳差，二便调。舌淡红，苔白腻，脉滑。查体：形体肥胖，心肺（－），腹软，肝区轻叩击痛，肝脾未扪及。腹部彩超：脂肪肝。肝功能：转氨酶及胆红素轻度增高。

西医诊断：脂肪肝。

中医诊断：胁痛。

辨证分型：脾虚湿盛，痰湿内阻，肝郁血瘀。

治法：疏肝理气，健脾祛湿。

方药：理气降脂方（自拟）。柴胡 10g，茯苓 10g，白术 10g，薏苡仁 30g，山楂 10g，决明子 10g，荷叶 10g，生鸡内金 10g，丹参 10g，泽泻 10g，麦芽 30g，虎杖 10g。10 剂，水煎服，每日 1 剂，分两次服用。

二诊（2020 年 5 月 16 日）：患者胁肋胀痛好转，仍感乏力，易疲劳，纳差，舌淡红，苔薄白，脉滑。上方加党参 15g，山药 30g，绞股蓝 15g。10 剂，水煎服，每日 1 剂，分两次服用。随访，胁痛缓解，纳食好转。

**按语：**脂肪肝是西医学病名，在古代医籍中无脂肪肝的病名及相关描述，根据本病的临床表现，可归属于中医的"胁痛"等病的范畴。该患者由于嗜食肥甘厚味，使脾失健运，湿浊聚成痰，肝失疏泄，以致痰湿阻肝络而发为胁痛。樊老自拟理气降脂方，方中柴胡疏肝解郁；茯苓、白术、薏苡仁健脾利湿；荷叶、决明子、生鸡内金、泽泻、虎杖、丹参利湿化浊活血以降脂；麦芽重用至 30g，既能健脾，又能疏肝。二诊患者脾胃气虚，"见肝之病，知肝传脾，当先实脾"，故加用党参、山药以健脾益气。樊老在治疗脂肪肝时尤喜使用绞股蓝。绞股蓝味苦微甘、性凉，归肺、脾、肾经，具有益气健脾、化痰止咳、清热解毒的功效，可用于治疗体虚乏力、虚劳失精、白细胞减少症、高脂血症、病毒性肝炎。现代药理学研究也证实，绞股蓝含有一种特殊成分甘茶蔓糖苷，具有滋补、消除疲劳、抗衰老、消炎、防癌等多重功效，非常适合脂肪肝患者，可以有效减少沉积在肝脏的脂肪，并降低血脂，可谓此病之"靶标药"。

**病案 3**：肖某，女，57 岁，衡阳县台源镇人。初诊时间：2020 年 9 月 2 日。

主诉：右胁肋部隐痛反复发作 1 年，再发 15 天。

症候：近 1 年来常因劳累后出现右胁肋部隐痛，伴头晕、神疲乏力，未予重视，自服护肝片后稍缓解。15 天前熬夜后又出现右胁肋隐痛，伴腹胀、乏力，在家休息后无缓解，今来我院诊治。现症见：右胁肋部隐痛不适，腹胀，神疲乏力，手足心热，口苦，寐差，二便调，舌质红，苔白，脉弦细。查体：皮肤巩膜无黄染，心肺（-），腹软，肝区轻叩击痛，肝脾未扪及。乙肝病史 5 年。腹部彩超（本院）：肝实质回声光点增粗。肝功能（本院）示 ALT85U/L，AST67U/L，D-BiL15.4mmol/L，余正常。

西医诊断：乙型肝炎。

中医诊断：胁痛。

辨证分型：疫毒犯肝，久伤肝阴，肝肾阴虚。

治法：滋养肝肾，益气健脾。

方药：一贯煎加减。生地黄 15g，南沙参 10g，当归 10g，枸杞子 30g，川楝子 10g，茯苓 10g，山药 30g，佛手 10g，太子参 15g，板蓝根 10g，郁金 10g，白芍 10g，甘草 10g，黄芪 30g，垂盆草 15g，酒萸肉 10g。10 剂，水煎服，每日 1 剂，分两次服用。

二诊（2020 年 9 月 12 日）：患者诉稍感右胁肋部刺痛、头晕乏力明显改善，纳食稍好转，舌红，苔白，脉弦细。上方去酒萸肉，加麦芽 30g，丹参 10g，延胡索 10g。10 剂，水煎服，每日 1 剂，分两次服用。

随诊：服药后患者自觉症状消失，复查肝功能已正常。

**按语：**患者久患肝病，病毒久伤肝阴，肝肾阴虚，肝络失养则见胁肋隐痛，治当滋养肝肾，和络止痛。对于慢性肝病的治疗，樊老在临证时认为扶正与祛邪是不可忽视的两个方面。治肝当先实脾，在滋养肝肾的同时，尤重健脾益气以扶正；祛邪也是针对病毒的治疗，有毒当清当解，常用板蓝根、蒲公英、白花蛇舌草、金银花、垂盆草清热解毒；同时"久病必瘀"，注意要活血祛瘀，以提高疗效。方中生地黄、枸杞子、当归滋养肝肾，以柔肝体；太子参、黄芪、山药、茯苓、南沙参健脾益气养阴；川楝子、佛手疏肝理气，使补而不滞；板蓝根清热解毒；芍药、甘草酸甘化阴；酒萸肉滋补肝肾；垂盆草清热利湿，临床常用来治疗肝炎、肝功能受损、黄疸等，用以降转氨酶，是一味不错的"靶标药"。二诊患者胁肋刺痛，加用丹参、延胡索以活血止痛，麦芽量大疏肝，如此合方肝阴得养，肝气得疏，脾虚得健，血瘀得祛，则胁痛自除。

**病案 4：**夏某，男，54 岁，衡阳县渣江镇人。初诊时间：2020 年 11 月 5 日。

**主诉：**右胁肋部胀痛反复发作 2 年余，再发 5 天。

**症候：**患者 2 年前出现右胁肋部胀痛，在当地医院就诊，完善 B 超检查示：胆囊泥沙样结石伴胆囊炎，予以抗炎及利胆治疗后缓解，后常因饮食不节而复发。此次于 5 天前饮酒后又出现右胁肋部胀痛，在家服用消炎利胆片，疗效不显，故来我院就诊。现症：右胁肋部胀痛，放射致右肩部，口干苦，纳差，大便干，小便黄，舌淡红，苔黄，脉弦滑。查体心肺（-），腹软，墨菲征阳性，肝脾未扪及。腹部彩超：胆囊泥沙样结石；慢性胆囊炎。

**西医诊断：**慢性胆囊炎。

**中医诊断：**胁痛。

**辨证分型：**肝胆湿热蕴结，久滞不散，聚而成石。

**治法：**清利湿热，利胆排石。

**方药：**大柴胡汤合金铃子散加减。柴胡 10g，黄芩 10g，栀子 10g，姜半夏 10g，茯苓 10g，炒鸡内金 15g，金钱草 30g，皂角刺 10g，虎杖 10g，泽泻 10g，川楝子 10g，延胡索 10g，海金沙 30g（包煎）。7 剂，水煎服，每日1剂，分两次服用。

二诊（2020年11月2日）：右胁肋部胀痛减轻，仍纳差，舌淡红，舌根苔薄黄，脉弦。上方去半夏、虎杖、海金沙，加陈皮10g，山楂10g，麦芽30g，神曲10g。10剂，水煎服，每日1剂，分两次服用。

**按语：** 胆石症是指湿热浊毒与胆汁互结成石，阻塞于胆道而引起的疾病。胆石症在中医学属于"胆胀""胁痛"等范畴。胆结石患者常疼痛剧烈难忍，碎石术后易复发。国医大师李佃贵治疗胆结石，分为通腑排石法、活血溶石法、消痰化石法三法，配以不同的治疗方式，樊老习用之。本案患者因饮食不节，酿湿生热，肝胆湿热蕴结日久，与胆汁互结，聚而成石。宗《内经》之"木郁者达之""结者散之"，辨病与辨证相结合的指导原则，以清利湿热，软坚散结为治疗原则，药选柴胡、川楝子以疏肝解郁，使肝气条达；黄芩、栀子、虎杖清利肝胆湿热，清腑热；泽泻、茯苓利小便，体现了通腑排石的临证之法；加鸡内金、金钱草、海金沙即三金排石汤，能溶石排石；皂角刺、延胡索能活血化瘀定痛；麦芽健脾疏肝，诸药组合，可使结石逐渐溶解，以至消散。二诊，陈皮易半夏，加山楂、麦芽、神曲三药，健脾之力更著。樊老治结石尤喜用鸡内金，认为鸡内金善于消石化积，能化各类结石等异物，又能增加中焦脾胃消化功能，用之治疗肝胆结石，每收良效，堪称治疗肝胆结石良药。

（黄新华　石刚）

# 腰痛

腰痛是以腰脊或脊旁部位，腰的一侧或两侧以疼痛为主症的一种病证。相当于西医学中的腰椎间盘病变、腰肌纤维炎、强直性脊柱炎、脊柱旁组织疾患、腰肌劳损等疾病。中医认为腰痛的发生，主要是因外邪侵袭、跌仆闪挫、年老体虚等所致。腰痛发病前常有居处潮湿阴冷、涉水冒雨、跌仆闪挫、腰椎劳损或劳累过度等相关病史。

传统中医认为腰痛的病因病机为邪阻经脉、腰府失养而导致腰痛，分为外感与内伤腰痛。外感腰痛多为寒、湿、热邪痹阻经脉，气血不畅，不通则痛；内伤腰痛多因肾之精气不足，腰府失养，偏于阴虚则腰府不得濡养，偏于阳虚则腰府不得温煦，故而腰痛。本病病位主要在肾，与膀胱经、督脉、带脉和肾经等经脉密切相关。樊老认为本病治疗应当注重辨病与辨证相结合，腰痛治疗以补肾为主，但不可一味蛮补，需辨外感与内伤，分清腰痛之虚实。"腰为肾府，肾虚则腰痛"，肾虚为本，寒湿热阻、气滞血瘀为标，先治疗外感，后治疗内伤，寓补于通，寓通于补，整个治疗过程中注重于补肾及活血化瘀，以身痛逐瘀汤为主方加减。寒湿腰痛合以甘姜苓术汤散寒行湿、温经通络；湿热腰痛合以四妙丸清热利湿、舒筋止痛；肾阴虚腰痛合以左归丸滋补肾阴、濡养经脉；肾阳虚腰痛合以右归丸补肾壮阳、温煦经脉。对于腰痛的治疗，在平时尚需注意腰部保暖，或加用腰带托固护，避免劳欲太过，防止感受外邪，嘱患者平睡硬板床时用两条毛巾垫于腰下，避免挑重担、提重物。保持正确的坐、卧、行体位，避免腰部跌损闪仆，减少腰痛发生的风险。若是临床上腰椎间盘突出、腰椎滑移、腰椎管狭窄严重等患者则同时需进行中西医结合治疗，也可配合针灸、牵引、推拿等现代理疗方法，有助于腰痛的康复。

**病案 1**：邓某，男，40 岁，衡阳县金兰镇人。初诊时间：2017 年 6 月 14 日。

主诉：腰痛 3 个月余。

症候：患者诉 3 个月前活动后出现腰部胀痛，劳累、房事后胀痛更甚，伴脱发、心烦、入睡欠佳，舌质淡，苔白，脉弦细。双肾 B 超、腰椎 CT 检查均未见明显异常。

西医诊断：腰肌劳损。

中医诊断：腰痛病。

辨证分型：肝肾亏虚。

治法：补肝益肾，柔筋止痛。

方药：六味地黄丸加减。当归 10g，川芎 2g，赤芍 10g，红花 4g，党参 15g，黄芪 10g，鸡血藤 15g，枸杞子 30g，山茱萸 10g，杜仲 10g，熟地黄 20g，牡丹皮 10g，泽泻 10g，山药 30g，黑芝麻 30g，炙甘草 6g，知母 15g。7 剂，水煎服，每日 1 剂，分两次服用。

二诊（2017 年 6 月 22 日）：服用上方后自诉心烦消失，入睡可，感阵发性腰部胀痛，劳累时发作，舌质淡，苔白，脉细。上方去知母、泽泻、红花，加牛膝 15g，狗脊 30g，肉苁蓉 10g，淫羊藿 10g，10 剂，水煎服，每日 1 剂，分两次服用。

服完药后病愈。

**按语：**腰为肾之府，多虚而常不足。肝肾同源，肝主筋，肝虚无以荣筋，筋脉失养则拘挛作痛。患者年轻，工作压力大，劳累过度，伤及肝肾，肝肾亏虚，则腰府失养，不荣则痛，表现为腰部胀痛，劳累房事后耗伤气血则胀痛更甚，脱发、心烦、入睡欠佳以及舌质淡、苔白、脉弦细均为肝肾亏虚，偏肾精不足之象。故用六味地黄丸调补肝肾，方中三补山茱萸、熟地黄、山药配伍杜仲、枸杞子、黑芝麻补益肝肾；牡丹皮、泽泻、知母清虚热、降肾浊；当归、川芎、赤芍、鸡血藤、红花活血通络；党参、黄芪补气健脾，气血生化有源，精血同源，肾精得以补充，在补益肝肾基础上加补气药，效果更佳。炙甘草调和诸药。二诊根据脉舌，去泽泻、知母、红花三药，加狗脊、肉苁蓉、淫羊藿、牛膝以加强温肾阳、强筋骨之力。而对于肝肾不足、偏肝筋失养者，樊老自拟舒筋汤（鸡血藤 15g，威灵仙 10g，延胡索 10g，白芍 30g，木瓜 15g，舒筋草 15g，全蝎 3g，宽筋藤 15g，怀牛膝 10g，乌梢蛇 15g，小伸筋 15g，甘草 5g），根据"急则治其标"，首选舒筋汤缓筋脉之挛急，后期以补益肝肾，固本为主。重用白芍、甘草，酸甘化阴缓筋急，药性守而不走，对肢体放射状胀痛疗效较好。腰痛日久患者，在辨证的基础上，加虫蛇类搜风通络，有助于提高疗效。

**病案 2：**夏某，女，46 岁，衡阳县台源镇人。初诊时间：2018 年 11 月 27 日。

**主诉：**腰背部疼痛半个月，加重 5 天。

**症候：**患者半个月前无明显诱因出现腰背疼痛，脊椎间有压痛，在县人民医院服用中成药无效，近 5 天受凉后加重，并全身酸胀痛，肌肉痛，偶尔咳嗽，纳可，舌质淡，苔白，脉紧。

**西医诊断：**腰棘上韧带损伤、腰肌劳损。

**中医诊断：**腰痛。

**辨证分型：**肾虚腰痛。

**治法：**补肾强腰。

方药：青娥丸加减。杜仲 15g，补骨脂 15g，胡桃肉 10g，川牛膝 10g，醋乳香 6g，没药 6g，威灵仙 10g，槲寄生 30g，鸡血藤 15g，甘草 6g，罗汉果 15g，大蒜 5 枚。5 剂，水煎服，每日 1 剂，分两次服用。

二诊（2018 年 12 月 4 日）：服用上方后，腰痛明显好转，再服 5 剂，病情痊愈。

**按语**：不明原因腰痛，无明显阴阳偏虚，用青娥丸（《太平惠民和剂局方》）补肾强腰。方中杜仲、胡桃肉温补肝肾；补骨脂补肾益精；大蒜温阳散寒止痛，诸药合用，共奏补肾强腰，散寒止痛之功。加槲寄生、牛膝补肝肾强腰膝力效；久病入络，恐有气血瘀滞，故用醋乳香、没药，加强活血行气作用；威灵仙祛风祛湿；鸡血藤养血通络；偶有咳嗽，以罗汉果清肺利咽、化痰止咳。大蒜药食两用，味辛，归脾、肺经，亦取其治顿咳的妙效，现代药理研究佐证其具有抗病毒及细菌的作用。全方共调阴阳气血，故病情痊愈。

**病案 3**：颜某，女，53 岁，衡阳县西渡镇人。初诊时间：2019 年 3 月 14 日。

主诉：腰部疼痛 1 个月余。

症候：患者 1 个月前无明显诱因出现腰部疼痛，伴手足心热，心烦，潮热，神疲无力，腰膝酸软，舌淡，苔少，脉细。双肾 B 超正常，腰椎 X 线检查示腰椎退行性病变。

西医诊断：腰椎退行性病变。

中医诊断：腰痛病。

辨证分型：肾阴亏虚。

治法：滋补肾阴。

方药：独活寄生汤加减。独活 15g，杜仲 15g，桑寄生 30g，续断 15g，牛膝 15g，补骨脂 10g，焦栀子 10g，牡丹皮 10g，全蝎 3g，土鳖虫 10g，生地黄 15g，预知子 20g，炙甘草 5g。7 剂，水煎服，每日 1 剂，分两次服用。

二诊（2019 年 3 月 22 日）：服上方后，腰部疼痛减轻。仍心烦，手足心热，阵发性潮热午后为甚，舌脉同前，改用知柏地黄汤加减。知母 10g，黄柏 10g，山茱萸 10g，山药 10g，熟地黄 15g，生地黄 10g，牡丹皮 10g，泽泻 10g，茯苓 10g，炙甘草 10g，赤芍 10g。7 剂，水煎服，每日 1 剂，分两次服用。

三诊（2019 年 4 月 2 日）：服用上方后，病情好转，症状基本消失，上方续服 5 剂，病痊愈。

**按语：**患者 53 岁，属于更年期女性，《黄帝内经》曰"女子七七，任脉虚，太冲脉少"，任脉、太冲脉主阴血，说明更年期女性阴血亏少。肾为腰之府，肾阴虚不足，无以濡养腰府。患者表现为腰痛，阴虚火旺则手足心热，潮热心烦，腰膝酸软，舌淡，苔少，脉细。前期用独活寄生汤滋补肝肾疗效尚可，腰痛减轻；后期患者表现为心烦，手足心热，阵发性潮热午后为甚，考虑阴虚火旺为主，用知柏地黄丸滋补肾阴同时又可降火清虚热，辨证准确，效果明显。方中山茱萸、山药、熟地黄三补滋补肝肾；丹皮、泽泻、茯苓三泻清虚热、泻肾浊，寓补于泻，寓泻于补之意；知母、黄柏清肾之虚火，同时加一味生地黄滋肾降火力效，加赤芍以清热。

# 肩痹

肩痹是以肩部疼痛，常伴有关节活动不利、关节重着等为主症的一种疾病，又称"五十肩""漏肩风""凝肩"等，归属于中医"痹证"范畴中的"肩痹病"，在《针灸资生经》中正式提出肩痹病的概念，相当于西医的肩周炎。肩周炎是一种肩关节囊和关节周围软组织的退行性、炎症性病变，以肩关节疼痛以及肩关节主被动活动逐渐受限为临床特点的常见病，临床上多见于 45 岁以上中老年人，早期以疼痛为主，疼痛特点为日轻夜重，晚期以功能障碍为主，外展、外旋以及后伸功能受限最明显。

传统中医学理论认为肩痹病机多为虚实夹杂，初期以实证为主，后期以虚证为主。气血亏虚、肝肾不足，致风寒湿邪侵袭；或损伤经脉，经脉痹阻失养，病位在肩、关节、经络。樊老临证处方时，若病证偏重于气血痹阻不通，以通痹汤和身痛逐瘀汤为主方，治法注重活血化瘀，常用鸡血藤、土鳖虫、川芎、当归等活血化瘀药物，用桑枝、姜黄引诸药直达病所，同时达到疏通经脉的效果；若风寒湿证显著者以三痹汤加减；若以气血亏虚证为主用黄芪桂枝五物汤加减。樊老认为在肩痹的整个治疗过程中，还需要患者配合康复锻炼，如适当进行肩关节松动以改善局部血液循环，通畅气血，并保持饮食清淡，情志畅达，避免受风寒，以促进痊愈，临床上可配合针灸、理疗等方法，温经通络，改善肩关节血供，促进慢性炎症吸收，有利于恢复。

**病案1**：尹某，男，72岁，衡阳县西渡镇人。初诊时间：2022年2月2日。

主诉：左肩进行性疼痛3个月余。

症候：患者于3个月前受凉后出现左肩部疼痛并逐渐加剧，近1个月左上肢外展活动受限明显，疼痛难忍，疼痛呈阵发性胀痛、抽痛为主，且日轻夜重，睡眠欠佳，大小便正常，舌质淡，苔白腻，脉弦细。在多家医院行肩关节正侧片检查未见异常，本人拒绝肩关节磁共振检查。

西医诊断：肩周炎。

中医诊断：肩痹病。

辨证分型：寒湿瘀阻。

治法：温经散寒，舒筋通络。

方药：通痹汤加减。海桐皮30g，姜黄6g，乳香10g，没药6g，秦艽10g，羌活4g，威灵仙10g，鸡血藤12g，炙甘草6g，透骨草15g，当归10g，赤芍10g，舒筋草20g。7剂，水煎服，每日1剂，分两次服用。

二诊（2022年2月10日）：服上方后患者自觉左肩疼痛较前减轻，但仍有阵发性抽痛，舌质淡，苔白腻，脉弦细。上方加全蝎3g，僵蚕10g，继服5剂，水煎服，每日1剂。

三诊（2022年2月16日）：服药后患者偶感左肩关节抽痛，夜间入睡可，舌质淡，苔白，脉弦。继续服用上方10剂，嘱其适当肩关节锻炼。

随诊病情痊愈。

**按语**：患者感受寒湿之外邪，未及时治疗，寒湿凝滞，导致气血瘀阻，不通则痛，日久血瘀较甚，故时感左肩疼痛日轻夜重，影响睡眠。用通痹汤散寒祛湿，同时配伍乳香、没药、姜黄、当归、鸡血藤、赤芍行气止痛，活血通络。方中秦艽、海桐皮、羌活、透骨草、舒筋草共奏祛风湿、舒筋通络之功；后期以抽痛为主，加全蝎、僵蚕疏风止痉通络，全方祛外邪的同时兼顾调理气血、活血通络，达到血行则外邪易除的效果。痹病患者用药时，医者为求速效，大多好味多量重，殊不知除痹之品，或有耗伤阴血之弊，或有苦寒败胃之祸，或有损肝坏肾之险。如选七八味、十余味中药，每味用量三五克，至多 10g 左右，嘱患者缓缓图治，大多收效良好。

**病案 2**：刘某，男，59 岁，衡阳县栏垅乡人。初诊时间：2021 年 4 月 29 日。

主诉：右肩关节进行性疼痛半年余。

症候：患者于半年前提重物后出现右肩关节疼痛，局部肿胀，按压疼痛尤甚，且疼痛逐渐加剧，近半个月因疼痛难忍，入睡差，活动受限，肩部核磁共振检查提示为肩袖损伤并滑囊、关节囊内积液，曾在县人民医院门诊治疗，右肩关节腔内抽出淡黄色液体约 80mL，第二次抽 50mL，并用消炎止痛药，配合针灸、理疗、按摩，病情时轻时重，今来我院治疗，舌质淡，苔白，脉弦紧。

西医诊断：肩周炎并肩袖损伤。

中医诊断：肩痹病。

辨证分型：痰浊阻络。

治法：健脾化痰，活血化瘀。

方药：指迷茯苓丸合桃红四物汤加减。法半夏 10g，茯苓 15g，白芥子 15g，枳壳 10g，芒硝 3g（冲服），姜黄 10g，当归 15g，丹参 20g，桑枝 30g，桃红 10g，红花 10g，川芎 10g，熟地黄 15g，甘草 10g。14 剂，水煎服，每日 1 剂，分两次服用。

二诊（2021 年 5 月 15 日）：服用上方后，患者觉右肩关节疼痛明显减轻，B 超报告提示肩关节腔仍有明显积液，上方加泽泻 10g，泽兰 10g，10 剂，水煎服，每日 1 剂，分两次服用。

三诊（2021 年 5 月 26 日）：服用上方后，患者右肩关节活动功能改善，偶有胀痛不适，上方加党参 20g，黄芪 30g，15 剂，水煎服，每日 1 剂，分两次服用。

四诊（2021 年 6 月 14 日）：服用上方后，患者自诉肩关节功能恢复正常，基本不痛，肩部 B 超检查无积液，舌脉正常，入睡可，前方去法半夏、丹参、桃仁、红花，加乳香 10g，没药 10g，7 剂，水煎服，每日 1 剂。

随诊无复发。

**按语：** 患者肩关节腔内积液明显，乃痰浊瘀阻，气血凝滞，久病入络，气血不畅，不通则痛，故表现为肩关节疼痛以及活动障碍明显。一诊予指迷茯苓丸合桃红四物汤加减，取茯苓、半夏化痰浊，以"澄其源"；白芥子解凝涤痰以"清其流"；当归、丹参、桃仁、红花、川芎活血逐瘀，消凝结的痰浊，桑枝、姜黄引诸药到达病所，熟地黄滋补肾肝、养血补虚。二诊提示关节腔仍有积液，加泽泻、泽兰利尿渗湿消痰饮。三诊加党参、黄芪着重扶正祛邪，补气行血。四诊去半夏、丹参、桃仁、红花，因久病及久用活血化瘀药物容易耗气伤血，改用乳香、没药行气止痛，巩固疗效，随证加减，临床疗效甚可。

**病案3：** 刘某，男，48 岁，衡阳县西渡镇人。初诊时间：2014 年 4 月 17 日。

**主诉：** 右肩关节疼痛 2 个月余。

**症候：** 患者自诉 2 个月前开春后天冷时发右肩关节疼痛，局部按压均痛，各个方向活动均障碍，逐渐出现右肩臂抬举障碍，且进行性加重。曾在多家医院求治，予以黄芪桂枝五物汤内服，活络止痛膏外贴，间歇治疗 1 个月效果不理想。查体：右侧肩关节局部不红不肿，按压、外展、后伸及上抬时疼痛，难以忍耐，功能障碍，舌质淡红，苔白，脉弦涩。肩关节 X 线片提示肩关节周围诸骨无异常。

**西医诊断：** 肩周炎。

**中医诊断：** 肩痹病。

**辨证分型：** 寒凝气滞。

**治法：** 温经散寒，通络止痛。

**方药：** 当归四逆汤加减。当归 10g，姜黄 10g，桑枝 30g，桂枝 10g，细辛 3g，赤芍 10g，白芍 10g，海桐皮 30g，秦艽 15g，丹参 10g，土鳖虫 10g，威灵仙 15g，川芎 3g，甘草 5g。7 剂，水煎服，每日 1 剂，分两次服用。并嘱局部配药渣热敷，并适当加强肩关节活动，功能锻炼。

**二诊**（2014 年 4 月 25 日）：服上方后，疼痛减轻一大半，特别是热敷后肩部感觉舒服，但关节活动仍受限，舌脉同前。上方中加乳香 10g，没药 10g，大血藤 15g，10 剂，水煎服，每日 1 剂，分两次服用。

三诊（2014年5月5日）：服用上方后，患者诉休息时肩关节无不适，肩部活动时稍有疼痛感，入睡可，再服原方10剂。

服完药后肩关节活动改善，恢复良好，疼痛消失。随访半年，未复发。

**按语：**患者因天冷而发病，属正气不足，风寒湿邪乘虚而入，留滞经脉，痹阻气血，不通则痛，故用当归四逆汤温经通络止痛。方中当归、土鳖虫、丹参、川芎、赤芍益气活血，气行则血行，桂枝、细辛、姜黄温经通络，《本草纲目》曰"桑枝，功专去风湿拘挛，得桂枝治肩臂痛"，所以樊老在此方中运用桑枝配伍桂枝，祛风通络力更强，秦艽、威灵仙、海桐皮祛湿通络。寒胜则痛，后期虽稍疼痛但以活动受限为主，考虑风寒湿邪大部分已除，以瘀血内阻为主，大血藤祛风行气止痛，并用药渣热敷，增加疗效缩短病程。加乳香、没药与当归、丹参相合，即张锡纯之活络效灵丹，功能活血化瘀，行气止痛，《医学衷中参西录》云此方治气血凝滞，疝瘕癥瘕，心腹疼痛，腿疼臂疼，内外疮疡，一切脏腑积聚，经络湮淤。樊老对张锡纯颇为推崇，认为其学术经验，实乃后世效仿的宝贵财富，希望后辈能仔细钻研。

# 项痹

项痹是以上颈项部强硬疼痛，上肢疼痛、重着、麻木为主症的病证。本病多见于40岁以上中老年患者，相当于西医学中的颈椎病，临床可表现为颈、肩背疼痛，颈部板硬，上肢麻木，颈部活动功能受限，伴有头痛、头晕、耳鸣、视物不清等症状。中医认为项痹的发生，常因年老体衰、肝肾不足，或久坐耗气、劳损筋肉，筋骨失养；或感受外邪、客于经脉，或扭挫损伤、气血瘀滞，经脉痹阻不通所致。项痹的发病往往与某些诱因密切相关，如夜寐露肩或久卧湿地，风寒湿外邪侵袭，反复扭挫伤，长期慢性劳损和颈椎间盘的退行性改变等。

张仲景指出"太阳病，项背强几几、无汗、恶风，葛根汤主之"，所以樊老治疗颈椎病多从太阳经论治，以葛根汤为主方，重用葛根，用量为30g，并根据患者颈椎退行性病变、颈肌劳损、头晕、上肢疼痛、麻木等症状选择不同药物，比如用补骨脂、骨碎补、狗脊、鸡血藤等药物治疗颈椎退行性病变；用桑枝、伸筋草、舒筋草、忍冬藤等药物治疗上肢麻木；用葛根、藁本、羌活、松节引诸药上达项部；气滞血瘀者按血痹论治，用土鳖虫、乌梢蛇、蜈蚣等虫类药物破血通经。整个治疗过程中需观察患者颈项部强硬、疼痛程度，肢体麻木等情况，嘱患者适当卧硬板床休息，如运动功能受限、病情较重者应去枕平卧休息，避免长时间低头。本病易反复，应注意防风寒、防潮湿，避免居暑湿之地，加强护理及功能锻炼，增强体质。部分项痹病急性期的患者通过单纯应用中药症状改善不显，可配合针灸、理疗、牵引、推拿等物理治疗方法。项痹病有严重的神经根或脊髓压迫见下肢瘫痪或猝倒者，须及时转诊，择期手术治疗。

**病案 1**：王某，女，51 岁，衡阳县樟树乡人。初诊时间：2019 年 8 月 5 日。

主诉：头晕、颈项部胀痛 2 个月余，加重半个月。

症候：患者诉 2 个月前受凉后出现头晕，颈项部胀痛，近半个月逐渐加重。曾在县人民医院进行头颅以及颈椎 CT 检查，头颅 CT 正常，颈椎 CT 提示颈 4-6 椎间盘中央型突出，服止痛药及中成药（具体药名不详）无效。现头晕、颈项部疼痛加剧，舌质红、苔白，脉弦紧。

西医诊断：颈椎病。

中医诊断：项痹。

辨证分型：风寒湿痹。

治法：祛风散寒，除湿止痛，活血通络。

方药：葛根汤加减。葛根 30g，白芍 10g，藁本 4g，羌活 4g，狗脊 10g，土鳖虫 10g，乌梢蛇 10g，威灵仙 10g，骨碎补 10g，鹿衔草 10g，鸡血藤 10g，甘草 6g。5 剂，水煎服，每日 1 剂，分两次服用。

二诊（2019 年 8 月 12 日）：服用上方后诉疼痛明显减轻。上方加赤芍 10g，再服 7 剂，水煎服，每日 1 剂。

后随诊，临床症状消失。

**按语**：患者外感风寒，因寒性收引，筋脉挛痛，首犯足太阳膀胱经，阻滞经络，气血运行不畅，不通则痛，故用葛根、藁本、羌活、威灵仙散风寒，疏通膀胱经络；久病致血瘀，故用土鳖虫、乌梢蛇祛风活血止痛；

鸡血藤、鹿衔草养血活络；狗脊、骨碎补强筋壮骨扶正；加一味白芍柔筋止痛；甘草调和诸药。二诊加赤芍，加强活血止痛效果，配方精简，效果明显。

**病案2**：李某，男，71岁，衡阳县西渡镇人。初诊时间：2019年8月26日。

主诉：颈部伴右上肢疼痛半个月。

症候：患者诉半个月前受凉，后出现颈部肿胀疼痛并牵扯右上肢疼痛，伴右手背肿痛，局部红肿灼热，舌质红，苔黄，脉弦细。

西医诊断：颈椎病。

中医诊断：项痹。

辨证分型：痰湿瘀阻，湿郁发热。

治法：祛风清热，除湿止痛，活血通络。

方药：葛根汤加减。葛根30g，白芍20g，藁本4g，羌活4g，秦艽10g，土鳖虫10g，乌梢蛇10g，鸡血藤12g，忍冬藤30g，威灵仙10g，全蝎3g，蜈蚣2条，泽泻10g，泽兰10g，伸筋草10g，甘草6g。5剂，水煎服，每日1剂，分两次服用。

二诊（2021年9月2日）：服用上当方后患者诉颈部胀痛、右上肢疼痛减轻一半，手背微肿，不热，大小便如常，舌质淡，苔白，脉弦。效不更方，再服10剂，病愈。

**按语**：患者起病急，进展快，因年老体弱，外感风湿留滞肢体、经络，故颈项部胀痛；湿郁久而发热，湿热阻滞气机，"热甚则肿"，故出现颈部及右手肿胀。方用葛根为君，升津达表，解肌散邪，配合羌活、秦艽、藁本解表祛湿止痛，缓解颈部肌肉痉挛；忍冬藤、威灵仙、伸筋草清热祛湿通络；泽兰、泽泻活血利水渗湿，消肿利尿；土鳖虫、乌梢蛇、鸡血藤活血祛风止痛；白芍养阴柔筋止痛；全蝎、蜈蚣活血化瘀、止痹痛，全方将散寒、祛风、止痛、祛湿、活血、通络、清热融为一体，故恢复较快。

**病案3**：邹某，女，56岁，衡阳县台源镇人。初诊时间：2020年5月3日。

主诉：颈项部胀痛3个月余。

症候：患者于 3 个月前活动后出现颈项部胀痛，伴耳鸣头晕，动辄乏力，纳可，大小便正常，夜寐可。舌质淡，苔薄，脉濡细。曾在县人民医院行颈椎 CT 检查，提示颈 4-5 椎间盘膨出、颈椎退行性病变。血压 130/80mmHg。

西医诊断：颈椎间盘膨出、颈椎退行性病变。

中医诊断：项痹。

辨证分型：肝肾亏虚。

治法：补益肝肾，活血通络。

方药：独活寄生汤加减。葛根 30g，杜仲 10g，土鳖虫 10g，骨碎补 10g，补骨脂 10g，羌活 3g，独活 10g，槲寄生 10g，威灵仙 10g，甘草 6g，磁石 30g，石决明 30g，乌梢蛇 10g，鹿衔草 15g，藁本 3g，鸡血藤 15g，白芍 15g。7 剂，水煎服，每日 1 剂，分两次服用。

二诊（2020 年 5 月 11 日）：患者诉服用上方后颈项部胀痛减轻，偶有头晕、耳鸣，已无不适。舌质淡，苔薄白，脉弦。上方加野生天麻 10g，再服 10 剂，病情痊愈。

**按语：**患者中年女性，务农辛劳过度，导致肝肾亏虚筋脉失养，不能上荣脑窍，故颈项部胀痛，头晕耳鸣。方中杜仲、槲寄生补肝益肾；骨碎补、补骨脂补肾壮骨；威灵仙、独活、羌活、鹿衔草祛风除湿；磁石、石决明、白芍平肝潜阳；土鳖虫、乌梢蛇祛风活血通络；鸡血藤养血活血；藁本、葛根引诸药达到膀胱经。二诊偶有头晕、耳鸣，加野生天麻平肝潜阳、息风止眩力效。全方运用补肝肾息肝风、活血通络、养血荣筋之药调服，效果佳，疗效满意。

# 膝痹

膝痹，属于中医"痹证""骨痹""筋痹""骨萎""筋痿"范畴，是由风、寒、湿、热等引起的以膝关节及肌肉酸痛、麻木、屈伸不利，甚或关节肿大灼热等为主症的一类病证。相当于西医的膝关节骨关节炎、创伤性膝关节炎、类风湿膝关节炎、痛风性膝关节炎、膝关节退行性病变等疾病范畴。中医学认为，膝痹多见于中老年人，因肝肾不足，筋骨失于濡养，正虚在先，复感风寒湿邪，流注经络，久之则气血壅塞，瘀滞不通，发为痹；或因患膝过度负重，或局部损伤，或久居寒冷潮湿之地，风寒湿邪乘虚侵入筋骨，气血津液瘀滞不行，筋骨失于温煦濡养，关节软骨及骨质结构破损，边缘增生形成骨刺。

传统中医理论认为膝痹本质为虚实夹杂，以风寒湿热之邪导致经脉痹阻为实，肝肾亏虚、经脉失养为虚，病位主要在膝关节、经脉、肌肉、骨。"肝主筋，肾主骨""腰为肾之府，膝为筋之府"，樊老认为本病治疗应当注重补益肝肾、强筋健骨，以独活寄生汤为主方加减，不仅运用杜仲、牛膝、槲寄生、狗脊、续断等补肝养肾药物，并擅于运用藤类以及草类药物，如忍冬藤、海风藤、青风藤、络石藤、伸筋草、舒筋草、大伸筋等药物疏风祛湿通络。偏阳虚者可加熟地黄、菟丝子、补骨脂、鹿衔草等温补肾阳；偏风寒湿者加桂枝、独活、威灵仙等祛风散寒、除湿止痛；偏风湿热者加薏苡仁、石膏、黄芩、忍冬藤、海风藤、秦艽等清热除湿、通络止痛；偏瘀血痹阻者加乌梢蛇、土鳖虫、鸡血藤等药活血化瘀、通络止痛。在本病整个治疗过程中亦要重视活血化瘀药物的运用，改善膝关节血液循环，有利于病情恢复。在临床上还需弄清本病发病的真实病因，及时对症、对因治疗，与西医诊断相结合，如骨质增生明显，可运用补骨脂、骨碎补、狗脊为药对强筋健骨；若为痛风性关节炎以及类风湿关节炎，需注重清利湿热药物的运用；若膝关节疼痛不肿不热，需考虑肝肾不足，注重补肝肾强膝，并可配合关节腔注射、针灸、放血、穴位贴敷、灸法、湿热敷、西药等共同治疗。患者平时需注意休息，减少行走，避免风寒，饮食清淡，达到防治结合的目的，可促进本病早日恢复，并降低复发率。

**病案 1**：席某，女，67 岁，衡阳县渣江镇人。初诊时间：2018 年 4 月 23 日。

主诉：右膝关节肿胀疼痛 1 个月余。

症候：患者 1 个月前活动后出现右膝关节胀肿疼痛，上楼、下楼更痛，以刺痛为主，局部不红不热，怕冷，制动时疼痛可减轻，腰膝酸软，纳可。舌质淡，苔白厚，脉弦细。查体：膝眼部软，有波动感，局部压痛。膝关节 X 线片提示胫骨平台有骨刺生长。

西医诊断：右膝关节骨性关节炎。

中医诊断：膝痹。

辨证分型：肝肾亏虚，寒湿阻络。

治法：温经散寒除湿，补肝肾强筋骨。

方药：独活寄生汤加减。土鳖虫 12g，盐杜仲 10g，川牛膝 10g，威灵仙 10g，薏苡仁 30g，茯苓 15g，泽泻 10g，木瓜 10g，鹿衔草 10g，甘草 6g，乌梢蛇 10g，续断 10g，鸡血藤 15g，狗脊 30g，白芥子 10g，全蝎 3 条，泽兰 10g，骨碎补 10g，补骨脂 10g。7 剂，水煎服，每日 1 剂，分两次服用。

二诊（2018 年 5 月 1 日）：服上方后，患者自诉小便增多，右膝关节疼痛、肿胀好转，局部关节疼痛得温敷可减轻。苔薄白，脉沉细。病情好转，上方 7 剂，水煎服，每日 1 剂。

三诊（2018 年 5 月 10 日）：服上方后，患者自诉右膝关节休息时疼痛消失，劳累、运行时仍有疼痛感，局部不肿。舌质淡，苔白，脉弦细。上方去泽泻、泽兰、全蝎，加熟地黄 15g，桂枝 10g，川乌 3g，10 剂，水煎服，每日 1 剂。

随访 3 个月，症状消失，未再发作。

**按语：**患者是因肝肾不足，风寒湿痰痹阻经络导致右膝关节疼痛。局部怕冷，关节肿胀，均为风寒湿痰痹阻经络之象，故用独活寄生汤补肾益精血、祛风湿通络；杜仲、牛膝、狗脊、续断补益肝肾、强筋骨；泽泻、泽兰、薏苡仁、茯苓活血利水，健脾胜湿；白芥子、补骨脂、骨碎补温助肾阳，扶正散寒。补骨脂、骨碎补配合狗脊强筋健骨力效；木瓜舒筋活络，鸡血藤活血通络，白芥子善清膜里膜外之痰。本病痰瘀互结，另可加全蝎、乌梢蛇、土鳖虫等虫类药钻透搜剔风痰痹阻；威灵仙、鹿衔草祛风除湿。三诊时还有休息时疼痛，肿胀已消失，考虑膝关节积液减少，故去泽泻、泽兰，加用熟地黄、桂枝、川乌温经散寒、通络扶正。本方用补血活血药偏多，本着"治风先治血，血行风自灭"之古训，因辨证正确，治疗效果明显。

**病案 2：**欧某，女，40 岁，衡阳县英陂人。初诊时间：2020 年 10 月 12 日。

主诉：左膝关节疼痛 20 天。

症候：患者 20 天前扭伤后致左膝关节疼痛，动则痛剧，局部无红肿、热痛、青紫现象，疼痛日轻夜重。来我院就诊，门诊左膝关节正侧位 X 线检查未见异常，予以中成药口服无效。现入睡差，大便正常，舌质淡，苔白，舌下络脉迂曲，脉弦紧。

西医诊断：左膝关节挫伤。

中医诊断：膝痹。

辨证分型：瘀血阻络。

治法：活血化瘀，通络止痛。

方药：独活寄生汤加减。独活 10g，泽兰 10g，青风藤 10g，薏苡仁 30g，土鳖虫 10g，狗脊 10g，杜仲 10g，续断 15g，骨碎补 10g，补骨脂 10g，松节 10g，没药 6g，醋乳香 6g，威灵仙 10g，泽泻 10g，木瓜 10g，鸡血藤 15g，桑枝 30g，槲寄生 30g，鹿衔草 10g，甘草 6g。10 剂，水煎服，每日 1 剂，分两次服用。

二诊（2020 年 10 月 22 日）：患者自诉服用上方后，左膝关节疼痛减轻一半，入睡好，故不更方，上方再服 5 剂，病愈。

**按语**：患者有扭伤病史，曾伤及局部肌肉、筋骨、关节、经络，导致气血瘀阻不通，不通则痛。方中乳香、没药行气活血止痛，土鳖虫、泽兰、鸡血藤活血通络；独活、续断、杜仲、槲寄生补益肝肾；补骨脂、骨碎补、狗脊强筋健骨；青风藤、松节、威灵仙、鹿衔草、桑枝祛风祛湿；薏苡仁健脾渗湿。本方以独活寄生汤补肝肾，益气活血通络，加入大量行气活血通络药直通经络，此即"气血流中易，痹痛自已"之意。

**病案 3**：徐某，女，47 岁，衡阳县西渡镇人。初诊时间：2021 年 9 月 6 日。

主诉：双膝关节疼痛 2 个月余。

症候：患者 2 个月前受凉后出现双膝关节疼痛，双下肢无力，局部怕冷，天气骤然变冷时，疼痛加剧，曾在县人民医院行风湿四项检查均正常，双膝关节 X 线片提示双膝关节退行性变。舌质淡，苔白，舌体偏肿大，边有齿痕，脉沉细。

西医诊断：双膝关节退行性病变。

中医诊断：膝痹。

辨证分型：肾阳亏虚。

治法：温补肾阳。

方药：桂附八味丸加减。狗脊 30g，杜仲 10g，续断 15g，牛膝 10g，鸡血藤 15g，威灵仙 15g，土鳖虫 10g，乌梢蛇 10g，鹿衔草 10g，薏苡仁 30g，松节 10g，木瓜 10g，槲寄生 30g，预知子 20g，淫羊藿 10g，熟地黄 20g，炙甘草 6g。10 剂，水煎服，每日 1 剂，分两次服用。

二诊（2021 年 9 月 16 日）：服用上方后，患者自诉双下肢乏力怕冷减轻，余同前。舌质淡，苔白，脉细。上方去薏苡仁、威灵仙，加杜仲 15g，续断 15g。10 剂，水煎服，每日 1 剂，分两次服用。

三诊（2021 年 9 月 26 日）：服用上方后，偶感双膝关节疼痛，劳累后有加重现象，上方去乌梢蛇、土鳖虫，再加鸡血藤 30g，山茱萸 10g，茯苓 10g，10 剂，水煎服，每日 1 剂。

回访病愈。

**按语：** 根据患者临床症状、舌脉，辨为肾阳虚合并肝肾不足。因肝主筋，肾主骨，两者均损，无以濡养关节、经脉，肾阳不足则怕冷，双下肢乏力、脉沉细、舌质淡均为肝肾不足之象，用桂附八味加淫羊藿汤加减补肾壮阳。方中淫羊藿、熟地黄调补阴阳；续断、杜仲、槲寄生、牛膝、狗脊补肝肾、强筋骨；预知子能坚补肾水；土鳖虫、乌梢蛇、鸡血藤通经活络；木瓜、鹿衔草、威灵仙、松节祛风祛湿；薏苡仁健脾渗湿；后期去薏苡仁、威灵仙、乌梢蛇、土鳖虫以免久用祛风湿药及破血药太过损伤津液，增加杜仲、续断、鸡血藤的用量及山茱萸助养血补血、补益肝肾之力，增加茯苓顾护脾胃，共奏扶正祛邪之功，故恢复后再未发作。

（彭桂元　胡兰兰）

# 浊瘀痹

"浊瘀痹"是国医大师朱良春提出的，针对的是痛风引起的"痹证"，与痛风发病密切相关的是体内的嘌呤代谢紊乱和尿酸排泄减少，中医认为属于"湿浊"范畴。由于人体湿浊内生过多，造成脾肾功能失调，脾失健运，不能分清泌浊，则湿浊流注关节、肌肉，造成气血运行不畅，经络阻塞而形成痹痛，西医称为痛风性关节炎。临床是以多个趾、指关节卒然红肿疼痛，逐渐加剧如虎咬，昼轻夜甚，反复发作，可伴发热、头痛等症。多见于中老年男性，可有痛风家族史。常因劳累、暴饮暴食、摄入高嘌呤食物、饮酒及外感风寒等诱发。初起可单关节发病，以第一跖趾关节多见，继则足踝、足跟、手指和其他小关节，出现红肿热痛，甚则关节腔可有渗液，反复发作后，可伴有关节周围及耳郭、耳轮及趾、指骨间出现"块瘰"（痛风石）。实验室检查血尿酸增高。发作期白细胞总数可增高。必要时行肾脏B超探测、尿常规、肾功能等检查，以了解痛风后肾脏病变情况。X线摄片检查可示软骨缘邻近关节的骨质有不整齐的穿凿样圆形缺损。治疗原则为祛风散寒、清热利湿、活血通络、利水消肿。樊老在治疗此证时，擅于用土茯苓、绵萆薢、威灵仙、薏苡仁、土鳖虫、虎杖、全蝎等药清热利湿，通络止痛，泄浊化瘀。同时注重调护，嘱患者注意避免辛辣刺激，少食或不食啤酒、海鲜、豆制品等容易滋生湿热的食物。

**病案1**：凌某，男，75岁，衡阳县人。初诊时间：2021年11月22日。

主诉：右侧大趾及右踝关节疼痛3天。

症候：患者3天前饮酒后出现右侧大趾旁及右踝关节处疼痛不适，活动时痛甚，红肿，皮温稍高，口干渴，烦闷不适，小便黄，大便可。舌质红，苔黄腻，脉滑数。

西医诊断：痛风性关节炎。

中医诊断：浊瘀痹。

辨证分型：湿热痹阻。

治法：清热利湿，通络止痛。

方药：自拟痛风方。土茯苓50g，绵萆薢10g，威灵仙10g，薏苡仁30g，虎杖10g，柴胡10g，黄芩10g，天花粉10g，全蝎2g，滑石30g，甘草5g，土鳖虫10g，石斛10g，泽泻10g，知母10g，泽兰10g，防己10g，秦艽10g，川牛膝10g。5剂，水煎服，每日1剂，分两次服用。

二诊（2021年11月27日）：患者服上方5剂后，症状较前明显缓解，效不更方，继服原方10剂。嘱患者多饮温开水，禁食酒类、海鲜类及豆制品等高嘌呤食物。

**按语**：元·朱丹溪立"痛风"一名，其病因有血虚、血热、风、湿、痰、瘀之异，治疗拟痛风通用方，分上、下肢选择用药，对于后世影响很大。樊老吸取前人经验自拟痛风方，以土茯苓、绵萆薢、威灵仙、薏苡仁为主药，旨在祛风除湿，解毒消肿，通络止痛。其中土茯苓主要功效为消肿解毒，祛湿通络；绵萆薢祛风除湿，舒经通络止痛；威灵仙辛散宣导，走而不守，宣通十二经络，对改善关节肿痛确有殊功；薏苡仁主要功效是健脾渗湿，除湿止痛，除痹止泻。现代研究证明土茯苓、绵萆薢、威灵仙、薏苡仁均具有抗炎及调节免疫的功效，能促进尿酸的排泄，降低血尿酸水平。泽泻、泽兰、秦艽、防己是泄浊解毒之良药，佐以全蝎、土鳖虫、虎杖等活血化瘀之品，可促进湿浊泄化，溶解瘀结，推陈致新，增强疗效，改善症状，降低血尿酸浓度。川牛膝在此方中一是活血利水，引血、水下行；二是滋补肝肾。诸药合用，共奏清热利湿，通络止痛之功。

**病案 2**：邹某，男，47 岁，衡阳县人。初诊时间：2020 年 10 月 21 日。

主诉：双踝关节疼痛反复发作 5 年，再发伴头晕 10 天。

症候：患者诉 5 年前无明显诱因反复出现双膝关节疼痛，外贴膏药处理，症状反反复复，未进行系统规律治疗。10 天前受凉后再发双踝关节疼痛不适，伴身困倦怠，头晕，腰膝酸痛，纳食少，脘腹胀闷，二便调。查体：舌质淡胖，苔白，脉细滑。肾功能检查：尿素氮 7.51mmol/L，肌酐 98.6mmol/L，尿酸 512.4mmol/L。尿常规基本正常。血脂四项基本正常。

西医诊断：痛风性关节炎。

中医诊断：浊瘀痹。

辨证分型：脾虚湿阻。

治法：健脾利湿，益气通络。

方药：自拟痛风方加四君子汤加减。土茯苓 30g，绵萆薢 10g，威灵仙 10g，鱼腥草 30g，茯苓 15g，蒲公英 30g，车前草 30g，甘草 6g，白参 10g，白术 10g。10 剂，水煎服，每日 1 剂，分两次服用。

二诊（2020 年 10 月 29 日）：服上方 10 剂后，诸症好转，原方再服 5 剂。

按语：《素问》记载："风寒湿三气杂至，合而为痹也。"并认为风气盛者为行痹，寒气胜者为痛痹，湿气胜者为着痹。营卫不和，阴阳失衡，脏腑受损导致正气虚衰是痹证发生的内因。可见痛风等痹证发生的原因，主要是因为机体内部脏腑经络阴阳失调，营卫不和，在此基础上复加外犯风寒湿邪的侵袭，二者相干而发病。樊老运用自拟痛风方加四君子汤治疗，旨在健脾利湿，益气通络。土茯苓、绵萆薢、威灵仙三药均能利湿祛浊，通利关节，并能促进尿酸的排泄，降低血尿酸水平。加用蒲公英、车前草、鱼腥草清热解毒除湿，利尿消肿。现代药理研究证明，车前草可促进排泄，帮助尿酸排出体外，可以抑制体内痛风石的出现，也能够使痛风石消散，缓解痛风症状。合用四君子汤益气健脾，调理气虚及脏腑功能失常，增强免疫力。蒲公英、车前草、鱼腥草均性属寒凉；白参、白术性微温，此方寒温并用，取其相反之性而达相成之妙。

**病案 3**：胡某，男，58 岁，衡阳县人。初诊时间：2020 年 6 月 11 日。

主诉：四肢关节疼痛反复发作 10 余年，再发 5 天。

症候：患者诉 10 年前无明显诱因反复出现双膝关节疼痛，疼痛程度较轻，故未进行系统规律治疗。5 天前多食后再发四肢关节疼痛不适，尤以双掌指关节及踝关节为甚，呈刺痛，时轻时重，双掌指关节肿大，可见多个皮下结节，畸形，屈伸不利，纳可，二便尚调。查体：舌质红，舌底脉络迂曲，脉弦涩。双掌指关节肿大，畸形，可见多个皮下结节，皮肤颜色稍紫，皮温不高。肾功能：尿素氮 8.68mmol/L，肌酐 110.6mmol/L，尿酸 476.5mmol/L。尿常规基本正常。

西医诊断：痛风性关节炎。

中医诊断：浊瘀痹。

辨证分型：痰瘀痹阻。

治法：活血化瘀，化痰散结。

方药：桂枝茯苓丸加减。赤芍 10g，牡丹皮 10g，茯苓 15g，桂枝 10g，虎杖 15g，薏苡仁 30g，萆薢 10g，泽泻 10g，泽兰 10g，忍冬藤 30g，威灵仙 15g，杜仲 18g，全蝎 3g，木瓜 15g，土鳖虫 10g，土茯苓 50g，鸡血藤 12g，槲寄生 30g，续断 12g，甘草 6g。10 剂，水煎服，每日 1 剂，分两次服用。

二诊（2020 年 6 月 21 日）：患者服上方 10 剂后，症状较前缓解，疼痛减轻，再服原方 10 剂。嘱患者多饮水，改变生活习惯，忌口高嘌呤食物，限制果糖及酒精的摄入。

**按语：** 西医认为痛风是一种由于血尿酸水平较高而导致尿酸结晶形成并沉积于关节内的疾病。中医认为，痛风是由风寒湿邪滞留肢体筋脉、关节、肌肉，闭阻经络，损伤筋骨而产生。病程长久，病情顽固多是寒湿凝滞，深入骨髓，阻滞气机，引发剧烈疼痛。樊老认为"久病多虚，久痛多瘀，久痛入络"，他擅用桂枝茯苓丸加味治疗痰瘀痹阻证之痛风。桂枝茯苓丸是张仲景《金匮要略》治疗下焦瘀血证的经典方剂，具有活血化瘀、止痛的功效，本方目前临床应用广泛，现用来治疗痛风，与一般止痛药不同，除了止痛效果好，更重要的是它还是治本的方，特别是针对长达十余年甚至几十余年的顽固痛风，常有起沉疴、断顽根的神妙疗效。方中桂枝温经散寒，活血通络；茯苓益气养心；牡丹皮、芍药活血化瘀，芍药并能养血和营。中医学认为，此病之规律：初病在气，久病在血。痛风多呈慢性，且反复发作，故必有血闭而不行，即血痹也。《神农本草经》认为，芍药可除血痹，因其秉木风而治肝，秉火气而治心，故除血痹。加用虎杖、土茯苓、薏苡仁、萆薢、泽泻、泽兰、忍冬藤、威灵仙利湿祛浊，通利关节，并能促进尿酸的排泄。木瓜舒筋通络，鸡血藤活血通络。本案寒湿、痰瘀、湿热互结，邪正混淆，胶着难解，此方除选用草木之品（如槲寄生、续断、杜仲）养血补肾培本外，又借虫类血肉有情之品（如土鳖虫、全蝎）搜风剔邪，散瘀涤痰，标本兼顾。

# 尪痹

尪痹是因先天禀赋不足，或因劳力过度，或因患者体虚以致营卫气血不足，正气亏虚，由风寒湿邪客于关节，气血痹阻，导致以小关节疼痛、肿胀、晨僵为特点的疾病。如居处潮湿阴冷，冒雨涉水，或劳后当风取冷，或汗后冷水淋浴等，内虚湿邪由体表侵入，流走于关节、经络、肌肉之间，与气血相搏结，以致气血运行不畅发生痹证，甚至导致关节变形，丧失劳动能力。尪痹以风、寒、湿、热、痰、瘀痹阻经络气血为基本病机，治疗以祛邪通络为基本原则，根据邪气的偏盛，分别予以祛风、散寒、除湿、清热、化痰、行瘀，兼以舒筋通络。久痹正虚者，应重视扶正，以益气活血、培补肝肾为法，虚实夹杂者，宜标本兼顾。樊老在辨证的基础上有针对性地使用药物，如根据疼痛部位、疼痛性质选择用药，并擅用露蜂房、土鳖虫、僵蚕、全蝎、乌梢蛇等虫类药攻坚破积、活血祛瘀、搜风止痉、通络止痛，以提高疗效。

**病案1**：刘某，女，50岁，衡阳县洪市镇人。初诊时间：2020年5月6日。

主诉：双手指关节肿痛反复发作2年，再发8天。

症候：患者于2年前无明显诱因出现双手指关节肿痛，症状反复，热水泡手后稍缓解，未予系统性检查及治疗。8天前受凉后再发双手指关节疼痛不适、重着、肿胀，尤以右侧第二、三、四指关节为甚，伴右腕关节疼痛，痛处游走不定，晨僵，屈伸不利，纳食一般，二便调。查体：舌质淡红，苔白腻，脉濡滑。血常规：白细胞$12.85×10^9$/L，中性粒细胞0.894，血红蛋白109g/L，红细胞$4.01×10^{12}$/L。风湿三项：血沉77mm/h，抗O 131.1IU/mL，类风湿因子265.0IU/mL。C反应蛋白56.1mg/L。抗环状瓜氨酸抗体（外院）64.3U/mL。

西医诊断：类风湿关节炎。

中医诊断：尪痹。

辨证分型：风湿痹阻。

治法：祛风除湿，通络止痛。

方药：羌活胜湿汤加减。羌活10g，独活10g，防风6g，桂枝10g，秦艽10g，青风藤10g，木瓜15g，桑枝30g，松节10g，淫羊藿10g，露蜂房10g，穿山龙30g，当归10g，白芍10g，鸡血藤15g，炙甘草6g。10剂，水煎服，每日1剂，分两次服用。

二诊（2020年5月16日）：患者服上方10剂后，症状较前稍缓解，仍感双上肢肿胀不舒，阵挛，牵拉痛。上方去防风、桂枝、秦艽，加醋香附6g，没药6g，土鳖虫10g，10剂，水煎服，每日1剂，分两次服用。

**按语**：《素问·痹论》载"所谓痹者，各以其时重感于风寒湿之气也"，并根据病邪的偏胜进行分类，曰："风寒湿三气杂至，合而为痹也。其风气胜者为行痹，寒气胜者为痛痹，湿气胜者为着痹也。"由于湿性重浊，故《内经》称之为"着痹"。治当祛风除湿通络，樊老选用羌活胜湿汤加减。方中羌活、独活共为君药，二者皆为辛苦温燥之品，其辛散祛风，味苦燥湿，性温散寒，故皆可祛风除湿，通利关节。其中羌活善祛上部风湿，独活善祛下部风湿，两药相合，能散一身上下之风湿，通利关节而止痹痛。独活功能"治诸风，百节痛风，无问新久者""为风痹痿软诸大证不可少之药"，现代药理研究证实其确有镇痛、抗炎、镇静、催眠的作用。佐以防风、桂枝祛风逐邪，解肌散邪，调和营卫。青风藤祛风通络，调节免疫。合用淫羊藿、露蜂房、穿山龙，其中淫羊藿具有补肾阳、强筋骨、祛风湿之功效；露蜂房祛风除湿、消肿止痛、行瘀通督；穿山龙有扶正、活血、通络、止嗽之效，为祛风湿良药。防风、秦艽祛风除湿，木瓜、松节舒经活络，桂枝、桑枝组合活血通络，引药归经。当归、白芍、鸡血藤养血活血。二诊，效不更方，加醋香附理气，没药活血止痛，土鳖虫破血逐瘀。如此将多年顽疾治愈。从此案可以看出樊老在治疗痹证时，无论何种证型，以益肾壮督贯穿始终，尤其注重治风先治血，每在益肾壮督的同时，配合养血祛风，宣痹定痛之品。

**病案2：**李某，男，49岁，衡阳县人。初诊时间：2021年1月4日。

主诉：四肢关节疼痛不适2年，再发1个月。

症候：患者2年前无明显诱因出现四肢关节疼痛，症状反复，尚可忍耐，未予特殊治疗。1个月前下雨后再发四肢关节疼痛不适，以双掌指关节及膝关节为甚，双掌指关节肿胀，屈伸不利，拘急，得热痛缓，腹胀，嗳气，纳少，二便调。查体：舌质淡暗，苔白腻，脉弦紧。实验室检查风湿三项：血沉36mm/h，抗O 151.2IU/mL，类风湿因子56.3IU/mL。抗环状瓜氨酸抗体（外院）阳性。

西医诊断：类风湿关节炎。

中医诊断：尪痹。

辨证分型：寒湿痹阻。

治法：温经散寒，祛湿通络。

方药：乌头汤加减。川乌6g，桂枝10g，白芍10g，当归10g，黄芪15g，麻黄2g，穿山龙30g，威灵仙10g，松节10g，鸡血藤12g，土鳖虫12g，青风藤10g，海风藤15g，桑枝30g，麦芽30g，稻芽30g，大枣15g，甘草6g。7剂，水煎服，每日1剂，分两次服用。

二诊（2021年1月12日）：患者服上方7剂后，症状较前缓解，疼痛减轻，腹胀、嗳气消失，予以原方去麦芽、稻芽，加山药15g，再服10剂。

**按语：** 乌头汤出自张仲景的《金匮要略》，具有温经散寒，除湿宣痹之功效，是治疗寒湿所致关节疼痛的常用方剂。方中乌头味辛苦，性热，有毒，其力猛气锐，内达外散，能升能降，通经络，利关节，温经散寒，除湿止痛，凡凝寒痼冷皆能开之通之；麻黄辛微苦而温，入肺、膀胱经，性轻扬上达，善开肺郁、散风寒、疏腠理、通毛窍，其宣散透表，以祛寒湿。二者配伍，同气相求，药力专宏，外能宣表通阳达邪，内可透发凝结之寒邪，外攘内安，痛痹自无。白芍宣痹行血，甘草缓急止痛；黄芪益气固卫，助麻黄、乌头温经止痛，亦制麻黄过散之性。樊老加用穿山龙、土鳖虫以行气化瘀，通络止痛。穿山龙具有祛风除湿、活血通络、清肺化痰等多种功效，且无论寒热虚实之痹证皆可用之，可较为迅速地改善关节肿胀，疼痛等症状，现代药理研究亦表明其具有调节免疫、改善心血管功能、抗炎镇痛、祛痰镇咳平喘、抗变态等多种药理作用，应用范围较广。土鳖虫破血逐瘀，通经消癥，现代药理研究证明，土鳖虫具有调脂作用，能延缓动脉粥样硬化的形成。合用威灵仙、松节、鸡血藤、青风藤等草木之品祛风湿，通经络。麦芽、稻芽行气消食，健脾开胃，温散湿邪。诸药相伍，使寒湿去而阳气宣通，关节疼痛解除而屈伸自如。

**病案3：** 李某，女，53岁，衡阳县人。初诊时间：2020年7月18日。

主诉：反复四肢关节疼痛不适5年，再发10天。

症候：患者5年前无明显诱因反复出现四肢关节疼痛不适，未予重视。10天前外出劳作后再发四肢关节疼痛不适，以双掌指关节及膝关节疼痛为甚，触之有热感，遇热痛甚，屈伸时痛甚，伴口干口苦，烦闷不舒，小便黄，大便调。舌质红，苔黄腻，脉滑。

西医诊断：类风湿关节炎。

中医诊断：尪痹。

辨证分型：湿热痹阻。

治法：清热除湿，活血通络。

方用：柴胡四妙散加减。苍术10g，黄柏10g，牛膝10g，薏苡仁30g，柴胡10g，黄芩10g，天花粉10g，松节10g，桑枝30g，鸡血藤

15g，淡竹叶 30g，威灵仙 20g，甘草 6g。5 剂，每日 1 剂，分两次服用。

二诊（2020 年 7 月 24 日）：患者服上方 5 剂后，症状较前有所缓解，疼痛稍减轻，偶有阵发性抽痛，予以原方加乌梢蛇 10g，再服 10 剂。

**按语：** 明·张景岳《景岳全书·痹》认为痹证虽以风寒湿合痹为原则，但须分阴证、阳证，阳证即为热痹，有寒者宜从温热，有火者宜从清凉。樊老以四妙丸为主方治疗旨在清热利湿。方中黄柏、苍术共为君药，健脾清热燥湿除痹；牛膝活血通经活络，补肝肾，强筋骨，且引药直达下焦。《内经》云"治痿独取阳明"，阳明主润宗筋，宗筋主束筋骨而利机关，薏苡仁独入阳明，祛湿热而利经络。加用松节、桑枝、鸡血藤、威灵仙祛风除湿，温经活血通络；天花粉、淡竹叶合用清热解毒、生津、利尿渗湿并能止渴除烦；柴胡能够透邪出表，升清解郁，黄芩能够解里治热，降浊泻火，两药共用能够升清降浊、解郁退热、调和表里、和解少阳，从而使内蕴之热得以消散。二诊，患者症状较前好转，偶有阵发性抽痛，樊老原方加乌梢蛇意在搜风通络，定惊止痉。现代药理研究证明，乌梢蛇有抗炎、镇静、镇痛、抗惊厥等作用，可用于风湿顽痹，筋肉麻木拘急及中风口眼歪斜、半身不遂、抽搐痉挛等症。因其含有丰富的蛋白质、氨基酸，故也可食用，是药食两用之佳品。诸药合用，奏清热利湿之功。

**病案 4：** 刘某，男，44 岁，衡阳县人。初诊时间：2020 年 1 月 20 日。

主诉：双掌指关节肿痛不适 10 余年，再发 3 天。

症候：患者 10 年前无明显诱因出现双手指关节肿痛，在南华附一医院诊断为类风湿关节炎，间歇性服用复方风湿灵、来氟米特等药物治疗，病情时有反复。3 天前遇冷后再发双掌指关节肿痛不适，遇热稍舒，晨僵，屈伸不利，多个关节周围可见结节，无明显压痛，纳食一般，二便调。舌质淡暗，苔白厚，脉沉细。

西医诊断：类风湿关节炎。

中医诊断：尪痹。

辨证分型：痰瘀痹阻。

治法：活血行瘀，化痰通络，祛风除湿止痛。

方用：小活络丹加减。醋乳香 6g，没药 6g，制南星 6g，地龙 10g，穿山甲 5g，淫羊藿 10g，乌梢蛇 10g，桑枝 30g，鸡血藤 15g，僵蚕 10g，忍冬藤 30g，全蝎 3g，穿山龙 30g，土鳖虫 10g，露蜂房 10g，松节 10g，甘草 6g。5 剂，水煎服，每日 1 剂，分两次服用。

**按语：** 小活络丹出自宋代《太平惠民和剂局方》，主要功效为祛风除湿、化痰通络、活血止痛，为治疗风寒湿痰瘀血，留滞经络而致痹证的常用方。方中制南星辛温燥烈，祛风散寒，燥湿化痰，能除经络之风湿顽痰而通络；乳香、没药行气活血止痛，以化经络中之瘀血；地龙善行走窜，功专通经活络。加用穿山甲、乌梢蛇、僵蚕、全蝎、土鳖虫、露蜂房息风止痉，通络除痹止痛，解毒散结。草木之品桑枝、鸡血藤、忍冬藤、松节以通经达络，祛风除湿。淫羊藿激发肾阳，如寒冬旭日，可散阴霾。诸药合用，相辅相成，使经络之风寒湿得除，痰瘀得去，则经络通畅而诸症自解。现代药理研究显示，小活络丹既有免疫抑制的药理作用，又有抗增殖性炎症、镇痛、抗氧化药效学效应，同时具有明显改变异常血流变的作用，降低全血黏度，改善血液循环。

**病案 5：** 尹某，男，62 岁，衡阳县人。初诊时间：2020 年 4 月 19 日。

**主诉：** 双掌指关节肿痛不适 6 年，再发 1 个月。

**症候：** 患者 6 年前晨起后觉双手关节肿痛，在南华附二医院诊断为类风湿关节炎，间歇性服用氨甲蝶呤、来氟米特治疗。1 个月前活动后再发双掌指关节肿痛不适，僵硬、变形，屈伸不利，伴双上肢肌肉酸痛，双膝关节冷、发凉，腰膝酸软，纳食一般，二便调。舌质红，苔白，脉沉细。实验室检查风湿三项：血沉 35mm/h，抗 O 118.2IU/mL，类风湿因子 124.3IU/mL。抗环状瓜氨酸抗体（外院）阳性。

**西医诊断：** 类风湿关节炎。

**中医诊断：** 尪痹。

**辨证分型：** 肝肾不足。

**治法：** 补益肝肾，蠲痹通络。

**方药：** 益肾蠲痹丸加减（朱良春经验方）。杜仲 10g，续断 10g，泽兰 10g，鹿衔草 10g，木瓜 15g，川牛膝 10g，狗脊 10g，乌梢蛇 10g，土鳖虫 10g，露蜂房 10g，舒筋草 10g，泽泻 10g，骨碎补 10g，炙甘草 5g，淫羊藿 10g，薏苡仁 30g，鸡血藤 15g，威灵仙 10g。10 剂，每日 1 剂，分两次服用。

**按语：** 明代医家王肯堂认为痹证"有风、有湿、有寒、有热、有闪挫、有瘀血、有滞气、有痰积，皆标也，肾虚其本也"。痹久不愈者，具有"久痛多瘀、久痛入络，久痛多虚、久必及肾"的特点。同时患者多有阳气先虚的因素，病邪遂乘虚袭踞经隧，气血为邪所阻，壅滞经脉，深入骨骱，痰瘀交阻，凝涩不通，肿痛而作。樊老以益肾蠲痹丸为主方，功能温补肾阳，益肾壮督，搜风剔邪，蠲痹通络。可用于症见发热，关节疼痛、肿大、屈伸不利，肌肉疼痛、瘦削或僵硬，关节畸形的尪痹。加用威灵仙、薏苡仁，因威灵仙辛温，性猛善走，通行十二经，既能祛风湿，又能通经活络止痛；薏苡仁甘淡凉，入脾胃肺经，利水渗湿，健脾除痹，二药合用，促痰湿瘀血排出体外。泽泻、泽兰合用气血同治，利水行血而消肿。配以杜仲、续断、木瓜、牛膝等补肝肾，强筋骨，祛风湿，活气血。本方标本兼顾，功补兼施，诸药合用，以奏补益肝肾，蠲痹通络之功。

（吴红霞）

# 皮痹

皮痹，以局部或全身皮肤进行性肿硬、萎缩，严重者可累及脏腑为主要表现的痹病类疾病。出自《素问·痹论》，曰："皮痹不已，复感于邪，内舍于肺。"《张氏医通》卷六："皮痹者，即寒痹也。邪在皮毛，瘾疹风疮，搔之不痛，初起皮中如虫行状。"多因脾肾阳虚，卫不能外固，风寒湿邪乘虚郁留，经络气血痹阻，营卫失调而成。治宜温经助阳，祛风散寒，调合营卫。本病相当于西医雷诺病。雷诺病属周围血管性疾病，是指肢体动脉和小动脉出现阵发性收缩状态，常于寒冷或感情刺激时发病。表现为肢体，尤其是手指呈现明显的苍白，发作缓解后转变为青紫，然后潮红，一般以上肢为主，亦可累及下肢。

中医认为本病属"痹证"范围。《素问·举痛论》说："寒气入经而稽迟，泣而不行，客于脉外则血少，客于脉中则气不通，故卒然而痛。"《冯氏锦囊》有"郁思有伤肝脾……气血难达，易致筋溃骨脱"，可见本病诱发因素与寒冷、情绪刺激有关。西医治疗，除激素、降低交感神经或阻抑交感神经节后纤维末梢"传导介质"的药物及其他扩张血管的药物外，并无特效药物，中医治疗也比较棘手。樊老认为，寒湿之邪，客于经络，气滞血凝，阳气不能通达四末，或肝郁气滞，抑郁不乐，以至条达失司，加之寒凝血瘀，脉络闭阻，气血运行失调；或寒湿伤脾，脾为湿困，运化失调，脾气不得散精，气血难达四末等，均可导致本病。樊老据此以温阳理气，活血化瘀，健脾祛湿为大法。气滞阳郁发为厥逆，则用四逆散；气血虚痹，阳气不达，则以黄芪桂枝五物汤、桂枝汤加温阳养血活血之品；阳虚明显，加二仙汤、右归饮、四逆汤类等，随证化裁，治疗此病，每获良效。

**病案：** 欧某，女，48岁，衡阳县人。初诊时间：2021年8月24日。

**主诉：** 四肢水肿、冰凉1个月。

**症候：** 患者四肢水肿，发凉，麻木感，面色㿠白、手指皮肤发白，肿硬，自觉身重乏力，苔白，舌淡红，脉濡，尺弱。查肾功能：提示肾功能不全。贫血貌，指甲按之血色恢复缓慢。

**西医诊断：** 水肿查因。肾功能不全；雷诺病?

**中医诊断：** 皮痹，水肿。

**辨证分型：** 肾阳亏虚，寒凝血瘀。

**治法：** 益气温阳，活血行水。

**方药：** 黄芪桂枝五物汤加减。当归10g，川芎3g，红花4g，鸡血藤15g，桂枝5g，淫羊藿10g，黄芪10g，炙甘草6g，薏苡仁30g，茯苓15g，茯苓皮20g，陈皮5g。7剂，水煎服，每日1剂，分两次服用。

7剂尽，水肿即消，冰凉感消失，手指肤色、功能复常。

**按语：** 本案患者素体气血亏虚，又肾阳亏虚，水液泛滥，故发为此病。对于本病，樊老选用黄芪桂枝五物汤，本方出自《金匮要略》，"血痹阴阳俱微，寸口关上微，尺中小紧，外证身体不仁，如风痹状，黄芪桂枝五物汤主之"，原主治肌肤麻木不仁，脉微涩而紧的血痹。樊老认为证属气血虚痹的皮痹与血痹之间，既有联系也有区别，但总是病机相通，故可异病同治。同时樊老汲取仲景在《金匮要略》水气病篇提出的重要论点，即血不利则为水，认为本病要抓住"虚""水""血"三个关键因素，怕补血活血之力不足，可加鸡血藤增强药效，加当归、红花、川芎取桃红四物汤之意；薏苡仁取麻黄杏仁薏苡甘草汤之意，既能去湿利小便，亦能除痹；茯苓、陈皮取二陈汤之意，健脾祛湿；茯苓皮取五皮饮之意，去除四肢泛滥之皮水；淫羊藿取二仙汤之意，既能激发体内潜藏之阳气，又能大补肾阳。方虽小，却博采众方，用药精准，方药合拍，疗效可期。

（邬卫国）

## 小儿咳嗽

儿科，古时称为哑科，因小儿多不能组织言语，又多哭闹，故得名。樊老认为儿科诊疗非常考验一个中医医生的辨证水平，因此除了四诊，通常还要配合其他特色诊法，如小儿指纹等。同时樊老也主张结合西医学检查手段，如胸部CT等，既可以作为微观辨证，了解病情的发生、发展，又可以作为疗效评估的证据，评估治疗效果。儿科是医患矛盾的泛滥地，病情一有反复不仅儿童啼哭，父母埋怨，亲友都前来询问，故世之医师远之，儿科医师人数缺乏是整个医疗行业的公认现实。樊老嘱咐吾辈在此类诊疗过程中，要保持恒心、耐心，设身处地体谅患者，也呼吁家属能多一分宽容，共同营造良好的医疗环境。

咳嗽是小儿常见的肺系病证，临床以咳嗽为主症。咳以声言，嗽以痰名，有声有痰谓之咳嗽。本病一年四季均可发生，冬春季多见，任何年龄小儿皆可发病，以婴幼儿为多见，患病率较高。大多预后良好，部分可致反复发作，日久不愈，或病情加重，发展为肺炎喘嗽。咳嗽可分为外感咳嗽与内伤咳嗽，临床上小儿的外感咳嗽多于内伤咳嗽，常见病因有外邪犯肺、痰浊内生、脏腑亏虚等。由于小儿肺常不足，卫外不固，很容易感受外邪引起发病，故临床上以外感咳嗽为多见。常见于西医学的急性支气管炎、慢性咳嗽，如儿童咳嗽变异性哮喘、过敏性咳嗽、上气道咳嗽综合征、感染后咳嗽、胃食管反流性咳嗽等。

樊老认为外感之病，类似战场，对阵不过正邪双方，邪多为感受风邪，虚多因小儿肝常有余，脾常不足，故肺脾虚弱则是本病的主要内因，感受外邪是重要发病条件。临证之时，随证施治即可。但尤为注意三大兼症——夹痰、夹滞、夹惊。夹痰，偏风寒配用二陈汤加减，常用半夏、陈皮、白前等燥湿化痰；偏于风热者配用桑菊饮加减，常用桑叶、菊花、浙贝母、瓜蒌皮等清化痰热。夹滞者在疏风解表的基础上，加用保和丸加减，常用山楂、鸡内金、麦芽消食导滞，莱菔子、枳壳降气消积。夹惊者汤剂中可加用钩藤、蝉蜕、僵蚕平肝息风，煅龙骨、茯苓宁心安神。另服小儿回春丹或小儿金丹片清热化痰，祛风定惊。

对于儿科，樊老认为要抓住其生理特点，稚阴、稚阳、纯阳之体，生机旺盛，发育迅速，肝常有余，但脾、肺、肾三脏不足。在病理上，小儿脏气清灵，易趋康复，具有较强的康复能力，比如临床上小儿青枝骨折对接后愈合良好，一般轻症的肺部感染常常可以在一周内好转，但同时发病容易，传变迅速。樊老认为小儿发病以后，要迅速干预，扭转截断，托邪外出，以恢复人体正常生理功能。在用药上主张精简灵巧，每味药一般不超过10g，掌握用药剂量，注意顾护脾胃。常用"麦芽、稻芽、鸡内金"健脾消食药对，"荆芥、防风、一枝黄花"疏风清热药对，"猫爪草、僵蚕、皂角刺"活血消结，能用于扁桃体肿大、咽喉滤泡增生、淋巴结炎等病，"胖大海、罗汉果"利咽消肿药对。组方常常随证施治，不拘泥于经方、时方之别，用药灵活多变。

**病案1：**曾某，男，3岁，衡阳县人。初诊时间：2020年11月1日。

主诉：咽痛咳嗽4天，加重1天。

症候：咳嗽，痰少，不会咳出，咽干咽痛，身热不甚，口渴。舌红，苔薄白，脉浮数。体温36.7℃，心肺听诊无特殊。血常规：白细胞总数及中性增高；胸片提示肺纹理增多。

西医诊断：肺部感染。

中医诊断：咳嗽。

辨证分型：外感温燥。

治法：疏风润燥，化痰止咳。

方药：桑杏汤合桔梗汤加减。桑叶5g，杏仁5g，沙参6g，一枝黄花3g，荆芥5g，防风5g，杭菊5g，白芷4g，桔梗5g，川贝母2g，胖大海5g，罗汉果5g，枇杷叶5g，甘草5g。煎服5剂，咳嗽、咽痛诸症消失痊愈。

**按语：**患儿入秋后感受燥邪，引起身热不甚，口渴，咽干咽痛，咳嗽痰少等症，乃燥邪侵袭，从口鼻而入，侵犯上焦肺经，"肺为娇脏，喜润恶燥"，肺失肃降，肺气上逆，发而为病。因秋感温燥之气，伤于肺卫，其病轻浅，故身热不甚；燥气伤肺，耗津灼液，肺失宣发，水液不能随清气蒸腾于上，故口渴、咽干、鼻燥、咳嗽少痰；邪气客于会厌，故咽喉肿痛。针对秋燥不同阶段的病理特点，前人提出了"上燥治气，中燥增液，下燥治血"，可作为秋燥初、中、末三期治疗大法的概括。所谓"上燥治气"，是指燥邪上受，首犯肺卫，肺主气，肺津为燥邪所伤，则肺气宣肃失司，治宜辛以宣肺透邪，润以制燥保肺。"治气"即为"治肺"，即何廉臣所谓之"上燥治气，吴氏桑杏汤主之"，以及叶天士所说的"燥自上伤，是肺气受病，当以辛凉甘润之方，气燥自平而愈"，谨守于此，故以桑杏汤为底方，以桑叶清宣燥热，透邪外出；杏仁宣利肺气；沙参润燥止咳；贝母清热化痰，助杏仁止咳化痰；加"荆芥、防风、一枝黄花"疏风清热药对；加杭菊清热解毒；"胖大海、罗汉果"利咽消肿药对；甘草调和诸药，合桔梗更能清热利咽，共建其功。全方相合，功能润燥疏风，化痰止咳，亦能解毒利咽。方证相应，故疗效可佳。

**病案 2:** 唐某，男，6 岁，衡阳县人。初诊时间：2020 年 12 月 17 日。

主诉：咳嗽、喘息 3 天。

症候：咳嗽，喉中痰鸣，运动后喘息气促，鼻塞，流浊涕，头痛，咽痛，声嘶。舌红，苔白，脉浮。化验肺炎支原体阳性。

西医诊断：支原体肺炎。

中医诊断：咳嗽。

辨证分型：风寒犯肺。

治法：辛温宣肺，化痰降逆。

方药：三拗汤合桔梗汤加减。蜜麻黄 2g，苦杏仁 5g，桔梗 5g，马勃 4g，百部 5g，僵蚕 4g，丹参 4g，川贝母 5g，紫菀 4g，蜜枇杷叶 5g，桑叶 4g，甘草 4g。10 剂，水煎服，每日 1 剂，分两次服用。

**按语：** 患儿因外感风寒，外邪束肺，肺失肃降，肺气上逆，则咳嗽气急；卫阳为寒邪所遏，阳气不能敷布周身，故鼻塞、头痛；舌红、苔白、脉浮均为风寒犯肺，邪在表之象，治当辛温宣肺，化痰降逆。麻黄味苦辛性温，入肺与膀胱，有发汗解表，宣肺平喘之功，麻黄留节，发中有收；杏仁降利肺气，与麻黄相伍，一宣一降，复肺气之宣降，增强宣肺平喘之功，杏仁留尖，取其发，连皮取其涩；甘草能调和宣降之麻杏，甘草生用，补中有发也。合有发散风寒，止咳平喘的作用。桔梗辛开散结，马勃清肺利咽，共用以治咽痛声嘶。

特别值得一提的是一枝黄花，它素不为中药教材所录入，故知之者甚少。而樊老对一枝黄花的运用，可谓出神入化，得心应手。一枝黄花为菊科植物一枝黄花之全草，又名金锁匙、大叶七星剑、蛇头王、大败毒、黄花一枝香，味辛苦，性凉，既能清热解毒，又可疏风达表，是樊老治疗外感热病及感染性疾病初起时必用药物。樊老认为该药药效在桑菊、银翘之上，因此药苦能泻火，凉以清热，辛可达表，有清热解毒之功，而无寒凉遏邪之弊，故无论风热、风寒均可应用。樊老不仅于外感病证中用一枝黄花，还将其用于肺系疾病，其在多年临床中发现，一枝黄花尚有祛痰、定喘、止咳作用，故对支气管肺炎、间质性肺炎、扁桃体炎、咽喉炎，证属痰热壅肺者，均有良效。

**病案3**：李某，男，5岁，衡阳县人。初诊时间：2021年5月14日。

主诉：鼻塞、咳嗽7天，发热2天。

症候：恶寒发热，最高体温38.4℃，鼻塞，流浊涕，咳嗽，喉中痰鸣，头痛，咽喉疼痛。舌红，苔薄黄，脉浮数。肺部听诊双下肺可闻及湿啰音。血常规检查白细胞总数及中性增高；胸片提示未见明显异常。

西医诊断：上呼吸道感染。

中医诊断：咳嗽。

辨证分型：风热犯肺。

治法：辛凉宣肺，降逆化痰。

方药：银翘散合麻杏石甘汤合小柴胡汤合桔梗汤。荆芥4g，防风4g，杭菊4g，一枝黄花4g，白前4g，苦杏仁4g，石膏5g，麻黄2g，葛根4g，柴胡4g，黄芩4g，桔梗4g，蝉蜕4g，山银花6g，连翘6g，橘红3g，川贝母2g，白芷4g，甘草4g。2剂，水煎服，每日1剂，分两次服用。

二诊（2021年5月16日）：热退，咳嗽较前缓解。调整处方：荆芥4g，防风4g，杭菊4g，一枝黄花4g，苦杏仁4g，浙贝母4g，白前4g，麻黄2g，橘红3g，川贝母2g，蝉蜕4g，桔梗4g，甘草4g。3剂，水煎服，每日1剂，分两次服用。

**按语**："温邪上受，首先犯肺"，肺与皮毛相合，所以温病初起，多见发热头痛，微恶风寒，汗出不畅或无汗。肺受温热之邪，上熏口咽，故咽痛；肺失清肃，故咳嗽，治当辛凉解表，透邪泄肺，使热清毒解。"风淫于内，治以辛凉，佐以苦甘"，用山银花、连翘辛凉透邪清热、芳香辟秽解毒；柴胡升散，黄芩降泄，二者配伍，和解少阳。患者高热不退，考虑肺热炽盛，方用麻黄石膏汤，加葛根解肌退热，南京中医药大学黄煌教授认为，凡具有咳喘、发热、烦躁口渴、咳痰色黄等肺内郁热者，均可以本方加减治之，可以广泛地应用于感冒、急慢性支气管炎、肺炎、麻疹、百日咳、白喉等病，樊老对此颇为认同。桔梗为肺经引经药，合生甘草功能清热利咽，"荆芥、防风、一枝黄花"疏风清热，加杭菊加强清热之力，亦能解毒。2剂之后，患儿热退，去石膏、黄芩、柴胡。此案将温病之方与经方相合，疗效卓著，樊老认为吾辈应当仔细钻研，融会贯通。

**病案4**：李某，女，4岁，衡阳县人。初诊时间：2021年12月22日。

主诉：反复咳嗽2个月余。

症候：咳嗽，以干咳为主，口渴喜饮，不思饮食，喜食膨化食品，无恶寒发热，无鼻塞流涕。舌红，苔薄白，脉数。化验血常规无明显异常；胸片提示未见明显异常。

西医诊断：慢性支气管炎。

中医诊断：咳嗽。

辨证分型：阴虚肺热。

治法：养阴清肺，润肺止咳。

方药：桑杏汤合沙参麦冬汤加减。太子参6g，杏仁4g，桑叶4g，川贝母2g，石斛4g，麦冬4g，天花粉5g，西洋参6g，甘草4g，玉竹4g，枇杷叶4g，炒麦芽10g，炒鸡内金10g。5剂，水煎服，每日1剂，分两次服用。

**按语**：外感之病，肺先受之，热为阳邪，易耗伤阴津，久咳耗伤肺阴，故见干咳少痰，咽干口渴。方中以太子参替换沙参，以增补肺健脾之功，麦冬清养肺胃，玉竹、天花粉生津解渴，即沙参麦冬汤；另加石斛、西洋参加强益气养阴之力；桑叶，轻宣燥热，合杏仁、川贝母即桑杏汤，加入枇杷叶宣肺止咳，甘草益气培中、甘缓和胃，合而成方，有清养肺胃、生津润燥之功。小儿"肝常有余，脾常不足"，不思饮食，喜食膨化食品，恐有夹滞，故加麦芽、鸡内金健胃消食。本方以甘寒养阴药为主，配伍辛凉清润和甘平培土药品，全方药性平和，清不过寒，润不呆滞。

（邹清　黄胜　张佳宁）

# 小儿腹痛

腹痛指胃脘以下、脐之两旁区耻骨以上部位的疼痛。其中发生在胃脘以下，脐部以上部位的疼痛称为大腹痛；发生在脐周部位的疼痛，称为脐腹痛；发生在小腹两侧或一侧部位的疼痛，称为少腹痛；发生在下腹部正中部位的疼痛，称为小腹痛。引起小儿腹痛的原因较多，主要与腹部中寒，乳食积滞，胃肠热结，脾胃虚寒和瘀血内阻等有关。病位主要在脾、胃、大肠，亦与肝有关。病机关键为脾胃肠腑气滞，不通则痛。

在用药上，常随证治之，常用四逆散、痛泻药方、枳实导滞丸等，对于痉挛性腹痛，常用芍甘合剂，重用芍药，食滞明显，加"谷芽、稻芽、鸡内金"药对健脾消食。

**病案：**唐某，男，10岁，衡阳县人。初诊时间：2021年6月25日。

主诉：发热3天，腹痛2天。

症候：发热，体温波动于38.0～38.5℃，脐周疼痛，拒按，无恶心呕吐，无腹泻，精神饮食欠佳，小便黄，大便干。查体：颈部可触及一个肿大淋巴结，绿豆大小，质软，活动度好，腹部拒按，脐周有压痛，无反跳痛。舌淡，苔黄，脉数。血常规：白细胞及中性粒细胞轻度增高。腹部彩超示肠系膜淋巴结成集簇状排列。

西医诊断：小儿肠系膜淋巴结炎。

中医诊断：腹痛。

辨证分型：邪郁肺肠。

治法：疏风清热，化痰散结，理气止痛。

方药：银翘散饮合消瘰丸加减。山银花15g，连翘15g，紫花地丁15g，猫爪草6g，皂角刺6g，延胡索6g，蒲公英12g，稻芽12g，麦芽12g，炒鸡内金6g，浙贝母8g，玄参6g，牡蛎15g，白芍18g，甘草5g。水煎服，7剂，每日1剂。

复诊：热退，痛减，原方继服 7 剂。

**按语：** "夫腹痛之证，因邪正交攻，与脏气相击而作也"（《幼幼集成》），小儿脏腑娇嫩，形气未充，易感受温热邪气，邪犯肺卫则发热，热邪炼津为痰，痰热搏结，外流注于经络则颈部淋巴结肿大，内充斥于脏腑则肠系膜淋巴结肿大，痰热阻滞气机，不通则痛，故腹痛拒按。方用山银花、连翘疏风清热；紫花地丁、蒲公英、猫爪草、皂角刺清热解毒，化痰消肿；芍药酸寒，养血敛阴、柔肝止痛，甘草甘温，健脾益气、缓急止痛，二药相伍，酸甘化阴，调和肝脾，柔筋止痛；延胡索活血止痛；玄参清热滋阴、凉血散结，牡蛎软坚散结，浙贝母清热化痰，三药合用，可使阴复热除，痰化结散，使痰核自消。小儿脾常不足，故加稻芽、麦芽、鸡内金健脾消食。

（邹清　黄胜　张佳宁）

# 小儿呕吐

呕吐是因胃失和降，气逆于上，迫使胃中乳食经口而出的一种病证。古人将有声有物谓之呕，有物无声谓之吐，有声无物谓之哕。因呕与吐常同时出现，故多称呕吐。本证发病无年龄及季节限制，好发于夏秋季节，呕吐严重则可致津液耗伤，日久可致脾胃受损，气血化源不足而影响生长发育。呕吐可单独出现，亦可伴见于多种急慢性疾病中，如消化功能紊乱、急慢性胃肠炎、胰腺炎、肠梗阻、先天性肥厚性幽门狭窄及肠套叠等。叶天士在《幼科要略》中言"吐泻一症，幼儿脾胃受伤，陡变惊搐最多"，一语道破小儿肝常有余，脾常不足，若吐泻太过，恐招致惊风，临证之时，要及时干预，防止传变。樊老也指出不要"见呕止呕"，殊不知呕吐也是一种人体自我保护体制，对于邪在上焦者，更可以考虑使用催吐法、洗胃法，引而越之，如误食某些有毒物质。《幼科要略》云"小儿呕吐大概难举，有寒，有热，有食积。然寒吐热吐，未有不因于食积者。故呕之病多属于胃也。又有溢乳，有呗乳，有呕哕，皆与吐相似，不可以吐泻治之。又有格拒者，有虫者，当仿法外求之"，基于此，樊老用药集中在祛外邪、降胃气、化积食三个方面。祛外邪，平复寒热；降胃气，常用旋覆代赭汤、小半夏加茯苓汤、大半夏汤、橘皮竹茹汤等；化食积，常用焦三仙、稻芽、鸡内金、山楂健脾消食化积之四联药对。

**病案：**冯某，女，13岁，西渡镇人。初诊时间：2022年8月25日。

**主诉：**反复呕吐1年余，再发加重半天。

**症候：**恶心呕吐，呕吐物为胃内容物及痰涎，头晕，神疲乏力，时腹痛，无腹泻，无畏寒发热，纳差，口干，小便可，大便稍干。查体：腹肌稍紧张，剑突下无压痛，无反跳痛，肠鸣音4次/分，双下肢无水肿。舌红，苔白，脉滑而虚。患者既往曾多次因突发呕吐在我院住院，诊断考虑为肠系膜上动脉压迫综合征，有慢性浅表性胃炎、先天性食管闭锁术后病史。血常规：白细胞及中性粒细胞正常，轻度贫血。电子无痛胃镜示：慢性非萎缩性胃炎，贲门黏膜改变，炎症？食管中段黏膜改变，术后改变。肠系膜上动脉彩超示：腹主动脉与肠系膜上动脉夹角小并十二指肠排空延迟，不排除十二指肠压迫综合片，腹腔淋巴结稍大，腹腔胀气。

**西医诊断：**肠系膜上动脉压迫综合征。

**中医诊断：**呕吐。

**辨证分型：**痰阻气逆。

**治法：**理气化痰，降逆和胃。

**方药：**旋覆代赭汤合温胆汤加减。广藿香10g，姜厚朴10g，姜半夏10g，茯苓15g，旋覆花10g，代赭石10g，薏苡仁20g，通草6g，麸炒枳实10g，白术10g，天麻10g，蓝布正15g，苦杏仁6g，炒火麻仁10g，豆蔻5g，黄连片3g，木香6g，砂仁5g，竹茹10g，炒麦芽15g，六神曲15g。水煎服，5剂，每日1剂。

**复诊：**2日后患者呕吐缓解，继服3剂。

**按语：**呕吐者，胃气上而不下也。胃主受纳，腐熟水谷，其气以下行为顺；脾胃气虚则升降失常，脾失健运则痰涎内生，胃气虚而上逆，则反胃呕吐，吐涎沫；胃虚运化失职，湿聚生痰，痰阻气机，舌苔白滑，脉滑而虚，为中虚痰阻之证。"诸花皆升，旋覆独降"，旋覆花功专下气，降气止噫，为治痰阻气逆之要药；代赭石善镇肝胃之冲逆，止呕吐；半夏祛痰散结，降逆和胃；蓝布正益胃补虚；茯苓、白术、薏苡仁健脾祛湿，豆蔻燥湿，砂仁化湿；竹茹清膈上之痰，降逆止呕；厚朴、枳实理气宽中，杏仁、火麻仁泄降肺气；木香、黄连即香连丸，清热化湿，行气止痛，天麻可以止眩。小儿脾常不足，加入健脾消食的麦芽、神曲。麦芽量大，亦有疏肝之妙。诸药合用，理气化痰，和胃降逆。

（邹清　黄胜　张佳宁）

# 小儿遗尿

遗尿是指5岁以上小儿不能自主控制排尿，经常睡中小便自遗，醒后方觉的一种病证，类似西医学儿童单症状性夜遗尿。西医学认为遗尿是由于大脑皮质及皮质下中枢的功能失调所致，符合小儿遗尿多在梦中、不易叫醒的特点，与中医认为心窍不通相符。樊老认为小儿"脏腑娇嫩，形气未充"，脏腑功能未臻于成熟，易受各种因素影响而使得肺肾功能失常，水液代谢、固摄障碍而致病。遗尿的病位主要在膀胱，《诸病源候论》云："膀胱为津液之腑，腑既虚冷，阳气衰弱，不能约于水，故令遗尿也。"遗尿病机为三焦气化失司，膀胱约束不利。膀胱主藏尿，与肾相为表里，肾为先天之本，司二便；肺通调水道，下输膀胱；脾主运化水湿，喜燥恶湿而能制水。清代万全在《育婴家秘》中云："膀胱不利为癃，不约为遗尿。癃者小便不通也。又曰：肝有热则小便先赤。凡小便赤涩为热，小便自遗为寒。热者火有余，水不足，治宜泻心火，滋肾水，加味导赤散主之。寒者火不足，水有余也，治宜温肾水，益心火，益智仁散主之。"基于此言，樊老治疗小儿遗尿，总以温补下元、固摄膀胱为基本治则。常用方有益智仁散（茯苓、益智仁、补骨脂，源自《幼科要略》）、五子衍宗丸（菟丝子、五味子、枸杞子、覆盆子、车前子）、补中益气汤（兼中气不足者）、桑螵蛸散等。

**病案**：李某，男，7岁，衡阳县西渡人。初诊时间：2021年6月25日。

主诉：寐重小便自出数年。

症候：睡中遗尿，尿量多，神疲乏力，面色少华，纳少，体虚易感。舌淡苔薄白，脉弱。查体：形体消瘦，心、肺、腹未见明显异常。

西医诊断：小儿遗尿。

中医诊断：遗尿。

辨证分型：肺肾亏虚，禀赋不足。

治法：益肺温肾，固涩止遗。

方药：补中益气汤合缩泉丸加减。党参10g，黄芪15g，当归8g，陈皮6g，炒白术10g，升麻5g，柴胡5g，怀山药10g，乌药8g，益智仁15g，菟丝子10g，金樱子10g，炙甘草6g，炒麦芽10g。水煎服，10剂，每日1剂。

复诊：遗尿频次减少，继服5剂。

**按语:**《育婴家秘》云："小便自出而不禁者，谓之遗溺。睡里自出者，谓之尿床。此皆肾与膀胱虚寒所致也。""上虚不能制下"，肺虚治节不行，脾虚失于健运，气虚下陷，不能固摄，则肺脾宣散、转输功能失调，决渎失司，膀胱失约，津液不藏而小便自遗；气虚不能固表，则体虚易感；脾肺气虚，输化无权，气血不足，故面色少华，食少。黄芪甘温，补肺健脾益气，升阳举陷；党参、白术补中益气，补肺健脾；升麻、柴胡升举下陷之清阳；陈皮理气护胃，补而不滞；当归补血和血，防升阳之品燥热伤阴；山药补肾固精；益智仁、金樱子、菟丝子温补肾阳，收敛精气；乌药温肾散寒；诸药共奏补肺健脾，固摄小便之功。

（邹清　黄胜　张佳宁）

# 小儿厌食

厌食是以较长时期厌恶进食、食量减少为特征的一种小儿常见病证。本病可发生于任何季节，但夏季暑湿当令之时，可使症状加重。各年龄儿童均可发病，以1～6岁多见，城市儿童发病率较高。患儿除食欲不振外，一般无其他明显不适，预后良好，但长期不愈者，可使气血生化乏源，抗病能力低下，而易患他病，甚至影响生长发育，转为疳证。本病多由于饮食不节、喂养不当而致，他病失调致脾胃受损、先天不足、后天失养、暑湿熏蒸脾阳失展、情志不畅、思虑伤脾等，均可以导致本病。厌食首分虚实，实者祛其邪，脾胃稍充者，可自行恢复状态，如合并外感之邪，用伤寒、温病之法，邪去病自安。若无外邪，食积、乳积者乃脾常不足，失于运化所致，《育婴家秘》云："小儿伤食，最关利害，父母不可轻忽，医人不可粗率也。如弃而不治，则成积癖；治之失法，则成疳痨。故儿之强壮者，脾胃素实，恃其能食，父母纵之，以致太过，停留不化，此乃食伤脾胃，真伤食也。"故樊老常取健脾丸、保和丸等方，创稻芽、麦芽、鸡内金、山楂作为健脾消食化积之四联药对，用之临床，验之有效。胃气阴不足者，《类证治裁》云："治胃阴虚不饥不纳，用清补，如麦冬、沙参、玉竹、杏仁、白芍、石斛、茯神、粳米、麻仁、扁豆。"樊老常用益胃汤、沙参麦冬汤等。总的治疗原则，固护中土，使饮食水谷得以转化为水谷精微。

**病案：** 林某，女，5 岁，衡阳县人。初诊时间：2020 年 8 月 29 日。

主诉：食欲不振 1 年。

症候：食欲不振，饮食不化，伴口水多，大便偏稀，面色少华，形体偏瘦。舌淡，苔薄白，脉缓无力。

西医诊断：厌食查因。①神经性厌食；②消化道疾患？

中医诊断：小儿厌食症（纳呆）。

辨证分型：脾胃气虚。

治法：健脾益气，佐以助运。

方药：自拟方。柴胡 3g，姜半夏 5g，砂仁 3g，广藿香 4g，益智仁 4g，薏苡仁 8g，稻芽 10g，麦芽 8g，鸡内金 5g，山楂 4g，白芍 6g，甘草 4g。水煎服，5 剂，每日 1 剂。

复诊：患者进食量较前增多，继服 5 剂。

**按语：** 本案患儿病程较长，大便稀，面色少华，形体偏瘦，舌淡，苔薄白为脾胃气虚之证，治当健脾益气为先。樊老认为要使脾主运化之功能正常运行，除了健脾，更要消除导致脾胃郁困的病理因素，如脾湿、食积、气郁、郁热等；故以藿香芳香化湿和胃，半夏燥湿消痞，砂仁理气和胃醒脾，使补益不呆滞；柴胡、白芍、甘草取四逆散之意，本案以气虚为主，故去枳实，意在调和肝脾；薏苡仁、益智仁利水健脾，分利小便；饮食不化，加山楂、稻芽、麦芽、鸡内金，诸药相合，既扶正又祛邪，中土得以重新健运。

（邹清　黄胜　张佳宁）

# 月经后期

月经后期是指月经周期延后超过 7 天，甚至 3 ～ 5 个月一行，连续发生两个月经周期或以上者，亦称"经期错后""经行后期""经迟"等。青春期月经初潮 1 年内或更年期月经周期时有延后而无其他症状者，不作病论。虚者多因肾虚、血虚、虚寒导致经血不足，冲任不充，血海不能按时满溢而经迟；实者多因血寒、气滞等导致血行不畅，冲任受阻，血海不能如期满盈，致使月经后期。

**病案：** 周某，女，31 岁，衡阳县人。初诊时间：2021 年 5 月 5 日。

**主诉：** 月经量少、经期推后 3 个月。

**症候：** 患者诉平时月经尚可，4 ～ 5/30，量中，近 3 个月月经量逐渐减少，并周期推后 7 ～ 15 天不等，末次月经 4 月 27 日，现纳食欠佳，头晕，疲乏无力，腰酸怕冷，面色无华，二便正常，舌质淡，苔薄白，脉细。B 超示内膜 4mm，尿 HCG（－），性激素六项（－）。

**西医诊断：** 月经不调。

**中医诊断：** 月经过少，月经后期。

**辨证分型：** 肾气亏虚，精血不足。

**治法：** 补肾益精，养血调经。

**方药：** 右归丸加减。淫羊藿 10g，枸杞 30g，山药 30g，当归 10g，龟甲胶 10g，鹿角胶 10g，麦芽 30g，巴戟天 10g，菟丝子 10g，紫河车 10g，熟地黄 20g，炙甘草 6g。7 剂，水煎服，每日 1 剂，分两次服用。

**二诊（2021 年 6 月 10 日）：** 服药后月经于 6 月 2 日来潮，量较上月增多，6 月 6 日干净。头晕乏力较前好转，仍感腰酸，二便正常，舌质淡红，苔薄白，脉细。上方 14 剂，水煎服，每日 1 剂，分两次服用。

随访中继续按上述周期疗法治疗 3 个月经周期，月经量、色、质及周期恢复正常，即 5/30 ～ 33，精神明显好转。

**按语：**《证治准绳》云："经水涩少，为虚为涩。虚则补之，涩则濡之。"本案患者经期推后，月经量少，气虚血少故见头晕，疲乏无力，面色无华，腰酸怕冷，属肾虚血亏，精血衰少之证，治以补肾温经调经，填补精血。方中熟地黄、龟甲胶、枸杞、山药滋肾养阴；鹿角胶、紫河车填补精血；麦芽健脾疏肝，当归活血补血，于诸多滋补"静"药中加入"动"药，使补而不滞；菟丝子、淫羊藿、巴戟天补肾温阳。"善补阴者从阳中求阴"，阴阳调和，经调则脏腑安和，气血渐充，经量增多，经期正常，经过3个周期调治，月经恢复正常。

特别值得一提的是麦芽的使用，既能催乳，也能回乳，更有健脾安神之功，为医家所推崇，叶天士在《临证指南医案》里提到："某二四，病后胃气不苏，不饥少纳，姑于清养。"里面用白大麦仁五钱，为君药，调理不欲饮食的胃气不足。对于很多疾病，脾胃虚弱者，可加入麦芽以调胃气。麦芽归脾经，脾气通于口，胃为水谷之海，麦芽健脾运水，脾胃正常运化，可以减缓抗精神病药物的胃肠道反应，尤其是口角流涎的症状，而且即使仅一味药也可以有很好的效果。张锡纯认为麦芽"虽为脾胃之药，而实善疏肝气……夫肝主疏泄为肾行气，为其力能舒肝，善助肝木疏泄以行肾气，故善于催生""疏肝宜生用，炒之则无效"。乳房是肝经所过之地，麦芽可疏肝以下乳。国医大师柴松岩先生在其医案中大胆推测麦芽能刺激垂体功能，升高泌乳素。在临证时樊老从不排斥现代医疗检测工具，做到衷中参西，为我所用。樊老还认为对于阴阳的调补也应因"时"制宜，行经期要帮助经血的下泄；经后期阴长期滋阴、补血最是巧妙；经间期阳气渐长，补气、补阳正当时，故调经的总原则即追求阴阳的调和。三伏贴也是此理，先天阳气不足，靠后天之法将阳气蓄积到最高峰，等到阳衰阴长之时，阳气仍足以供应人体生理活动。《圆运动的古中医学》作者彭子益云"人体自是一个小宇宙"，可见秘法正在"我"中寻。

（肖俊蓉　肖晔）

# 癥瘕

女性下腹部（胞中）有结块，伴有或痛、或胀、或满，甚或异常出血者，称为癥瘕。癥瘕与内外科的积聚相同，癥同积，为包块坚硬、固定不移、痛有定处者；瘕同聚，为包块不坚、推之可移、痛无定处者。癥瘕病形相似难以完全分开，临床两者可在同一疾病不同病程中出现，故癥瘕常并称。癥瘕包括了女性下腹部胞中表现为结节或包块的所有疾病，即女性内生殖器的肿瘤，如子宫内膜异位症、子宫腺肌病（腺肌瘤）、盆腔炎性包块、陈旧性宫外孕、多囊卵巢综合征等。其病种丰富、病况复杂。癥瘕有善证和恶证之分，恶证者如有手术指征应先行手术治疗，如有手术禁忌证则应行放化疗，同时或之后方可结合辨证论治，避免耽误病情；善证者如有手术指征也应考虑手术治疗，并应注意善证者或有转恶证的可能。中医辨证论治癥瘕善证非手术指征时可控制病情进一步发展，尽量避免手术。樊老认为其病以郁为先，久则脏腑功能失常，气机阻滞，瘀血、痰饮、湿浊等有形邪气凝结不散，停聚下腹胞中，日久而成，当行气化痰，祛瘀消癥。用药上大胆应用三棱、莪术破血逐瘀之药，善用虫类药，如土鳖虫、僵蚕等。活血化瘀之法常以桃红四物汤为底方，随证加减合方。

**病案：** 刘某，女，36 岁，衡阳县人。初诊时间：1973 年 10 月 1 日。

主诉：下腹痛 1 个月余。

症候：患者诉平素月经正常，5 ～ 6/30 ～ 32 天，量可，轻微痛经。末次月经 8 月 2 日。8 月 15 日开始出现下腹胀痛，呈间歇性，无明显加重，自觉下腹部有一肿物，大便结，小便正常，白带量少。现已停经 1 个月余。查双合诊：可扪及胎儿大小的肿块，能活动，质软，边缘清楚，无压痛。尿 HCG（ - ）。

西医诊断：盆腔包块性质待查。卵巢囊肿？浆膜下子宫肌瘤？

中医诊断：癥瘕。

辨证分型：寒凝血瘀，结于胞宫。

治法：温经散寒，祛瘀消癥。

方药：少腹逐瘀汤加减。当归 15g，川芎 9g，炮姜 9g，延胡索 12g，五灵脂 10g，肉桂 6g，三棱 15g，莪术 10g，小茴香 9g，艾叶 6g，香附 9g。15 剂，水煎服，每日 1 剂，分两次服用。

二诊：（1973 年 10 月 16 日）：服药后自觉下腹部包块缩小，月经仍未来潮，治以行气活血，化瘀消癥，方以桃红四物汤加减。当归 12g，川芎 9g，炮姜 6g，肉桂 6g，三棱 12g，莪术 12g，桃仁 10g，红花 12g，土鳖虫 10g，泽兰 6g，川牛膝 9g。5 剂，水煎服，每日 1 剂，分两次服用。

三诊（1973 年 10 月 21 日）：月经未来潮，但腹部包块已明显缩小。

妇查：子宫体缩小，可扪及肿块位于右侧附件区，质软，活动可，无压痛。明确诊断为卵巢囊肿。仍以二诊方 15 剂煎服。

1 年后回访，诉月经已恢复正常，并生一子。

**按语：**《济阴纲目》云："妇人血海虚寒，外乘风冷，搏结不散，积聚成块。"本案患者乃寒凝血瘀，日久聚以成癥，冲任气血运行不畅，故见月经后期，治以温经散寒，祛瘀消癥。方中当归、川芎、三棱、莪术活血化瘀；延胡索、香附、五灵脂行气活血止痛；炮姜、肉桂、艾叶、小茴香温经散寒；土鳖虫搜络逐瘀、化瘀消癥可加强行气逐瘀药消散之功。二诊改用桃红四物汤为底方。经过 1 个多月的治疗，月经恢复正常。本案特别值得一说，对于突然停经，樊老认为在临证之时，首先要排除因受孕导致的生理性闭经的可能，不论患者年龄多小，一定要小心谨慎，如履薄冰，在照顾患者隐私的情况下，要旁敲个人生活史。若个人史不清楚，此时要强烈坚持做 B 超＋尿 HCG，若患者考虑费用、时间问题，则尿 HCG 必须做，可快速出结果。

（肖俊蓉　李杏瑶　肖晔）

# 妇人腹痛

妇女不在行经、妊娠及产褥期间发生小腹或少腹疼痛，甚则痛连腰骶者，称为"妇人腹痛"，亦称"妇人腹中痛"。本病始见于《金匮要略》，《妇人杂病脉证并治》载："妇人腹中诸疾痛，当归芍药散主之。妇人腹中痛，小建中汤主之。"本病在临床上属常见病，应用中医药辨证论治疗效突出。属中医"癥瘕""妇人腹痛""带下病""痛经""不孕"等范畴。西医学的盆腔炎性疾病及其后遗症、盆腔淤血综合征、慢性盆腔痛等引起的腹痛可参照本病辨证治疗。本病主要为冲任虚衰，胞脉失养，"不荣则痛"；冲任阻滞，胞脉失畅，"不通则痛"。对于本病樊老主张微观辨证，在经阴道彩超、妇科检查等方式的望诊辅助延伸下，若瘀血阻滞并伴有附件包块者，加丹参、水蛭、生鸡内金；发现输卵管不通者，加地龙、土鳖虫、鸡血藤；输卵管积水明显者，加茯苓、薏苡仁；输卵管积脓者，加紫花地丁、蒲公英、皂角刺；寒湿下注明显者，加苍术、白术、干姜；湿热下注明显者，加黄柏、苍术取二妙散之意；肛门坠胀感，里急后重，酌以清利湿热；气虚者加升麻、黄芪、柴胡取补中益气汤之意；肾虚者，加桑寄生、续断、枸杞子；痛甚加刺猬皮、延胡索、丹参之类。

**病案：** 易某，女，26 岁，衡阳县人。初诊时间：2021 年 6 月 9 日。

主诉：两侧少腹疼痛 1 周。

症候：患者诉 1 周前出现两侧少腹疼痛，时轻时重，劳累及同房后加重，休息后减轻，白带量多，色黄，无异味。平素月经规律，末次月经 5 月 18 日。现两侧少腹疼痛拒按，无腰酸及肛门坠胀感，小便黄，大便正常。舌红，苔黄腻，脉滑数。B 超盆腔积液 30mm。尿 HCG（－）。

西医诊断：盆腔炎性疾病后遗症。

中医诊断：妇人腹痛。

辨证分型：湿热之邪与血搏结，瘀阻冲任，血行不畅。

治法：清热除湿，化瘀止痛。

方药：五味消毒饮加减。柴胡 10g，白芍 10g，土鳖虫 10g，刺猬皮 10g，鱼腥草 10g，延胡索 10g，紫花地丁 10g，蒲公英 30g，金银花 30g，丹参 10g，茯苓 15g，甘草 6g。7 剂，水煎服，每日 1 剂，分两次服用。

二诊：（2021 年 6 月 16 日）：服药后腹痛明显减轻，白带量减少，嘱其待此次月经干净后守原方继服 14 剂。

随访中已无腹痛，白带正常。

**按语：** 慢性盘腔炎是女性生殖道的一组感染性疾病。临床以下腹疼痛，肛门、腰骶坠胀，白带增多、有异味，月经不调等临床表现为特点。该病可导致慢性盆腔痛、不孕、输卵管妊娠等，严重影响女性健康。本案患者感受湿热之邪，湿热与血搏结，瘀阻冲任，血行不畅，不通则痛，以致腹痛，湿热之邪伤及任带、胞宫，故见带下量多、色黄。傅山《傅青主女科》言："夫带下俱是湿证，而以带下名者，因带脉不能约束，而有此病，故以名之……治法宜大补脾胃之气，稍佐以舒肝之品，使风木不闭塞于地中，则地气自升腾于天上，脾气健而湿气消，自无白带之患矣。"湿热生，乃实证，不宜大补脾胃之气，故用五味消毒丹中金银花、蒲公英、紫花地丁、鱼腥草以清热解毒。国家名中医尤昭玲教授认为慢性盆腔炎主要病机为本虚标实。本虚者，为正气不足，肝肾亏损；标实者，乃瘀、热、寒、湿之邪蓄积胞中，气血运行不畅，胞络受阻，不通则痛。一般以瘀为主因，寒、湿、热次之，肝郁也是个不可忽视的致病因素，樊老对此十分认同。治疗上瘀则用丹参、土鳖虫、刺猬皮活血化瘀，肝郁则以柴胡、白芍、延胡索疏肝行气止痛，茯苓健脾利水渗湿。全方共奏清热利湿，化瘀止痛之功。

（肖俊蓉　肖晔）

# 崩漏

崩漏乃经血非时暴下不止或淋漓不尽，是月经周期、经期、经量严重失常的病证。崩与漏虽经常合称，但二者的表现有所区别，《诸病源候论·妇人杂病诸候》中首次指出了崩与漏的区别："血非时而下淋漓不断，谓之漏下；忽然暴下，谓之崩中。"本病对应西医学之异常子宫出血，属于危急重症。崩漏以无周期性的阴道出血为特点，樊老认为崩漏乃"经乱之甚"，妇女在不同的生理阶段病因病机不尽相同，临证时要结合"青春期、育龄期、围绝经期"三个阶段，辨明寒热虚实，治疗宜根据"急则治其标，缓则治其本"的原则，灵活运用塞流、澄源、复旧三法。对于此类疾病，主张应以患者性命为要，中西合参，对于大量出血者，查血红蛋白如存在重度贫血，要及时输血治疗。中医治疗上，樊老则主张"有形之血不能速生，无形之气所当急固"，对于因虚所致崩漏，则以补气为主，酌以补血，师补中益气汤、当归补血汤之意，自拟验方——益气复元汤，全方将补气、益血、止血、补肾融为一体。

**病案：**刘某，女，44岁，衡阳县人。初诊时间：2018年5月25日。

**主诉：**阴道不规则流血14天。

**症候：**患者诉平素月经规则，6～7/26～28，量中，近半年月经不规律，时常2个月一行，经期延长至10天方净，量多。末次月经3月18日。5月11日开始出现阴道流血，量多，至今阴道流血仍未停止。现阴道流血不多，伴头晕乏力，腰酸，食纳欠佳，大小便调。舌淡胖，苔薄白，脉缓弱。B超示内膜厚5mm。尿HCG（－）。血红蛋白82g/L。

**西医诊断：**异常子宫出血。

中医诊断：崩漏。

辨证分型：脾虚气陷，冲任不固。

治法：健脾益气，固冲止血。

方药：益气复元汤加减。黄芪20g，党参15g，阿胶珠15g，大枣15g，枸杞子30g，仙鹤草60g，炙甘草6g。3剂，水煎服，每日1剂，分两次服用。

随访：阴道流血已停。

按语：本案患者已阴道流血10余天，且头晕乏力，急需止血，方中重用党参、黄芪、大枣益气健脾以摄血，黄芪重用取当归补血汤补气摄血之意，因当归活血崩漏者不宜，故去之，易阿胶珠补血止血，仙鹤草收敛止血，枸杞子益肾养血，故能收获良效。阿胶，可以说是一味"妇科圣药"，《本草纲目》称其"疗吐血，衄血，血淋，尿血……女人血痛血枯，经水不调，无子，崩中带下，胎前产后诸疾……和血滋阴，除风润燥，化痰清肺"，然阿胶过于滋腻，使用不当，会阻碍气机的升发，而阿胶珠是经过蛤粉炮制之后，大大降低了阿胶的滋腻之性，有利于肠胃的吸收，因此对于肺阴虚的咳嗽、咳血等各种血虚证，都会用到阿胶珠。樊老对于此药颇为推崇。仙鹤草又称"脱力草"，大量使用具有补虚强壮之功，与大枣合用，既能止血，又能快速恢复元气。此经验来自于国医大师干祖望前辈的三仙汤（仙灵脾30g，仙茅10g，仙鹤草50g，冰糖50g，大枣10g），本方为中药强壮剂，具有很强扶正补虚、益气安神之功，作用强大迅速，直逼西医激素，且无其副作用，樊老对此方尤为喜欢。

（肖俊蓉　肖晔）

【妇科总按】妇女之病，不过经带胎产，四字尔尔，虽能一言概之，然其病复杂多端，可谓一小内科。樊老认为其中之因乃当今女性所面临压力远超于古人，又多有抑郁体质，故病邪总以郁为先。气机的郁结，又招致痰证多生，而百病多因痰作祟。樊老师叶天士之学，认为女子以肝为先天，其经、带、胎、产皆以肝为枢纽，冲任二脉与肝密切相关。故临证多肝郁、肝血不足、肝郁化火之证。樊老在师古的同时，也主张结合现代妇科学知识，进一步学习生理、病理发生的过程，在临证过程中善用现代检测仪器，进一步微观辨证，亦能规避临床之误，尤其体现在胎产方面，临床往往多陷阱，稍一过失，恐致终身之憾，故樊老总嘱咐吾辈临证用药要小心谨慎。妇科之学，樊老推崇《傅青主女科》、沈氏女科，以及现代之尤氏（尤昭玲教授）女科、柴氏女科（国医大师柴嵩岩）、海派中医妇科，并熟背《医宗金鉴·女科心法》，才能在临证之时，圆机活变。

樊老认为现代医学产科已发展完备，成为人们心中首选，故"经、带、胎"三大方面是吾辈中医的努力方向，也是优势病种。对于月经不调者，西医往往主张在激素的作用下，再造人工周期，樊老对于此种做法并不认可，认为人为干预会打乱人体阴阳平衡，只为求一时之正常假象，主张调经的总原则即追求阴阳的调和。带下病，樊老师认可《傅青主女科》之说，即带下俱是湿证，但带下常有白带、黄带、赤白带之分，樊老由此发挥，主张以湿为主，掺杂热邪。带色白，则从寒湿立论，多因脾虚不能运化水液，其味多腥；色黄则从湿热证立论，多因肝火煎熬阴液，其味多臭；赤带常带有血丝，要求患者做白带常规检查，看清洁度以及血细胞，白大于赤，则湿甚于热；赤大于白，则热甚于湿；湿为常态，热有不同，有阴虚内热，有内火肝热。至于胎，包括种子、育子、产护，贯穿妊娠前、中、后整个过程。樊老认为当今不孕不育疾患出现率颇高，一是器质性损伤，如某些多囊卵巢综合征、子宫发育不全，需要借助辅助生殖；二是功能性、心因性损伤，治疗此类疾病，切记一定要男女同治，在临证之前，要完善相关检查，比如精子活动度、卵子成熟度，等等。育子，即保胎、安胎，对于此类胎动不安，首先要排除是否存在宫外孕等情况，以患者性命安全为主，仔细甄别。在孕育过程中，往往会伴有情志的改变，属于郁证多发期，要及时开导，顺畅气机。产护首要之关，当属恶露，治疗首推仲景之生化汤，气血生化，祛瘀生新。最后，樊老认为不能忽视对于更年期、老年期妇女疾病的重视。更年期常见情志改变，多阴虚内热。樊老不认可当下通过人为手段推迟绝经时间，保持容颜美丽的做法，认为这会打乱人体衰老的规律，损及生命之本。老年妇女多有漏尿之疾，多因肾气虚失于固摄，会严重影响生活质量。

（肖俊蓉　肖晔）

# 乳癖

　　乳癖是乳腺组织的既非炎症也非肿瘤的良性增生性疾病，其特点是单侧或双侧乳房疼痛并出现肿块，乳痛和肿块与月经周期及情志变化密切相关。乳房肿块大小不等，形态不一，边界不清，质地不硬，活动度好。本病好发于 25 ～ 45 岁的中青年妇女，其发病率占乳房疾病的 75%，是临床上最常见的乳房疾病。本病有一定的癌变危险，尤其是有乳癌家族史的患者，更应引起重视，相当于西医的乳腺增生病。本病的主要病因为情志不畅和冲任失调。本病的发生，与足厥阴、足阳明、冲脉、任脉等有密切关系，属气、血、痰郁积在乳房为病，主要的病机有肝郁气滞、痰瘀凝结、肝郁化火、冲任不调等，本病以行气活血、软坚散结、调理冲任为治疗原则。樊老在辨证此病时，注重乳痛发生的时间及其与月经周期的关系，疼痛的范围、性质，参合患者的性格特点、年龄、体质、脉证、月经等情况，以辨脏腑的寒热虚实，并重视调畅情志，以期提高疗效。

　　樊老对乳腺增生、子宫肌瘤的治疗，主张异病同治，常以炒麦芽、夏枯草、穿山甲、生牡蛎、皂角刺、猫爪草为主要用药，炒麦芽疏肝散结、理胃消积，夏枯草解郁宁心，穿山甲活血消瘀，生牡蛎、猫爪草软坚，皂角刺、僵蚕化痰散结。伴有烦躁易怒，肝郁化火者，加柴胡、郁金、浙贝母、蒲公英；伴有神疲乏力、纳呆者，加炒稻芽、鸡内金、党参；伴有心神不宁、失眠者，加珍珠母、酸枣仁、合欢皮；刺痛明显者，加当归、赤芍、丝瓜络；胀痛明显者，加香附、姜黄。樊老认为妇科结节性增生疾病为二阳之病。《素问·阴阳别论》中"二阳之病发心脾，有不得隐曲，女子不月"的记载是目前对闭经的最早论述。"二阳"是指手阳明和足阳明。王冰《重广补注黄帝内经素问》曰："二阳，谓阳明大肠胃之脉也。"樊老认为女子很多疾病是由于思虑郁闷，损伤心脾，心脾气结，致二阳为病，化物传导失司，胞脉闭阻而发。甲状腺结节、乳腺增生、子宫肌瘤是妇科常见增生性疾病，樊老认为这三类疾病多和妇女情志失常，肝郁气滞有关，妇女"有余于气，不足于血"，气机郁滞，损伤心脾，心脾气结，气行不畅，久则痰凝血瘀，成积成块，而发为此类疾病。三者在疾病过程中部分病因病机相同，情志因素是三种疾病共同发病的病因，心脾受损是共同的发病因素，其病理基础同为气滞、痰凝、血瘀。中医治疗应以疏肝和胃、理气散结为治疗总则，以调畅气机为主，兼以活血、化痰、软坚散结，顾护阳明胃气，炒麦芽、鸡内金、神曲这类药，不仅能散结，也能消食，有助于扶正，临床常用。妇科结节类疾病要注重气机的畅通、心神的宁静，疏肝有助于宁神，宁神方可舒郁。牡蛎、珍珠母这类既可重镇安神又可软坚散结的药，可灵活加减运用。

**病案 1**：曾某，女，43 岁，衡阳县人。初诊时间：2018 年 6 月 4 日。

主诉：双乳房胀痛不适反复发作 2 年，再发 1 个月。

症候：双乳房胀痛不适，伴有牵拉痛，月经前尤甚，头昏乏力，口干苦，心烦，易怒，纳少，二便调。查体：舌质红，苔薄黄，脉弦。B 超示：双侧乳腺增生。

西医诊断：乳腺增生。

中医诊断：乳癖。

辨证分型：肝郁痰凝。

治法：疏肝解郁，化痰散结。

方药：贝母开郁散加减。西洋参 10g，天花粉 10g，柴胡 10g，猫爪草 10g，野生天麻 10g，郁金 10g，橘核 10g，枳壳 10g，穿山甲 5g，白芍 10g，蒲公英 30g，白附子 10g，浙贝母 10g，甘草 5g，当归 10g。15 剂，水煎服，每日 1 剂，分两次服用。

二诊（2018 年 6 月 20 日）：服药后，头昏、口干、乏力消失。拟方：柴胡 10g，郁金 10g，浙贝母 15g，蒲公英 30g，香附 10g，枳壳 10g，甘草 5g，白芍 20g，猫爪草 10g，皂角刺 10g，天花粉 10g，穿山甲 5g，当归 10g。水煎服，每日 1 剂，分两次服用。

三诊（2019 年 2 月 6 日）：已服 170 剂，症状消失，双乳腺增生检查正常，上药停服。

**按语**：《外证医案汇编·乳胁腋肋部》指出："治乳症，不出一气字定之矣。""若治乳从一气字着笔，无论虚实新久，温凉攻补，各方之中，挟理气疏络之品，使其乳络疏通。气为血之帅，气行则血行……自然壅者易通，郁者易达，结者易散，坚者易软。"樊老认为，女性乳腺疾病与足厥阴肝经、足阳明胃经关系密切，女性乳头属肝、乳房属胃。肝主疏泄，喜条达而恶抑郁，以气行为养，郁结为伤，气血条达则气机畅通，气机阻滞则久郁化火、灼津为痰，痰湿与气滞相互交阻在乳房中形成有形的结节。此方中，柴胡主入肝经气分，善于疏肝行气解郁；郁金主入肝经血分，既能活血祛瘀而止痛，又能疏肝行气以解郁；枳壳善入气分，以理气消胀为主，三药合用气血并治，行气活血，解郁止痛之力增强。当归、白芍配伍同用，为养血理血的基本药对。《医宗金鉴·删补名医方论》里分析到"当归芍药者，益荣血以养肝也"，当归可养血活血化瘀，配以白芍可柔肝敛阴、缓急止痛，可以通过养血柔肝，缓解肝气郁结所致的疼痛。穿山甲、猫爪草合用化痰散结，活血消肿。西洋参、天花粉益气养阳生津，天麻治头痛、头晕要药，能滋阴潜阳，祛风止眩，蒲公英入肝经，能清热解毒。白附子、浙贝母、橘核化痰消核。二诊中，患者头昏、口干、乏力消失，上方去西洋参、天麻、橘核、白附子，加香附、皂角刺。香附为血中之气药，女科之主帅，主行血分，功擅理气开郁；皂角刺为皂角树长出来的尖刺，味辛性温，功效如其锐利的外形，有一股锋锐之气，能直达病所溃坚散结。诸药合用，疗效颇著。

**病案 2**：刘某，女，46 岁，衡阳县西渡镇人。初诊时间：2019 年 8 月 2 日。

主诉：双侧乳房疼痛不适 2 个月余。

症候：双侧乳房疼痛不适，呈刺痛，内有硬结，情绪不畅时尤甚，伴胸闷胁胀，口干，偶有心烦，易怒，多梦。查体：舌质红，苔薄黄，脉弦滑。双侧乳房内可触及硬结，压痛，质韧不坚，周围皮肤无改变。

西医诊断：乳腺增生。

中医诊断：乳癖。

辨证分型：肝郁气滞，痰凝交结。

治法：疏肝解郁，理气化痰散结。

方药：柴胡疏肝散加减。柴胡 10g，白芍 10g，青皮 10g，枳壳 10g，天花粉 10g，蒲公英 30g，僵蚕 10g，海藻 15g，昆布 15g，牡蛎 30g，皂角刺 10g，猫爪草 10g，穿山甲 4g，香附 10g，橘核 10g。5 剂，水煎服，每日 1 剂，分两次服用。

按语:《疡科心得集·辨乳癖乳痰乳岩论》云:"有乳中结核,形如丸卵,不疼痛,不发寒热,皮色不变,其核随喜怒消长,此名乳癖。"樊老以柴胡疏肝散为主方,配伍青皮以疏肝破气、散结、消食化积,另外青皮亦是治乳腺增生乳房胀痛之常用药;海藻、昆布、夏枯草合用,海藻、昆布均具有消痰利水,软坚散结的功效,夏枯草清肝泻火,散结消肿,三药合用具有清火散结,消痰,软坚之功。香附理气宽中,橘核化痰散结,皂角刺活血散结,天花粉生津,蒲公英入肝经为治乳痈要药,力能清热解毒。僵蚕《本草纲目》曰"善于散风痰结核、瘰疬",善于解毒化痰,软坚消核,而乳癖多因肝气不疏、痰气交凝、冲任失调所致。猫爪草其味辛、苦、微温,入肺、肝二经,有解毒消肿,化痰散结之功。牡蛎、穿山甲均有软坚散结之功效。樊老临证常僵蚕、牡蛎、穿山甲、猫爪草合用以化痰散结,软坚消核,化瘀消癥。

**病案3**:李某,女,41岁,衡阳县金兰镇人。初诊时间:2019年10月14日。

主诉:双侧乳房肿块、胀痛3年,再发7天。

症候:双侧乳房肿块,稍感疼痛,呈胀痛,月经前期加重,经期后可缓解,月经量少,色淡,伴腰酸,神疲乏力,倦怠懒言,畏寒怕冷,纳少,二便调。查体:舌质淡,苔白,脉沉细。

西医诊断:乳腺增生。

中医诊断:乳癖。

辨证分型:冲任失调。

治法:调理冲任,滋补肝肾。

方用:右归饮加减。熟地黄20g,山药10g,枸杞子10g,杜仲10g,山茱萸8g,肉桂3g,香附10g,白参10g(蒸兑),穿山甲4g,生牡蛎30g,白芍10g,橘核10g,猫爪草10g,皂角刺10g,僵蚕10g。5剂,水煎服,每日1剂,分两次服用。

二诊(2019年10月20日):服上方5剂后,患者双侧乳房疼痛较前缓解,稍胀,畏寒怕冷消失,仍感腰酸,神疲乏力,少气懒言,纳少,二便调。查体:舌质淡,苔白,脉沉细。调整处方如下:熟地黄20g,山药10g,枸杞子10g,杜仲10g,山茱萸8g,肉桂3g,香附10g,白参10g(蒸兑),

穿山甲 4g，生牡蛎 30g，白芍 10g，橘核 10g，猫爪草 10g，皂角刺 10g，僵蚕 10g，麦芽 30g，丝瓜络 15g。10 剂，水煎服，每日 1 剂，分两次服用。

**按语：**早在《黄帝内经》中就有关于乳房与经络关系的记载，如足阳明胃经，行贯乳中；足太阴脾经，络胃上膈，布于胸中；足厥阴肝经上膈，布胸胁绕乳头而行；足少阴肾经，上贯肝膈而与乳联；任脉循腹里，上关元至胸中；冲脉夹脐上行，至胸中而散。后世医家认为，男子乳头属肝，乳房属肾；女子乳头属肝，乳房属胃。故乳房疾病与肝胃二经及肾经、冲任二脉关系最为密切。《太平圣惠方》云"夫肾脏者，元气之根，神精所舍，若肾气虚弱，则阴气有余，阳气不足"，所以妇人肾气虚多见阳气不足。樊老以右归饮为主方治疗乳癖之冲任失调证，旨在温补肾阳、阴中求阳，临床实践证明补阳药的疗效优于单纯补阴养血活血，补肾温阳能改善阳虚畏寒体质，增加温化之力，促进乳腺肿块的吸收。配以香附、白芍、橘核疏肝理气，调经养血；穿山甲、生牡蛎、猫爪草、皂角刺、僵蚕合用化痰散结，活血消瘀。二诊中加用麦芽、丝瓜络化痰消胀散结。《神农本草经》记载，肉桂"主上气咳逆"，有补火助阳，活血通经的功效，肉桂少许亦可鼓舞气血生长，不失为本方点睛之笔。诸药相合，癖块可消。

（吴红霞）

# 瘿瘤

瘿瘤是以颈前喉结两旁结节肿块为主要临床特征的一类疾病，其特点是发于甲状腺部，或为漫肿或为结块，或有灼痛，多数皮色不变。瘿瘤是由于情志内伤，饮食及水土失宜，导致气滞、痰凝、血瘀引起，临床上常见的有气瘿、肉瘿、石瘿及瘿痈四种。中医认为，由于七情不遂，肝气郁结，气郁化火，上攻于头，故患者急躁易怒，面红目赤，口苦咽干，头晕目眩；肝郁化火，灼伤胃阴，胃火炽盛，故消谷善饥；脾气虚弱，运化无权，则消瘦乏力；肝郁气滞，影响冲脉，故月经不调，经少，经闭；肾阴不足，相火妄动，则男子遗精、阳痿；肾阴不足，水不涵木，则肝阳上亢，手舌震颤；心肾阴虚，则心慌、心悸，失眠多梦，多汗；阴虚内热，则怕热，舌质红，脉细数。患者素体阴虚，遇有气郁，则易化火，灼伤阴血。总之，患者气郁化火，炼液为痰，痰气交阻于颈前，则发为瘿肿；痰气凝聚于目，则眼球突出。本病相当于西医学的甲状腺疾病，如因水土问题导致的甲状腺肿大，也就是俗称的"大脖子病"。临床诊断瘿瘤时，不仅要考虑单纯性甲状腺肿或者是地方性甲状腺肿大、甲亢，还应除外甲状腺的占位肿瘤导致的甲状腺肿大。临床早期多发甲状腺结节，表现为甲状腺内的肿块，可随吞咽动作上下移动。西医学认为，甲状腺的发病与不良情绪、精神因素，甚至性格特征有明显的关系，被医学界称为心身疾病，常见于女性。目前西医治疗方法主要以服用抗甲状腺激素药物和手术切除为主，甲状腺结节的病程较长，需长期大量服用西药，会对肝肾功能造成一定的损害，手术切除也有一定风险。甲状腺一旦切除是不可修复的，甲状腺切除导致甲状腺功能减退，只能服用甲状腺素之类的激素类药品进行替代治疗，手术还容易留下后遗症和并发症。

樊老认为中医在瘿瘤治疗上有明显优势，并且治疗效果也很理想。不通过手术，甲状腺结节也是能完全治愈的，而且治愈后也不会复发，中药治疗效果稳定、理想、无副作用。在中药治疗的同时要配合心理疏导和合理的饮食，避免高碘和辛辣食物，养成良好的工作、生活习惯。樊老认为早期一般为肝郁气滞，后期分为气滞血瘀与痰瘀互结，早期以实证为主，后期以虚证为主，合并甲亢者多从实火或虚火辨证，合并甲减者多从脾肾阳虚辨证，甲功正常者多从肝郁痰凝、痰郁互结辨证。药物治疗以理气舒郁、化痰消瘿为主，标本兼治，能够在最大程度上保证不复发。樊老对结节性疾病的辨证，师国医大师邓铁涛之学术思想，主张应结合现代科学技术去发扬中医学，丰富中医辨病辨证内容，将传统四诊扩大为望、闻、问、切、查五诊，主张用现代先进技术从影像、理化检验、内镜检查等各种微观角度去认识和辨证，能明显提前治未病时机，早期发现，及时鉴别，动态监测。治疗时需要进一步了解其性质，恶性的需要进行手术切除，一般良性的，可以积极中医药干预，并及时随访观察。

**病案：**李某，女，38岁，衡阳县西渡镇人。初诊时间：2018年4月5日。

**主诉：**颈前两侧肿块3个月。

症候：近几个月无明显诱因自觉颈前两侧肿块，逐渐增大，在门诊做甲状腺彩超示"甲状腺结节"，来寻求中医治疗。现症：颈前两侧肿块，质软，推之不能移动，颈部胀痛，胀闷憋气，咽部有堵塞感，口苦，无明显心慌、心烦、易怒、多汗，纳可，无声音嘶哑等。舌红，苔白，脉弦。

西医诊断：甲状腺结节。

中医诊断：瘿瘤。

辨证分型：肝郁痰凝，痰郁互结。

治法：疏肝清热，解毒散结。

方药：海藻玉壶汤加减。猫爪草10g，皂角刺10g，浙贝母10g，玄参10g，天花粉10g，连翘30g，生牡蛎30g，夏枯草10g，杭菊10g，甘草6g，海藻10g，穿山甲3g。21剂，水煎，早晚分服。

服药后复查甲状腺结节消散痊愈。

**按语：**樊老认为甲状腺结节多和妇女情志失常，肝郁气滞有关，妇女"有余于气，不足于血"，气机郁滞，损伤心脾，心脾气结，气行不畅，久则痰凝血瘀，成积成块，而发为此类疾病。情志因素是主要病因，心脾受损是发病因素，病理基础为气滞、痰凝、血瘀。中医治疗应以疏肝和胃，理气散结为治疗总则，以调畅气机为主，兼以活血、化痰、软坚散结。

海藻玉壶汤是古代治疗瘿瘤的名方，源于《外科正宗》。玉壶，即玉制之壶。唐王昌龄有诗云："洛阳亲友如相问，一片冰心在玉壶。"本方以海藻为主药，配合诸药可使瘿瘤得消，功效之高，犹如玉制之壶可贵，故名海藻玉壶汤。原方是由海藻、昆布、贝母、半夏、青皮、陈皮、当归、川芎、连翘、甘草等组成的。方中昆布、海藻、海带、半夏、贝母、连翘化痰消肿，软坚散结消瘿；青皮、陈皮行气；当归、川芎调血，使痰消湿除，气血通畅而瘿瘤渐消。以瘿瘤初期未溃为辨证要点。樊老去原方中的昆布、半夏、青皮、陈皮、当归、川芎，加入猫爪草解毒消肿、化痰散结，樊老认为其为治疗淋巴结肿大的要药；皂角刺消肿排毒；生牡蛎软坚散结；穿山甲活血软坚消肿；玄参、天花粉滋阴泻火解毒；夏枯草清肝解毒散结；杭菊清肝解毒。值得思考的是本案中，海藻配甘草，属于中药"十八反"的配伍禁忌范畴，但有实验证实两者相伍无肝肾毒性。"十八反"首见于张子和之《儒门事亲》，然其书中之通气丸中海藻、甘草同用，反而有些自相矛盾；《金匮要略》甘遂半夏汤中甘遂、甘草同用治留饮；赤丸以乌头、半夏合用治寒气厥逆；《千金翼方》中大排风散、大宽香丸都用乌头配半夏、瓜蒌、贝母、白及、白蔹；现代也有文献报道用甘遂、甘草配伍治肝硬化及肾炎水肿；芫花、大戟、甘遂与甘草合用治疗结核性胸膜炎，取得较好的效果，从而肯定了反药可以同用的观点。经方大师河南中医药大学王付教授在临床上常运用经方合十八反配伍治疗疑难杂症，著有《经方十八反真传》，为我们提供了另一个别样的临床视角，破除十八反的束缚，用之于临床能避免副作用，收获临床奇效，值得好好研究。樊老在此案大胆用之，也是一次临床实践佐证。

（吴红霞）

# 瘰疬

瘰疬是一种发生于颈部的慢性化脓性疾病，因其结核成串，累累如贯珠状，故名。其发病多见于体弱儿童或青年，好发于颈部两侧，病程进展缓慢。初起时结核如豆，不红不痛，缓缓增大，窜生多个，相互融合成串，成脓时皮色转为暗红，溃后脓水清稀，夹有败絮状物质，此愈彼溃，经久难敛，易成窦道，愈合后形成凹陷性瘢痕。西医学可见于慢性淋巴结炎，有反复发作史，2～3个淋巴结，质中等硬度，活动，压痛。需行血常规、超声检查；必要时可行淋巴结病理活检。慢性淋巴结炎治疗包括全身治疗、局部治疗、手术治疗，急性淋巴结炎应首先控制炎症，避免扩散，选用有效足量的抗生素，如青、链霉素或其他广谱抗生素，亦可根据标本的药敏试验选择用药。化脓性淋巴结已伴有口底间隙脓肿或蜂窝织炎时，应做切开引流术，以排除脓液及坏死组织。

中医认为其病因是外感风温风热，痰蕴少阳、阳明之络；或因肝胃火毒发炎，痰气凝结；或下肢、阴部溃破感染，毒邪循经继发为胯腹痈；或因冻疮、足跟皲裂、足癣、湿疹等感染毒邪，导致湿热下注、经络阻塞、气血凝滞。治疗原则拟清热解毒，化痰消肿为主，并根据发病部位和不同阶段进行辨证施治。常用药物有金银花、连翘、玄参、赤芍、夏枯草、昆布、海藻、浙贝、牡蛎、穿山甲、陈皮。热毒症状明显者，可以重用清热解毒药，如蒲公英、紫花地丁、黄芩、半枝莲；明显肿胀，质地坚硬，疼痛严重者，加水蛭、败酱草、乳香、乌药；大便秘结者，加生大黄、玄明粉；淋巴结肿大者，酌情加当归、三棱、莪术、僵蚕、王不留行等；阴虚者，加生地黄、地骨皮、石斛、知母、麦冬、熟地黄等；气虚者，加黄芪、党参等；恶心呕吐者，加半夏、竹茹、生姜。樊老认为结节属有形病理产物，因外邪、内伤、七情、先天体质因素引起的气机不畅，气血阴阳失司，产生痰、瘀互结，治疗原则为"坚者削之""结者散之"，以扶正、化痰、散瘀、通络为主要治法，根据结节产生的原因、部位、症状表现，既要同病异治，又可异病同治。

**病案：** 屈某，男，50岁，衡阳县西渡镇人。初诊时间：2020年8月12日。

**主诉：** 颈前两侧肿块6个月。

**症候：** 患者近几个月无明显诱因自觉颈前两侧肿块，逐渐增大，在门诊做甲状腺彩超示"颈部淋巴结肿大"，来寻求中医治疗。现症：口苦口渴，颈部肿块圆滑，质软，压痛，推之不可移动，偶尔一过性头晕，溲黄，舌质淡红，苔黄，脉弦数。

**西医诊断：** 慢性颈部淋巴结炎。

**中医诊断：** 瘰疬。

**辨证分型：** 痰热蕴结。

**治法：** 清热解毒、化痰消肿、软坚散结。

**方药：** 消瘰丸加减。连翘30g，金银花30g，猫爪草10g，皂角刺10g，玄参10g，生牡蛎30g，浙贝母10g，天花粉10g，甘草6g，穿山甲6g，薏苡仁15g，山慈菇10g，守宫6g，僵蚕10g，桔梗10g。15剂，水煎服，每日1剂，分两次服用。

**按语：** 消瘰丸出自《中医方剂临床手册》，主治痰火凝结之瘰疬痰核，具有清润化痰，软坚散结之功效。方用玄参滋阴降火，苦咸消瘰；贝母化痰消肿，解郁散结；牡蛎咸寒，育阴潜阳，软坚消瘰；合而用之，对瘰疬早期有消散之功；病久溃烂者，亦可应用。樊老在原方基础上加连翘、金银花清热解毒；守宫、皂角刺、猫爪草散结；山慈菇、僵蚕、桔梗化痰散结；天花粉滋阴清热；穿山甲化痰；薏苡仁祛湿；甘草调和诸药。对于临床用方加减，樊老认为无外乎加单味药、药对、药鼎、一些经典小方，如小柴胡汤之柴胡、黄芩、甘草三药，对于删减，则要基于病情变化，在兼顾全方结构的基础上，无是证，则去之。如此精准用药，则能避免临床上开大方，撒大网的情况发生。樊老在临床上力求"不开一无用之药"，值得吾辈学习。

（吴红霞）

# 郁证

郁证是由于原本肝旺或体质素弱，复加情志所伤引起气机郁滞、肝失疏泄、脾失健运、心失所养、脏腑阴阳气血失调而成，以心情抑郁、情绪不宁、胸部满闷、胁肋胀痛，或易怒易哭，或咽中如有异物感等为主要临床表现，包括但不限于现代之抑郁症、神经官能症等。樊老认为中医在情志病方面大有可为。据世界卫生组织数据显示，2004 年单向抑郁障碍已经成为世界第三大健康负担疾病，2020 年将上升到第二位，2030 年将上升到首位。西医治疗手段包括药物疗法、电休克、睡眠剥夺的躯体疗法，副作用颇大，且有很强的依赖倾向。樊老认为应充分发挥中医药治疗本病证的优势，同时注重精神治疗的重要作用。

樊老认为郁证病变部位主要在肝，涉及心、脾、肾，其治疗原则为理气开郁、调畅气机、怡情易性。《古今医统大全·郁证门》云"郁为七情不舒遂成郁结，既郁之久，变化多端"，初起以六郁邪实为主，日久实转虚或虚实夹杂。樊老对郁而发病有深入理解，推崇朱丹溪创立的"六郁学说"，即气郁、血郁、痰郁、火郁、湿郁、食郁，樊老遵朱丹溪之法，将该病归为气血痰火食湿，常以百合地黄汤、百合知母汤、柴芩温胆汤加减治疗。常嘱患者调其情志，忌食浓茶、咖啡、辛辣刺激之品，适当体育锻炼，增强体质，强调医者要有仁心、耐心，深入了解病史，详细进行检查，细致解释病情，使患者能够正确认识和对待疾病，以增强治愈疾病的信心。

**病案 1：**邹某，女，60 岁，衡阳市区人。初诊时间：2021 年 10 月 2 日。

**主诉：**焦虑不安 1 个月。

症候：患者于1个月前无明显诱因开始出现失眠，难以入睡，易醒多梦，紧张，焦虑，心怔忡，喜叹息，头晕，耳若蝉鸣，腰痛，纳可，口干，口涩，口酸，大便偏干结，舌质淡红，苔薄黄腻，脉细弦。

西医诊断：焦虑症。

中医诊断：郁证。

辨证分型：气阴两虚，痰热内扰。

治法：益气养阴，清热化痰。

方药：柴芩温胆汤合百合地黄汤。麦芽30g，百合10g，生地黄15g，知母15g，柴胡18g，稻芽30g，黄芩9g，茯神15g，法半夏15g，陈皮10g，枳实15g，竹茹10g，合欢皮30g，珍珠母30g，炒酸枣仁30g（打碎），龙齿30g，煅牡蛎30g（先煎），甘草9g。7剂，水煎服，每日1剂，分两次服用。

二诊（2021年10月9日）：服药后夜寐明显改善，余症亦减，舌淡红，苔薄黄，脉弦细，原法有效，加减续进。百合15g，生地黄15g，知母15g，柴胡18g，黄芩9g，茯神30g，法半夏10g，枳实10g，陈皮10g，竹茹10g，天麻30g，栀子9g，炒酸枣仁30g（打碎），龙齿30g，煅牡蛎30g（先煎），合欢皮30g。10剂，水煎服，每日1剂，分两次服用。嘱其调情志、忌食浓茶咖啡。

**按语：** 郁证总因情志内伤、气机郁滞、脏腑功能失调所致。《金匮要略》所载百合病，是精神、饮食、行为异常的病证，类今之郁病，张仲景设百合类方治疗。后世医家多有发挥，朱丹溪将病因归纳为气、血、痰、火、食、湿，创六郁汤、越鞠丸。樊老治疗此类病证常以百合地黄汤、百合知母汤合柴芩温胆汤、越鞠丸加减，治之均获良效。

柴芩温胆汤为湖南省名老中医夏度衡自拟方，由温胆汤加柴胡、黄芩而成，以增加疏肝、清热作用，为疏肝解郁、清热化痰之方。首先用柴芩温胆汤疏肝泄热，祛湿化痰；其二，调畅气机，和解少阳。《丹溪心法·六郁》云："气血冲和，万病不生，一有怫郁，诸病生焉。"脾胃为气机升降的枢纽，肝主疏泄，调畅一身气机，温胆汤合柴芩可调节气机升降，化痰健脾，再加枳实荡涤肠胃，故清阳之气升，中焦气机复。北京中医药大学郝万山教授也主张以舒达少阳为论治疗本类病证，常用柴胡桂枝汤、温胆汤、定志小丸（人参、茯苓、菖蒲、远志）三方相合，即柴桂温胆定志汤，颇有异曲同工之处。

本案以百合地黄汤养心益肺，柴芩温胆汤清解少阳湿热痰浊，配茯神、合欢皮、炒酸枣仁养血安神，龙齿、牡蛎、珍珠母重镇安神，炒麦芽健脾疏肝，诸药相合，共奏理气机、除郁热、消积食、安心神之功，全方配伍严谨，以化痰、降火、祛湿、化食、理气之法，标本兼顾，虚实并治。

**病案2：** 蒋某，女，32岁，衡阳县西渡镇人。初诊时间：2009年10月2日。

主诉：情绪低落，默默无语，伴头晕、失眠1个月。

症候：患者于1个月前生小孩后，即出现夜寐不安，全身乏力，未予重视，半个月前开始出现情绪低落、默默无语，对外界事物丧失兴趣，失眠多梦，易惊醒，伴头晕头痛，易心烦，甚至有自杀倾向，经在某三甲医院诊断为产后抑郁，给予度洛西汀、丁螺环酮等药治疗，服药后自觉症状改善不明显，遂来求诊于中医。现症：情绪低落，表情淡漠，失眠多梦，头晕头痛，大便秘结，心烦，舌质淡红，苔薄白，脉细。

西医诊断：产后抑郁。

中医诊断：郁证。

辨证分型：肝郁血虚，痰浊扰神。

治法：疏肝养血，化痰开窍。

方药：涤痰汤合柴胡四物汤加减。陈皮10g，法半夏10g，竹茹10g，枳实10g，蜜远志10g，酸枣仁10g，胆南星10g，柴胡10g，郁金10g，当归10g，白芍10g，川芎10g，熟地黄10g，灵芝10g，甘草6g，合欢皮10g，石菖蒲10g，刺五加10g。10剂，水煎服，每日1剂，分两次服用。

二诊：服药后上症减轻，但仍失眠多梦，头枕部疼痛，大便干燥，小便可，上方加熟大黄、党参。7剂，水煎服，每日1剂，分两次服用。

**按语：** 抑郁症是一种精神状态低落和生理活力降低的疾病，主要表现为情绪低落、兴趣和愉快感丧失，劳累感增加和活动减少的精力降低。七情不舒，遂成郁结，郁证久病，证候繁杂，究其根源，多由肝失疏泄、肝郁化火、痰热内扰、胆胃不和、三焦气机不畅、气血不调而成，导致神魂被扰，发为此病。本案患者为青年女性，因产后出现情绪低落、默默无语、失眠、多梦，四肢乏力，头晕头痛，诊断为产后抑郁。郁证多由肝郁气结、痰湿阻滞、清窍被扰所致，正所谓"百病皆由痰作祟"，而产后体虚，气血不足，心神失养，故治疗以疏肝养血，化痰开窍。樊老以柴胡四物汤疏肝养血，以治其本，以涤痰汤化痰开窍治其标，标本兼治，佐灵芝、合欢花养血安神，刺五加调节自主神经功能紊乱。正如《素问·标本病传论》云"病发而不足，标而本之，先治其标，后治其本也"，本案治疗过程中抓住郁证的关键病机，标本兼施，故疗效显著。

（邓玉红）

# 血病

西医学将血液系统疾病从内科学里分出来，单独成立学科，主要研究造血系统疾病发生发展的病理变化及治疗，其主要临床症状以贫血、出血、发热，或肝、脾、淋巴结肿大为特征。中医无对应证型，可见于"虚劳""血虚""血枯""急劳""癥积""瘰疬""血证"等范畴。2008年开始，国家中医药管理局组织相关专家对常见血液疾病进行研讨，总结出系统的诊疗方案与临床路径。根据各病不同的疾病特点，结合古典医学典籍与现代研究进展，将再生障碍性贫血命名为"髓劳"；将骨髓增生异常综合征命名为"髓毒劳"；将以缺铁性贫血为代表的贫血类疾病命名为"萎黄"；将血小板减少性紫癜命名为"紫癜病"；将过敏性紫癜命名为"紫癜风"；白细胞减少症命名为"虚劳"。至于西医学的白血病，专家组认为虽然其某些症状与古代病名相接近，但尚不能完全说明该病特点，尚无与之相对应的古代疾病名称，故仍将其命名为"白血病"。

著名温病大家赵绍琴，通过多年观察，发现白血病患者往往在起病时即见高热，且热不为汗解，常伴有斑疹出血，神志昏狂，舌质红绛，脉轻取虽虚弱无力，重按却常弦急细数，一派血分热盛之象。因而白血病可从温病论治，白血病的病因是温热毒邪，但这种温热毒邪和一般的温病有所不同，它不是从外感受时令之温热毒邪，而是禀自先天，是胎毒。白血病的主要病理变化是热毒蕴郁骨髓，由里而外蒸发，热结、耗血、动血、停瘀并存，涉及髓、血、营、气、卫五个层次，病变错综复杂，非一般温病可比。白血病热毒为本，体虚为标，治宜清热凉血，滋肾宣郁。近代大家秦伯未，认为白血病是一种虚弱性疾病，在治疗上不脱离"补"的范围。但病情复杂，不只限于一般所谓滋补，正如李东垣所说："伤内为不足，不足者补之、温之、和之、调之、养之，皆补也。"以补虚为基本法，兼顾退热（滋阴退蒸和甘温除热），止血（阴虚内热和气不摄血），去腐（口糜）。樊老在吸收了两位大家理论的基础上，融会贯通，抓主症分期论治，热重要拔除入骨髓之温毒，常用清营汤、犀角地黄汤、秦艽扶羸汤、补中益气汤、当归补血汤等。体虚常见血虚为主，善补血者，不单补血，常配合补肾（肾主骨，骨生髓）、补气（气能生血）。对于重症贫血、血红蛋白极低者，要及时配合输血治疗，以病情为先。未达到输血标准的，血红蛋白偏低者，辨证为血虚证，以当归补血汤加肉苁蓉滋补肾阳之类。在临床用药上，樊老巧妙地将临床指标与中药治疗结合，并在辨证论治的基础上善用。虽然有时可能由于病情复杂，效果不明显，但也体现了樊老的探索精神。如鸡血藤 15～30g，升麻 10g 能补血升提，主治白细胞减少症，鸡血藤补血行血，可振奋机体生血功能；升麻升清阳，可提升白细胞数量；两药合用，治疗白细胞减少症有一定疗效。常用中药还有黄芪、太子参、人参、黄精、女贞子、枸杞子、菟丝子、鸡血藤、紫河车、当归、虎杖、杠板归、山萸肉、补骨脂、仙灵脾等。血小板减少症一般表现为气阴两虚或血亏，甚至气不摄血，血虚而热，血热妄动等，引起出血诸证，治疗常用女贞子、旱莲草、山萸肉、生地黄、大枣、紫河车、生黄芪、鹿角胶、鳖甲胶、龟甲胶、鸡血藤、花生衣等。

**病案 1**：王某，男，50 岁，衡阳县西渡镇人。初诊时间：2020 年 5 月 5 日。

主诉：头晕乏力 3 个月。

症候：2020 年 2 月开始头晕乏力，面白无华，到南华附一医院就诊，做血常规及骨髓穿刺活检示：再生障碍性贫血。来我科寻求中医治疗。现症见：面白无华，唇淡，头晕心悸，气短乏力，动则为甚，舌淡，苔薄白，脉细弱。

西医诊断：再生障碍性贫血。

中医诊断：髓劳。

辨证分型：气血亏虚。

治法：益气养血，补肾滋阴。

方药：八珍汤加二至丸加减（张邦福方）。白参 10g，灵芝 30g，玛卡 10g，墨旱莲 15g，桑椹 20g，龟甲胶 15g，黄芪 20g，紫河车 10g，女贞子 30g，紫草 20g，当归 10g，沙棘 40g，玉竹 30g，山药 20g，山茱萸 10g，大血藤 20g，天冬 15g，麦冬 15g，鹿角胶 15g，白芍 10g，补骨脂 15g，白术 15g，黄精 20g，龙眼肉 20g，蝉花 20g，枸杞子 30g，蒺藜 30g，鸡血藤 20g，何首乌 30g，甘草 8g。15 剂，水煎服，每日 1 剂，分两次服用。

**按语：** 西医认为再生障碍性贫血，是由多种原因引起的骨髓造血干细胞缺陷、造血微环境损伤以及免疫机制改变，导致骨髓造血功能衰竭，出现以全血细胞减少为主要表现的疾病。因是由于骨髓的造血功能衰竭而引起的疾病，患者可以出现贫血、出血和感染的情况。大多数是由于一些病理的因素，还有病毒及药物性因素，也会引起再生障碍性贫血的发生。对于这类患者，由于骨髓造血功能衰竭，西医治疗主要是刺激骨髓造血，常用环孢素和司坦唑醇，另外也可以合并用一些免疫抑制剂，必要时使用抗淋巴细胞球蛋白和抗胸腺细胞球蛋白，对严重的患者还可以进行造血干细胞移植，移植后的患者，可以获得长期生存；而对于慢性病的患者，可能需要长期靠输血来进行维持生命。

中医则将本病归结为"虚劳""血证"范畴，认为劳倦内伤、感受邪气，是导致本病的病因。五脏之中，尤以脾肾为重要，若脾虚及肾，因虚致损，因损致劳，精血不充，而成虚劳。中医治疗，一般分为"初、中、后、末"四期，用药"凉、平、温、热"为主，"先稳定，后生血"。急性再障期、慢性再障发作期宜清热解毒、凉血止血，慢性再障分肾阳虚、肾阴虚、肾阴阳两虚，故慢性再障宜扶正固本益精，脾肾双调。八珍汤，别名八珍散，为补益剂，具有益气补血之功效，主治气血两虚证，症见面色苍白或萎黄，头晕目眩，四肢倦怠，气短懒言，心悸怔忡，饮食减少，舌淡苔薄白，脉细弱或虚大无力。临床常用于治疗病后虚弱、各种慢性病以及妇女月经不调等属气血两虚证者。原方由人参、白术、茯苓、当归、川芎、白芍、熟地黄、甘草组成，方中人参与熟地黄相配，益气养血，共为君药；白术、茯苓健脾渗湿，助人参益气补脾；当归、白芍养血和营，助熟地黄滋养心肝，均为臣药；川芎为佐，活血行气，使地、归、芍补而不滞；炙甘草为使，益气和中，调和诸药。本案方中去掉了川芎、茯苓。二至丸补益肝肾，滋阴止血，用于肝肾阴虚，眩晕耳鸣，咽干鼻燥，腰膝酸痛，月经量多，原方由女贞子、墨旱莲组成。本案方在两方基础上加灵芝补气安神；黄芪补气；山药健脾；蝉花滋补身体；玛卡补肾固精；补骨脂温肾助阳；枸杞、蒺藜补肝肾；桑椹、何首乌补肾养血；龟甲胶、鹿角胶滋阴养血；龙眼肉益心脾养血；紫河车、黄精、玉竹、山茱萸、天冬、麦冬滋阴；鸡血藤、大血藤、沙棘活血散瘀；紫草凉血。此方构思巧妙，虽然是一个大处方，但用之临床，颇有奇效。此方是樊老早年从同道名老中医张老处虚心求教所得"秘方"。对于动辄几十味、上百味药的大处方，樊老认为药为病所立，药味数不代表疗效，唯实践可知其验否。

**病案 2**：谢某，女，30 岁，衡阳县西渡镇人。初诊时间：2018 年 7 月 20 日。

主诉：头晕、乏力 3 个月。

症候：2018 年 4 月开始面黄肌瘦，到南华附一医院就诊，确诊为"地中海贫血"。来我科寻求中医治疗。现症见：面黄肌瘦，尿血，小便有烧灼感，舌绛，苔薄黄，脉缓无力。

西医诊断：地中海贫血。

中医诊断：虚劳。

辨证分型：血热型。

治法：清热凉血止血。

方药：水牛角地黄汤加减。淡竹叶 30g，仙鹤草 30g，小蓟 15g，焦栀子 10g，车前草 30g，茵陈 10g，甘草 6g，水牛角 30g，白茅根 20g，牡丹皮 20g，赤芍 20g，生地黄 10g。15 剂，水煎服，每日 1 剂，分两次服用。

**按语**：地中海贫血在国外称为海洋性贫血，是由于常染色体遗传缺陷导致血红蛋白中的珠蛋白合成障碍，因而一种或几种珠蛋白数量不足或缺乏，红细胞易被溶解破坏的溶血性贫血。其中 α 珠蛋白链合成障碍称为 α 地中海贫血，β 珠蛋白链合成障碍称为 β 地中海贫血。典型表现为皮肤苍白、乏力、易倦、黄疸、肝脾肿大、头颅大、鼻梁凹陷、眼距宽等，轻度患者多数预后较好，重度患者经积极治疗后症状会有所改善，但也有死亡的风险。从中医的角度来看，地中海贫血属于中医"血证""血虚""虚劳""童子劳""虚黄""积聚""五软五迟"等，发病人群主要是婴儿和青少年。地中海贫血临床表现多样，从轻度贫血到十分严重的黄疸、贫血、发育迟缓等，主要表现面色苍白、乏力短气等气血两虚之证，后期可有胁下积块、气滞血瘀之候。因为本病先天不足，后天失养，脾肾俱虚，所以以虚为本。辨证时应时刻牢记，不忘本虚实质，并注意黄疸的轻重，瘀血兼证的有无，要标本兼顾，祛邪同时不忘扶正，按不同的辨证分型分别采用益肾健脾、增精补血、清热利湿，兼养精血、补益精血、活血消瘀、清湿热等治法。

本案基础方犀角地黄汤出自《小品方》，录自《外台秘要》。犀角地黄汤主要是由犀牛角、生地黄、芍药、牡丹皮制成的汤剂，味苦，具有清热解毒、凉血开窍的功效，适用于重症肝炎、肝昏迷、尿毒症、过敏性紫癜、急性白血病、败血症等症。本证多由热毒炽盛于血分所致，治疗以清热解毒，凉血散瘀为主。心主血，又主神明，热入血分，一则热扰心神，故身热谵语；二则迫血妄行，血不循经，血溢脉外，故吐血、衄血、便血、尿血；三则热毒耗伤血中津液，血变黏稠，运行受阻，成瘀，故见舌绛。方中苦咸寒之犀角，凉血清心解毒，为君药；甘苦寒之生地黄，凉血滋阴生津，一助犀角清热凉血止血，一恢复已失之阴血；赤芍、牡丹皮清热凉血、活血散瘀，故为佐药。樊老将原方中犀角易水牛角，且使用重剂，加白茅根、小蓟、仙鹤草以凉血止血，生地黄滋阴，淡竹叶与车前草利尿，焦栀子、茵陈清湿热，甘草调和诸药。樊老若见头痛，加川芎 10g；小便少，加木通 15g，葵仁 20g，冬瓜子 20g；清心火，加莲子心 8g，水灯心 20g；大便干燥，加火麻仁 20g；活血祛瘀，加丹参 10g；活血生血，加益母草 15g，梅花 10g，用药灵活多变。

**病案 3**：沈某，男，82 岁，衡阳西渡人。初诊时间：2021 年 11 月 13 日。

主诉：全身瘀斑 3 天。

症候：患者 3 天前出现全身瘀斑，来我院就诊，血常规示血小板 $20 \times 10^9$/L。来寻求中医治疗。现症：全身瘀斑，头晕，乏力，四肢麻木，食少纳呆，活动后诸症加重，舌淡，苔白，脉沉细无力。

西医诊断：血小板减少症。

中医诊断：血证。

辨证分型：气阴两虚。

治法：益气健脾，补血滋阴。

方药：参苓白术散加仙枣汤加减。仙鹤草30g，大枣15g，白术10g，莲子10g，砂仁6g，党参30g，黄芪20g，山药30g，枸杞子30g，鸡血藤15g，阿胶6g，麦芽30g，稻芽30g，鸡内金10g，何首乌30g。

服用30剂后随访，复查血常规：血小板$62×10^9$/L。

**按语：** 血小板减少是指外周血中血小板的数量低于正常范围。血小板减少分为原发性血小板较少和继发性血小板减少，一旦血小板数量减少，人体的止血功能就会下降，血小板减少程度较轻者，会有鼻出血、牙龈出血、口腔黏膜出血的症状；重者可表现为脏器出血，特别是致命的颅内出血。血小板减少导致的出血，一般是患者就诊的主要原因。血小板减少常见于多种血液性疾病、风湿免疫病、放化疗损伤及药物相关性血小板减少。自身免疫性血小板减少，西医采用激素药物治疗，大部分患者可以治愈；如果是继发性血小板减少，主要是以治疗原发疾病为主。血小板减少症相当于中医的"血证""发斑""葡萄疫"等范畴，病因病机有如下特点：急性型多因外感热毒或热伏营血，以致火盛动血，灼伤脉络发病，临床表现为实证，治疗上以清热解毒、凉血止血为大法，同时还应注意辨证施治，夹有湿邪可用甘露消毒丹或龙胆泻肝汤加味，往往会有奇效。慢性型急性发作期则为本虚标实证，本为阴阳两虚，上热下寒，标为复感外邪，虚热动血，迫血妄行，治疗上急则治标，缓则标本兼治，往往需要中西医结合抢救，方可转危为安，重新转入慢性期。慢性型慢性期治疗应以补肝、脾、肾三脏为主，特别应注意养肝柔肝，根据长期服用激素的用量来调整治疗原则，当泼尼松每日量大于20mg时，往往有肝肾阴虚表现，可用知母、黄柏或知柏地黄丸抵抗之；当泼尼松每日量小于10mg时，往往有脾肾阳衰表现，可用附子、肉桂抵抗之。本案用的参苓白术散，原方由人参、茯苓、白术、山药、白扁豆、莲子、薏苡仁、砂仁、桔梗、甘草、生姜、大枣组成，补脾胃，益肺气，用于脾胃虚弱，食少便溏，气短咳嗽，肢倦乏力。其中人参、白术、山药、莲子健脾益气，樊老去祛湿之茯苓、薏苡仁、扁豆，加引经药桔梗，调和药甘草，加黄芪增强益气，加麦芽、稻芽、鸡内金消食，配伍鸡血藤活血通络，枸杞补血滋阴，加阿胶增强补血滋阴，仙鹤草收敛止血，与大枣相合，大补气血；首乌补肾滋阴。全方相合，力求补虚固元，以恢复人体之阴阳平衡，则血小板指标自然平复。

（李杳瑶　宋治国　张琴）

# 癌病

癌病，即恶性肿瘤，是指机体在各种致癌因素作用下，局部组织的细胞异常增生而形成的肿块。恶性肿瘤不仅破坏组织、器官的结构和功能，还可以引起坏死出血合并感染，患者最终可能由于器官功能衰竭而死亡。目前西医治疗手段比较多，有手术、放化疗、靶向、免疫、介入等，但大多数人特别是晚期多脏器功能衰竭患者无法耐受，早期中药的运用可提高抵抗力，改善放化疗的毒副作用，延长生存期，起到增效解毒的作用。中医对癌病的病机认识有许多说法，但不外乎内虚外邪，内虚为正气亏虚，外邪为痰、瘀、热、毒，这些因素与癌病密切相关，所以癌病的临床表现变化多端，有可能是同一时间、同一机体内出现相反的病理现象。樊老认为，厥阴经为两阴交尽之经，具有寒热错杂、虚实夹杂的特点，癌病的临床特点与厥阴经的特征不谋而合，所以认为癌病的病位在厥阴，病机基础在于阴阳气不相顺接。癌不是某种组织或某种结构，而是一种人体病理体现，是人体内部与人体外界环境的失衡，在阴阳气不相顺接的基础上，人体正气会逐渐亏耗，癌毒也会因之产生，但癌的产生不是必然出现的，正气耗散与癌毒扩散趋势的相互转化、相互影响，是癌症进展、肿瘤转移的重要原因。

樊老把癌形象地比作人体之"内贼"，能窃取人体之气血，扰乱阴阳平衡，甚者夺人生机，乃至同归于尽。但罹患之时人亦不用过度紧张，试想古时民众无现代仪器检测，若非外在凸起之瘤，大多难以察觉，然也有能安然度世者，过郁则更会导致气血停滞，瘀证、痰证多发，于病情不利。樊老认为带瘤生存，是癌病患者必须接受的现实，所谓"战略上藐视敌人，战术上重视敌人"。正气存则生机旺，即所谓"留得一分胃气，便求得一线生机"，对于正虚乃至恶病质体质发生者尤为重要。对于结节类、早期瘤者，讲究早期发现，早期干预，将其扼杀于摇篮里，通过现代仪器可延伸中医的望诊，我们要善用之。对于已经发展到癌者，此时，邪气盘踞体内局部，又狡诈多端，尤其容易随体内津液、气血的流通，发生转移，对于西医学之三板斧"手术、化疗、放疗"，樊老认为，手术为上上计，幸运者可连根拔起，祛除病根，斩草除根，除邪务尽，否则"春风吹又生"；而放、化疗，则不分敌我双方，往往"杀敌一千，自损八百"，追求破而后立，要基于患者正气是否充足，是否能承受后续的副作用，应慎重选择。手术后及放化疗期间，要配合中医药的干预，振奋正气，固护胃气，提高患者生存质量。樊老在临床发现患者经过手术及放化疗多伤及气阴，其正气多虚，故在生脉散的基础上去五味子，加太子参补气生津；天花粉、石斛滋阴；半边莲、半枝莲、白花蛇舌草抗癌；紫花地丁、金银花清热解毒；浙贝母散结；猫爪草治淋巴结肿大；麦芽、稻芽、山楂健脾开胃，又能消积；甘草调和诸药。合为善后方，适用于各种肿瘤手术及放化疗后证为气阴两虚者。以下仅选取樊老临床治疗癌病的几则典型医案，希望能展示樊老的治疗特色。

**病案1**：邓某，女，66岁，衡阳县渣江镇人。初诊时间：2019年12月5日。

主诉：咳嗽、咯血、胸痛3个月。

症候：患者于近3个月前无明显诱因出现咳嗽、咯血、胸痛，到南华附一医院做穿刺活检示"左肺鳞癌"，来寻求中医治疗。现症：咳嗽，咯血，胸痛，呕吐，纳差，腹胀，舌红，苔白腻，脉弦。

西医诊断：肺恶性肿瘤。

中医诊断：肺癌。

辨证分型：脾虚痰湿夹食积型。

治法：健脾祛湿，消食和胃。

方药：香砂六君子汤加减。守宫（壁虎）6g，甘草6g，白参10g，藿香10g，砂仁10g，山楂10g，茯苓15g，党参20g，鸡内金10g，半边莲20g，半枝莲20g，白花蛇舌草20g，稻芽30g，仙鹤草30g，黄芪10g，姜半夏 10g，僵蚕 10g，白及 10g，白英 30g。每日 1 剂，分两次温服，服用 60 剂后随访。

**按语：**肺癌是肺部最常见的恶性肿瘤，绝大多数的肺癌起源于支气管黏膜上皮，故称支气管肺癌。长期大量吸纸烟是肺癌的一个重要致病因素，还可能与大气污染和烟尘中含有致癌物质有关。早期多无症状，几乎 2/3 的肺癌患者在就诊时已是晚期，原发瘤、转移瘤、全身症状或肿瘤伴随症状均可是患者的首诊症状。临床表现为刺激性干咳、憋气、反复发作的同一部位的肺炎、咯血或哮喘，喉返神经、膈神经压迫症状或上腔静脉压迫综合征，周围型肿瘤更常见胸痛、憋气或胸腔积液等症状。樊老治疗肺癌很有特点和优势，主要体现在三个方面：①对中老年肺癌患者中体质较差者，以中药扶正合气阴双补、扶阳固脱等方法，常有佳效；②对难治性肺癌，比如小细胞肺癌、极易转移的腺癌、转移性肺癌等，配合西医疗法，可明显提高疗效；③对伴有恶性浆膜腔积液者，采用中西医结合治疗，约 90% 的患者在 2～3 个周内可以控制得很好。肺癌患者常见有咳嗽、咳痰、胸闷、胸痛、气短、发热等症状，中医辨证分型可以将肺癌分为四型：肺郁痰热、气虚痰湿、阴虚痰热、气阴两虚。对于肺郁痰热型患者，治疗应宣肺理气，化瘀除痰，用千金苇茎汤加减；对于气虚痰湿型患者，治疗应补气健脾，除痰散结，用六君子汤加减；对于阴虚痰热型患者，治疗应滋肾清肺，除痰清热，用养阴清肺汤加减；而对于气阴两虚证的患者，治疗应益气养阴扶正，用生脉散合六味地黄汤加减。

本案以香砂六君子汤为底方，去白术、陈皮，加白参、黄芪补气；藿香芳香化湿；半边莲、半枝莲、白花蛇舌草、白英、守宫（壁虎）现代药理研究均具有抗肿瘤作用；稻芽、鸡内金、山楂消食；仙鹤草既能大补气力，与白及相伍能收敛止血；僵蚕散结止痛。樊老临证之时，若见失眠多梦，加茯神、酸枣仁、首乌藤、合欢皮；易汗出，加仙鹤草、黄芪、防风、白术；盗汗，加胡黄连、浮小麦、煅龙骨、煅牡蛎、黄芪；腹胀，加枳实、厚朴；脾胃虚弱，加白术、怀山药；口干，加百合、玄参、麦冬、白芍、石斛、南沙参、天花粉；咳嗽，加川贝母、罗汉果、苏子；对症加减，即使底方不同，亦能力减病痛之苦。

**病案 2：**李某，女，66 岁，衡阳县西渡镇人。初诊时间：2019 年 6 月

15 日。

主诉：胸痛 1 个月。

症候：2018 年 10 月在县人民医院做肠镜取活检示直肠癌。患者及家属拒绝化疗及其他治疗。1 个月前自觉胸前肋骨处疼痛明显，在我院做 CT 示第 3、6 肋骨骨质破坏？双肺多发小结节。为寻求中医治疗就诊。现症：偶有腹泻，胸痛，气促，咳嗽，头痛，口干，纳、寐差，舌红，苔少，脉弦。

西医诊断：肠癌骨转移。

中医诊断：骨蚀。

辨证分型：肾虚血瘀。

治法：补肾通络，祛瘀解毒。

方药：自拟方。白英 30g，半枝莲 20g，半边莲 20g，葛根 20g，土鳖虫 10g，白芍 10g，狗脊 15g，麦芽 30g，酸枣仁 12g，藁本 2g，罗汉果 5g，甘草 6g，壁虎 5g，柴胡 15g，黄芩 10g，天花粉 10g，石斛 10g，百合 10g。

患者服 30 剂后胸痛明显缓解，复查肋骨愈合。

**按语：**本案西医诊断为直肠癌并发骨转移。骨转移是晚期癌症常见并发症之一，有的甚至以骨转移疼痛为首发症状，其中以乳腺癌、肺癌和前列腺癌引起的骨转移最常见，骨转移是导致患者死亡的一个重要因素。中医药在骨转移癌的治疗方面取得了显著的疗效，在减少患者痛苦、改善生存质量等方面发挥了重要作用。西医学治疗本病，需重视原发病灶治疗，避免出现更多的转移灶。当出现骨转移时，局部可以放疗止痛，配合应用抗骨转移的双磷酸盐类药物或止痛药物，患者应避免出现病理性骨折、截瘫等。

癌症骨转移按其临床表现可归属于中医学"骨瘤""骨蚀""骨疽""骨痹""顽痹"等范畴。骨瘤是久病气虚、邪气内结于骨而形成，其病机不外"不荣则痛""不通则痛"两方面，现代医家对骨转移的病因病机认识主要围绕虚、痰、瘀、毒等方面论述，骨转移的病机为邪积于筋骨，气滞血瘀，肝肾亏虚。骨转移之病机有虚有实，虚证表现为以肾虚为主的脏腑亏虚，实证表现为癌肿局部的气滞血瘀。骨瘤的形成与肾、肝存在密切关系，肾虚不能生髓养骨，为"不荣"的主要原因，而"不通则痛"的病机多与痰凝血瘀有关，故临床上多采用补肾通络、祛瘀解毒法治疗。骨转移属中医顽疾重症，故处方用药时，适当加用虫类之品，如全蝎、蜈蚣、水蛭等，疗效更佳。国医大师朱良春认为，寒性凝滞主痛，"痛者，寒性多""寒胜则痛"，重用温阳散寒之法；再者，肾主骨生髓，肾气不足，则骨无所养，易为寒湿毒邪侵袭，痰浊蕴阻骨骼，积聚日久，以致瘀血凝滞，络道阻塞，聚而成形，发为骨瘤。因此，可以认为骨转移癌病机以肾虚为本，"痰""瘀""寒"为标，治疗骨转移癌疼痛遵循"治病必求其本"之旨，宜化痰、散结、温阳、通络四法合用，方可使筋骨得荣、痰瘀得化、血络得通而症消痛止。

回到本案，樊老在总结前辈大家经验的基础上自拟方，以白英、半枝莲、半边莲、壁虎抗癌；葛根止泻；土鳖虫化瘀；狗脊补肾健骨；麦芽消食；酸枣仁、百合安神；天花粉、石斛滋阴；藁本、白芍止痛；罗汉果止咳；柴胡、黄芩清热；甘草调和诸药；共奏补肾健骨，解毒化瘀之功。

**病案3**：黄某，男，70岁，衡阳县西渡镇人。初诊时间：2015年8月1日。

主诉：上腹疼痛1个月余。

症候：2015年6月底开始腹痛，在当地卫生院求治未见明显效果，来我院就诊，做增强CT示：胰头占位性质待定？来寻求中医治疗就诊。现症：上腹疼痛，呕吐，纳差，面色黑，形体消瘦。舌红，苔白，脉弦。

西医诊断：胰头恶性肿瘤？

中医诊断：胰头癌。

辨证分型：肝气郁结，瘀血内阻。

治法：疏肝解郁，抗癌祛瘀。

方药：四逆散加减。柴胡10g，白芍10g，猫爪草10g，莪术10g，枳实10g，浙贝母10g，半枝莲30g，白花蛇舌草20g，半边莲20g，炙甘草6g，穿山甲6g。

患者服10剂后，电话随访：患者腹痛、呕吐缓解，前往湖南肿瘤医院寻求进一步治疗，嘱配合中医治疗。

**按语**：胰头癌是起源于胰腺头部的消化系统肿瘤，恶性程度高，发展迅速，不易早期发现，切除率低，预后差，可切除患者的 5 年生存率不到 5%，居恶性肿瘤死亡原因的第四位。胰头癌的症状主要包括中上腹部饱胀不适、疼痛、恶心、食欲不振或饮食习惯改变、体重减轻、黄疸、皮肤痒、小便色黄、大便色淡甚至呈白陶土样、排便习惯改变、抑郁、胰腺炎发作、糖尿病症状、消化道出血、贫血、发热等；大多数胰头癌患者早期无明显相关阳性体征。如出现腹水、腹部包块、浅表淋巴结肿大等往往提示晚期病变。胰头癌症状均缺乏特异性，易与其他消化系统疾病混淆。对于胰头癌的诊断，需要了解高危人群的概念、临床表现、体征、化验检查以及影像学检查，必要时还需要 B 超或内镜超声引导下细针穿刺细胞学检查或活检针穿刺组织学诊断。

西医学治疗胰头癌常规方案主张"三板斧"，即手术、放疗、化疗，樊老认为中医药的干预可以贯穿胰腺癌治疗的全过程，可大大减轻放化疗的毒副作用，大幅度提高患者的存活期及生存质量。胰腺癌属于中医"伏梁""痞块""黄疸""积聚"等范畴，其病因、病机主要为七情内伤、饮食不节而致肝脾受损，脏腑失和，湿浊阻滞，气滞血瘀日久形成本病。中医辨证分型主要分为湿热瘀阻、气血瘀滞、阴虚毒热和气血亏虚等，治疗多采用疏肝利胆、活血化瘀、清热利湿、破积散结等法，常根据患者的临床表现辨证施治。在手术治疗后如能及时配合中医治疗，扶正固本，改善患者的饮食与睡眠状况，增强患者的体质，那么对防止胰头癌的复发和转移会大有益处。在胰头癌化疗前配合健脾和胃、益气生血、补益肝肾、软坚化瘀等中药治疗，则可较好地缓解化疗反应，有助于化疗顺利进行，有些中药如丹参、灵芝、三七等甚至还可以提高化疗的疗效；在胰头癌放疗期间及放疗后配合补益气血等中医治疗，对增加白细胞的数量、增强免疫功能均有较好的效果，从而保证放疗顺利进行。中晚期胰头癌、不能手术及放化疗的患者身体较为虚弱，采用中医药治疗可能是最合适的治疗方案，采用扶正、滋阴、补气、补阳、养血、排毒、软坚、祛瘀、解郁等扶正培本可缓解症状，延长生存期，提高生存质量。

回到本案，樊老以四逆散为底方，柴胡疏解肝郁，升清阳以使郁热外透；芍药养血敛阴，与柴胡相配，一升一敛，使郁热透解而不伤阴；枳实行气散结，增强疏畅气机之功；加猫爪草、浙贝母散结；半枝莲、白花蛇舌草、半边莲抗癌；莪术、穿山甲祛瘀；炙甘草缓急和中，调和诸药。

**病案4：** 许某，女，23岁，衡阳县西渡镇人。初诊时间：2022年2月23日。

主诉：胃脘不适4个月余。

症候：2021年10月开始胃脘不适，来我院就诊，做胃镜取活检示胃高分化腺癌。来我科寻求中医治疗。现症：胃脘胀满，吞咽不利，口淡无味，纳差，咽痛，舌苔白腻，脉弦。

西医诊断：胃恶性肿瘤。

中医诊断：胃癌。

辨证分型：痰气交阻。

治法：豁痰、宽中、散结。

方药：海藻玉壶汤加减。昆布15g，海藻15g，土鳖虫10g，猫爪草10g，皂角刺10g，僵蚕10g，浙贝母10g，天花粉10g，山慈菇10g，土贝母10g，山银花30g，连翘30g，蒲公英30g，炒白术12g。水煎，每日1剂，早晚分服。

服38剂后，查原胃中癌块已逐渐减小。

**按语：** 胃癌是我国最常见的恶性肿瘤之一，在我国的发病率位于各类恶性肿瘤的第二位。早期胃癌多无症状或仅有轻微上腹不适，与消化不良相似，腹痛轻，且无规律性，进食后不能缓解；晚期胃癌发展扩大，尤其在穿透浆膜侵犯胰腺时，可出现持续性剧烈疼痛，并向腰背部放射，癌肿毒素的吸收，可使患者日益消瘦、乏力、贫血，最后表现为恶病质；癌肿长大后可出现梗阻症状，腹部可扪及肿块；癌肿表面形成溃疡时，则出现呕血和黑便。目前西医有化疗、放疗、手术、免疫、靶向等多种治疗手段，其中手术切除仍是目前根治早期胃癌的唯一手段。长期以来，由于发现胃癌较晚，大多数属于晚期肿瘤，手术疗效欠佳，术后5年生存率一直维持在30%左右，因此必须加强对早期胃癌症状的重视及高危人群的监测，提高早期胃癌的检出率。近年来，对晚期胃癌患者开展中西医结合综合治疗，用中药积极扶正培本，适当辅以攻邪，使不少患者的生存期得到延长。

胃癌在中医学中属于"噎膈""反胃""癥瘕""积聚""伏梁""心腹

痞""胃脘痛"等范畴。胃癌是由于正气内虚，加之饮食不节、情志失调等原因引起，以气滞、痰湿、瘀血蕴结于胃，胃失和降为基本病机，以脘部饱胀或疼痛、纳呆、消瘦、黑便、脘部积块为主要临床表现的一种恶性疾病。本病多由气、痰、湿、瘀互结所致，故理气、化痰、燥湿、活血化瘀是本病主要治标之法；后期出现胃热伤阴、脾胃虚寒、气血两虚者，则应标本兼顾，扶正与祛邪并进。本病病位在胃，多有脾胃气机阻滞，气化不利，运化无权，在治疗中应始终重视顾护脾胃，勿损正气，也是应遵从的治疗原则，这一点对中晚期患者和放化疗患者更为重要，只有胃气得充，脾气得健，才能使气血生化有源，也才能助药以祛邪。但补虚时，用药不可过于滋腻，以免呆滞脾胃，应在辨证论治的基础上，结合选用具有一定抗胃癌作用的草药。胃癌早期以邪实为主，如痰气交阻、瘀血内阻，可用理气化痰、活血化瘀之品以消除邪实，并采取中西医结合的治法，部分患者病情可缓解，但也有部分患者转为胃热阴伤、脾胃虚寒、气血两虚，出现正虚邪盛之势。胃癌患者的预后一般较差，但如能早期诊断和治疗，尤其是中西医结合治疗，不少患者病情可缓解甚至得到治愈；晚期胃癌可合并肝大、黄疸、大量便血、呕血，或转为鼓胀等，均为危重难治之证，预后不良。

海藻玉壶汤原本为古代治疗瘿瘤的名方，源于《外科正宗》，由海藻、昆布、贝母、半夏、青皮、陈皮、当归、川芎、连翘、甘草等组成的。方中昆布、海藻、海带、半夏、贝母、连翘化痰消肿，软坚散结消瘿；青皮、陈皮行气；当归、川芎调血，使痰消湿除，气血通畅而瘿瘤渐消。樊老去掉半夏、青皮、陈皮、当归、川芎、甘草，改造其用于胃病之中，因其病机类似，多是局部的痰瘀互结，又与木土关系密切，叶天士云"肝为起病之源，胃为传病之所"，患者年轻女性突患恶疾，就诊时心情抑郁紧张恐慌，多次询问预后，虽加安慰开导，然无济于事。针对痰、瘀两证，加土鳖虫化瘀；土贝母、山慈菇抗癌；皂角刺、僵蚕、猫爪草化痰散结；天花粉消肿生津；山银花、蒲公英解毒；白术健脾。全方用药精炼，正中病机，故数剂之力，瘤体渐消。

**病案 5**：刘某，男，53 岁，衡阳县西渡镇人。初诊时间：2020 年 8 月 3 日。

主诉：鼻干 4 个月余。

症候：2020 年 4 月开始鼻干，口干舌燥，到南华附一医院就诊，做鼻咽镜取活检示鼻咽癌。来我科寻求中医治疗。现症：鼻干，口干舌燥，耳鸣耳聋，舌红，少苔，脉缓。

西医诊断：鼻咽恶性肿瘤。

中医诊断：鼻咽癌。

辨证分型：阴虚型。

治法：滋阴补肾，开窍解毒。

方药：养阴清肺汤加二至丸加减。半枝莲 30g，半边莲 20g，白花蛇舌草 15g，金银花 30g，山慈菇 10g，西洋参 10g，天花粉 10g，石斛 10g，麦冬 10g，南沙参 15g，玄参 10g，女贞子 10g，墨旱莲 10g，磁石 30g，石菖蒲 10g，甘草 6g。14 剂，水煎，每日 1 剂，分两次服用。

电话随访：鼻咽部不适感缓解，准备前往南华附一医院肿瘤科放射治疗。

**按语：**鼻咽癌属于头面部肿瘤，南方人较常见，常见的是鳞状细胞癌。西医治疗方法包括放射治疗、外科手术治疗和免疫治疗。由于鼻咽部解剖位置较深，手术难度大，对患者容貌影响明显，且鼻咽癌对放疗敏感，早期及局部晚期首选放射治疗，有获得根治性可能。一般情况下，早期鼻癌有以下表现：鼻出血、头痛、颈部淋巴结肿大。鼻咽镜检查是发现鼻癌最有效可靠的方法，最后确诊要靠活检切片。鼻咽癌是发生在鼻、咽喉的肿瘤病变，由于鼻咽位置隐蔽，检查不易，同时鼻癌的早期症状比较复杂，缺乏特征，故容易被人忽视，延误诊断和治疗，所以必须提高警惕性。

鼻癌在中医临床中属于"鼻渊""真头痛"等范畴，中医学认为，肺热痰火及肝胆热毒上脑为鼻咽癌发病的主要原因，上焦积热、肺气失宣、热气冲上，伤及鼻部血络出现鼻衄。樊老认为鼻癌的中医治疗优势有以下几点：①中医在辨证论治的基础上用药可以调节患者的免疫力，提高患者的生存质量，中医药在鼻咽癌的治疗中发挥重要作用，常配合治疗放疗中或者放疗后的患者。放疗在中医属于热毒之邪，尤其是行鼻咽癌放疗后的患者，伤津伤气较多，常见的症状有口干、咽干、鼻燥，有的可能是嗅之无味，舌光无苔。中医认为属于热毒伤阴伤津，要从补益肺阴、胃阴、肾阴入手，配合清热、解毒、凉血进行论治，樊老常用桑杏汤、养阴清肺汤、清燥救肺汤、益胃汤、生脉散之类。②配合针灸、耳穴、按摩、理疗等其他特色治疗，可以有效提高患者的生存质量，调节全身功能，提高免疫力，预防复发和转移。③可以缓解鼻咽癌放疗后的并发症，如神经损伤、口干燥、白细胞降低、贫血及消化系统的问题等。

本案以养阴清肺汤合二至丸为底方。养阴清肺汤具有养阴清肺，解毒利咽的功效，方中生地黄、玄参养阴润燥，清肺解毒为主药；辅以麦冬、白芍养阴清肺润燥；牡丹皮凉血解毒消痈肿；佐以贝母润肺止咳，清化热痰；薄荷宣肺利咽；甘草泻火解毒，调和诸药；共奏养阴清肺解毒之功。适合急性扁桃体炎、急性咽喉炎、鼻咽癌等证属阴虚燥热者。二至丸具有补益肝肾，滋阴止血的作用，主治眩晕耳鸣，咽干鼻燥，腰膝酸痛，月经量多的肝肾阴虚证。两方相合，养阴清肺汤养肺阴，二至丸滋养肝肾之阴，樊老去养阴清肺汤中丹皮、生地黄、薄荷、白芍、贝母，加半枝莲、半边莲、白花蛇舌草、山慈菇抗癌；金银花解毒；西洋参益气养阴；天花粉、石斛、南沙参滋阴；磁石聪耳；石菖蒲开窍醒神，方证相合，一举中的。

（李杏瑶　宋治国　张琴）

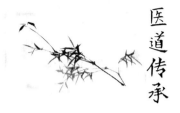

# 弟子医案

## 门诊病案

### 月经过少（复膜调经法）

**病案 1：**谭某，女，28 岁，衡阳县人。初诊时间：2022 年 6 月 6 日。

主诉：月经量少半年。

症候：经少色淡，体瘦，面色萎黄，头晕乏力，舌质淡白，脉细。月经干净第一天 B 超显示子宫内膜 5mm。

诊断：月经过少。

辨证分型：气血亏虚证。

治法：益气养血调经。

方药：参芪四物汤加减。党参 20g，黄芪 15g，当归 18g，熟地黄 15g，川芎 5g，白芍 10g，阿胶 6g，山药 20g，枸杞子 30g，大枣 15g，甘草 6g。7 剂，水煎服，每日 1 剂，分两次服用。

**病案 2：**龙某，女，34 岁，衡阳县人。初诊时间：2022 年 7 月 8 日。

主诉：月经量少 1 年余。

症候：患者因多次流产后出现月经量少，伴腰膝酸软，足跟痛，尿频舌淡，脉沉细无力。经期第一天 B 超示子宫内膜 7mm，月经干净第一天 B 超示子宫内膜 3mm。

诊断：月经过少。

辨证分型：肾精亏虚证。

治法：补肾益精，养血调经。

方药：归肾丸加减。当归 10g，熟地黄 10g，黄芪 15g，枸杞子 30g，党参 15g，山药 30g，山茱萸 10g，紫河车 10g，茯苓 15g，杜仲 10g，淫羊藿 10g，菟丝子 10g，肉苁蓉 10g，白扁豆 10g，巴戟天 10g，甘草 6g。10 剂，水煎服，每日 1 剂，分两次服用。

**李里老师评：** 以上两个病案均系精亏血少，冲任气血不足，冲任亏虚，血海满溢不多遂致月经量少，笔者从子宫内膜厚度分析，此时处于阳长期，治重在濡养精血，滋补肾阳，一举中的，都在数剂之内，恢复月经正常水平。樊老在治疗月经不调等妇科疾病，通常会用 B 超动态监测子宫内膜厚度，即在治疗前、治疗中、治疗后对比内膜变化，为治疗提供个性化的方案，对预后提供可靠的依据。还常根据症状结合子宫内膜的厚度处方用药，总的原则在于阴阳调和。妇女之病，经带胎产，寒热虚实多变，慎不可恣投攻破，以免重伤气血。笔者在临床验之，十分受用，验之有效，微观辨证与中医传统四诊辨证结合在妇科调经方面大有所为。

### 住院病案

### 病案 1：菌血症

廖某，男，53 岁。初诊时间：2022 年 8 月 13 日。

主诉：发热伴头痛、头晕 3 天。

症候：3 天前因受凉出现咳嗽，呈阵发性干咳，伴恶心呕吐，呕吐 1 次，为胃容物，头晕，全头痛，畏寒发热（最高体温 40.5℃），无潮热盗汗，无胸痛、咯血，无腹痛腹泻，在当地诊所输液治疗（具体用药不详），在家自行服用阿莫西林、布洛芬（具体用量不详），咳嗽好转，其他症状未明显好转。为求系统治疗，遂至我院就诊，门诊医师经检查，拟"支气管肺炎"收住我科。既往史：糖尿病 3 年，服用二甲双胍，现 4 个月未服药，血糖控制不佳。现症：发热，头晕、全头痛，颈部僵硬，口干、干苦，大便 3 日未解，恶心欲呕，四肢乏力，精神食纳欠佳，大便干结，小便正常。血培养（+），考虑菌血症可能性大。

一诊（2022 年 8 月 13 日）：考虑三阳并病，以太阳少阳为主。宜解肌退热，和解少阳，滋阴降火，兼顾阳明。方选小柴胡汤合柴葛解肌汤、增液承气、竹叶石膏汤、麻杏石膏甘汤。柴胡 18g，葛根 15g，黄芩 9g，大黄 10g，生地黄 20g，枳实 10g，半夏 15g，生姜 10g，大枣 10g，甘草 9g，炙麻黄 10g，苦杏仁 10g，生石膏 20g（布包），淡竹叶 6g（布包）。3 剂，煎药机煎药。

第二天（2022 年 8 月 14 日）：中午患者突发高热，41℃，大汗出，大渴，脉洪大，意识躁动，腹部抽动明显，出现白虎汤四大症，并已经动风，扰其心神，察其舌象，热盛津伤明显，考虑予白虎加人参汤加大黄（西洋参易人参，山药易粳米）或白虎承气汤。药房已下班，嘱患者家属喂服前方中药两包，予地塞米松静滴，患者体温降至 38℃。下班时复查：肤温已正常，神清，汗出如洗，嘱其换衣，再服一包中药，巩固疗效。思考：对于急性热证，腑气不通，可以急予中药灌肠，经方对证，疗效可期。

第三天（2022 年 8 月 15 日）查房：患者诉体温平复，头痛缓解，大便已通，嘱其中午再服一包前方，一天三包，继续观察，巩固疗效。察其舌质红嫩少干裂，脉细，提示热去，阴伤尤存，考虑予益胃汤合竹叶石膏汤善后。后续：住院共 10 余天，症状消失，出院。

**李里老师评：**对于菌血症引起的发热，往往呈高热状态，白虎汤证需满足"四大症"——大汗、大热、大渴、脉洪大，同时也要注意其禁忌证。此证要与"当归补血汤"证鉴别，虽然症状上相似，但从正邪双方来看，后者属于正虚致实，属于血虚发热，在脉象上，体现为脉芤，浮大中空，按之无力，古人云"误用者，死"。此案医者初上临床，用方尚不精准，往往狂轰乱炸，但其合方之法，大有樊老博采众方之意。如本案以小柴胡汤为底方，和解少阳，又取柴葛解肌汤之意取柴胡、葛根为药对，意在解除三阳之邪，麻杏石膏汤解太阳温病之内热，增液承气汤清阳明之实，竹叶石膏汤滋阳明之阴，可谓构思巧妙，经方小巧又不至有大方之嫌。后续患者突发高热，动风、扰神症状明显，推测医者意在以白虎汤为用，西洋参易人参，防温热太燥，此时正气未虚脱，阴伤明显，西洋参似乎正当此时，值得讨论。山药易粳米，取近代中医第一人张锡纯用药经验。由于条件受限，虽然未予，以前方用之，亦有疗效，值得赞许。传统观念下认为中医只能治疗慢性病，在危急重症方面，稍逊于西医，但中医（中药、针灸等）用之临床，亦可以取得奇效。樊老嘱咐吾辈要继续努力，敢于发挥中医在急诊、急救方面的优势。

**病案2：急性白血病**

雷某，女，73岁。初诊时间：2022年7月22日。

主诉：反复发热14天，再发加重1天。

症候：发热、咳嗽、咳痰、偶感头晕、头痛不适，精神食纳欠佳，大小便正常，舌质红，苔薄黄，脉浮。初步影像提示右下肺部感染，全腹CT未见明显异常，降钙素原0.19ng/mL，白介素74pg/mL，提示存在炎症。入院后诉头痛，发热，轻微咳嗽咳痰。西医治疗选用头孢哌酮抗感染，补钾，输液等对症支持治疗。

一诊（2022年7月22日）：患者诉头痛明显，观其舌红苔黄，脉浮，初步判断风热咳嗽证，头痛选取川芎茶调散，风温初起选用银翘散。全方如下：川芎10g，荆芥9g，细辛3g，白芷9g，薄荷6g（后下），羌活10g，黄芩6g，葛根20g，藿香10g（后下），芦根15g，生石膏15g（先煎），山银花6g，桑叶6g。煎药机煎药3剂。患者因胃部不适，拒服中药。20日至23日：患者于入夜后出现高热寒战，急予复林巴比妥、布洛芬解热镇痛，地塞米松抑制炎症，诊断性选用利巴韦林抗病毒，控制不佳。21日，肥达试验提示无异常，排除伤寒、副伤寒，发热不退，考虑存在其他感染，或者抗感染药物没有覆盖菌群，急复查胸部CT结果同前，腹部彩超提示右侧输尿管上段扩张并肾积水，但患者既往有膀胱结石术后史，肾区存在叩击痛，仍考虑主要是肺部感染，升级抗感染药物级别用美罗培南。23日，患者腹痛明显，再次复查全腹CT，右输尿管末端结石，请外科会诊，会诊意见，予抗感染，解痉止痛，双氯酸钠塞肛。查房时嘱患者多饮水，观察治疗。患者持续的反复的发热，还是考虑感染没有完全控制。

**后续思考：**笔者从中医角度来看，患者由风热表证入里进一步发展，病位由太阳发展到少阳，出现了往来寒热，寒战，默默不饮食、心烦、喜呕等典型症状，考虑患者不愿服中药治疗，可以让患者自行购小柴胡颗粒，和解少阳，辅助退热治疗。

二诊（2022年7月26日）：延请内科门诊主任开方，果然是小柴胡汤合三拗汤加减，嘱吃3剂即换方。推测柴胡量大，恐有劫阴之弊。当天急去药房煎药，患者服后，配合地塞米松，晚上往来寒热缓解，患者心情大好。复查胸部 CT 提示肺部感染已基本控制。具体处方如下：柴胡 35g，黄芩 12g，半夏 15g，人参 10g，炙甘草 10g，生姜 15g，大枣 15g，麻黄 7g，苦杏仁 10g，枳壳 10g。3 剂，煎药机煎药。

三诊（2022 年 7 月 29 日）：查患者舌苔白腻，脉弦细，仍有少阳之证，仍坚持守方，施以小柴胡汤为底方，加茯苓、白扁豆去湿，香薷去暑湿，仿清骨散加地骨皮、青蒿清虚热，合桂枝汤，意欲托邪外出，地塞地松减量。具体处方如下：柴胡 18g，茯苓 10g，半夏 15g，人参 10g，炙甘草 10g，生姜 15g，大枣 12g，地骨皮 12g，青蒿 9g，桂枝 10g，香薷 10g，白扁豆 10g。3 剂，煎药机煎药。当天晚上患者再发高热，寒战。

**经验教训：** 应予柴平汤或小柴胡汤合二陈汤。此方经方与时方相合，思路多杂，想兼顾全局，却没有抓住主症，经方比例失当，实乃临证之误也，考虑存在地塞米松依赖。地塞米松主要用于过敏性与自身免疫性炎症性疾病，多用于结缔组织病、活动性风湿病、类风湿关节炎、红斑狼疮、严重支气管哮喘、严重皮炎、溃疡性结肠炎、急性白血病等，也可用于某些严重感染及中毒、恶性淋巴瘤的综合治疗。告知患者，考虑免疫方面因素；建议转上级医院进一步检查。次日出科。

**后续回访：** 上级医院血液科认为百分之九十的可能性是急性白血病，考虑患者家境，未予骨髓穿刺。

**李杏瑶老师评：** 急性白血病一直是现代医学界难以征服的疑难病、危重病，近代温病大家赵绍琴、秦伯未对此病研究颇深，有所发挥。赵老主张白血病可从温病论治，白血病的病因是温热毒邪，秉承先天的胎毒。秦老主张从虚，认为白血病是一种虚弱性疾病，在治疗上不脱离"补"的范围。樊老在两位大家的基础上，继续向此病发起挑战。首先，现代医学认为急性白血病是造血干细胞的恶性克隆性疾病，发病时骨髓中异常的原始细胞及幼稚细胞（白血病细胞）大量增殖，蓄积于骨髓并抑制正常造血，由此发挥，认为其胎毒依附于骨髓，故其发热多从骨髓蒸出，成阴虚内热之态。其二，其病如内贼，能窃取人体所需的气血精微，长期内耗，故招致羸弱之体质。既要清热，也要补虚。此案可以看到，一诊意在解除外邪，然用方不够精准，既辨证为风热，宜芎芷石膏汤合银翘散，实乃临床

医
道
传
承

之误。患者又因胃部不适汤药格拒，以至于外邪深入，潜入少阳，故二诊，小柴胡汤用之，取得奇效。然患者存在邪气与胎毒内热长期勾结缠绕，两热相合，愈发难以控制，医者虽然再以小柴胡汤为底方，博取清骨散之药对意在清虚热，茯苓、白扁豆去外湿，然病情实难控制。此病预后不良，令人唏嘘。

### 病案3：顽固性失眠案

雷某，女，53岁。初诊时间：2022年8月7日。

主诉：胃脘胀痛半个月余。

症候：患者自诉于7月13日突发头晕，在当地诊所输液治疗（具体不详），服用天麻丸及针灸治疗后，头晕有所改善。当日晚上开始出现胃脘部不适，腹胀明显，排气后有所缓解，在家自行服用奥美拉唑胶囊，当地诊所肌注治疗（具体不详），未予规律治疗，症状反复，伴口干、口苦不适，无反酸嗳气、恶心、呕吐。于今日来我院就诊，门诊医师拟"肠胃炎"收住我科。既往史：HIV（＋）、高脂血症、颈部脂肪瘤、腰椎间盘突出、S1椎体终板炎病史，既往妇科结扎史。现在症：腹部胀满，排气后缓解，口干、口苦，恶心呕吐，精神食纳欠佳。小便正常，大便未解。舌质红，苔薄黄，脉弦。

一诊（2022年8月7日）：患者诉有胃炎，但患者HIV性质待定，暂时不能行胃镜检查。辨证为少阳证，心下痞，以小柴胡汤为底方合旋覆代赭石汤加鸡内金、麦芽健脾；远志、百合安神；经验性加蒲公英清热，抑制HP；瓦楞子制酸护胃，药物重坠加强代赭石之力。具体方药如下：煅赭石15g（布包），旋覆花10g（布包），瓦楞子9g（布包），柴胡12g，黄芩6g，半夏10g，人参9g，大枣10g，蒲公英12g，郁金10g，鸡内金15g，远志10g，麦芽30g，百合12g，炙甘草12g。3剂，煎药机煎药。后急予中药灌肠通便：大黄35g，枳壳30g，芒硝15g，延胡索25g，桃仁30g，川楝子25g，小茴香25g。煎药机煎药，中药直肠滴入。

二诊（2022年8月10日）：患者诉大便已解，失眠，腹胀明显，口干、口苦明显，舌质红，苔黄稍腻，脉弦数。抓主症，辨为少阳太阴病，改方施以柴胡加龙骨牡蛎汤加减合四逆散合厚朴三物汤加香附（"气病之总司，女科之主帅"，取逍遥散之意）；加鸡内金健脾消食；加酸枣仁、百合、珍珠母、合欢皮安神。具体方药如下：柴胡18g，香附15g，黄芩6g，天花粉12g，枳实10g，白芍10g，甘草10g，厚朴15g，大黄6g，酸枣仁20g（打碎），葛根30g，鸡内金30g，合欢皮20g，珍珠母15g（先煎），百合15g，生龙骨15g，生牡蛎15g。3剂，煎药机煎药。

第二天查房，患者诉睡眠改善，已经能睡几小时。腹部胀满减轻，大便通畅。

**李里老师评：** 此案医者既治胃病，又治失眠，在六经辨证的基础上，灵活运用樊老的思想，治胃病，主张肝胃同治，故一诊以小柴胡汤为底方，患者虽有心下痞，然无噫气不除之症，旋覆代赭石汤是否用之不当？后经询问医者，意在取沉降下垂之力。瓦楞子、蒲公英抑制胃酸分泌，又清胃热，对于溃疡性胃炎疗效可，为樊老常用药对；郁金旨在疏肝；鸡内金化食消积，患者未行胃镜，纳一般，不能确定是否有食积，亦可经验性用之；后期灌肠，取樊老在用此方时酌加大黄之意，用于此处，一者切合患者大便干结症状，二者也能给邪热以出路之思想，意在清大肠通腑，如此前后二门气机通畅，循环代谢向好。二诊诉失眠，故以小柴胡加龙骨牡蛎汤，清少阳之邪，又重镇安神。"龙骨、牡蛎、珍珠母"为樊老常用重镇安神之药对；厚朴三物汤，倍厚朴，轻大黄，为樊老常用于气滞引起的便秘；酸枣仁打碎，为国医大师熊继柏临床经验，樊老习而用之，故常开酸枣仁的颗粒剂，酸枣仁、合欢皮为养肝血安神的常用药对。此案将樊老用药经验、治胃病、失眠的思想灵活用之，可谓炉火纯青，让我们看到了在名老中医临床思想与六经辨证结合下，医者的临床水平在快速提高。

**病案4：慢性阻塞性肺病**

李某，男，72岁。初诊时间：2022年7月13日。

主诉：反复咳嗽、咳痰、胸闷、气促8年，再发加重1周。

症候：自诉8年前常因受凉及季节变化时诱发咳嗽、咳痰，呈阵发性咳白色黏痰，每年发作数次，曾多次到北京协和医院、湘雅医院、县人民医院住院治疗，诊断为"慢性阻塞性肺疾病"，予对症治疗（具体药物不详）后，病情均能好转。患者1周前受凉后再发胸闷气促，活动后加重，无畏寒发热，无心悸、胸痛，无腹痛腹泻，无恶心呕吐，未做任何治疗，病情逐渐加重，遂于今日自行前来治疗，门诊医师拟"慢性阻塞性肺疾病急性发作"收住院治疗。既往有"高血压""肺心病"病史，未规律治疗，具体血压控制不详；既往有前列腺增生病史；吸烟40余年，20支/日。现症见：胸闷、气促，呼吸困难，活动后加重，行动不便，口干，喜饮热水，大便干硬，尿频，尿急，时感心悸，轻微胸痛，精神食纳欠佳，四肢乏力，下肢轻微水肿，时有抽筋感，腹部、下肢出现紫色条纹。舌下络脉迂曲，紫黑。

一诊（2022年7月25日）中医诊断：肺胀。辨证分型：脾肾气虚，痰瘀互结；抓住气短不足以息为主症，瘀血证。方药：升陷汤合桂枝茯苓丸加减。黄芪30g，知母12g，柴胡18g，桔梗9g，升麻3g，桂枝10g，川芎12g，牡丹皮10g，赤芍15g，红景天15g，鸡内金20g，地龙9g，沉香9g（后下），巴戟天9g，益智仁15g（布包），覆盆子15g（布包），木瓜15g，甘草9g。升陷汤能益气升陷，增加呼吸深度，桂枝茯苓丸针对痰瘀互结证，颇有疗效。红景天入肺经，益气活血，通脉平喘，现代药理学也表明其能增加血氧携带能力；地龙入肺经，解痉平喘，亦能通经；巴戟天壮肾阳，行水湿，合沉香纳气，增强呼吸深度；益智仁、覆盆子补肾缩尿；木瓜、芍药、甘草舒筋。3剂，煎药机煎药。

二诊：患者诉下肢水肿渐消，不再抽筋，能稍微活动。守前方再继续服用6剂。

三诊：出院时，患者生命体征良好，能在走廊走动，呼吸功能增强，要求带中药出院。在前方基础上，肉桂易巴戟天，加水蛭、地龙，增强通经活络及氧合能力；牛膝引血下行，与桔梗上浮之力相对，注意升降搭配。调整处方如下：黄芪30g，知母12g，柴胡18g，桔梗9g，升麻3g，桂枝10g，川芎12g，牡丹皮10g，红景天15g，鸡内金20g，地龙9g，沉香9g（后下），肉桂9g，牛膝15g，甘草9g。7剂，煎药机煎药。

**李杳瑶老师评：**"一呼一吸为一息，不呼不息亦为息"，慢性阻塞性肺病，相当于中医之肺胀，往往反复发作，肺气胀满，不能敛降，发为此病，医者习用张锡纯之升陷汤，能治胸中大气下陷，气短不足以息；或努力呼吸，有似乎喘；或气息将停者，恰合本病病理特点。然医者初上临床，经验不足，未遵原方比例，即知母9g，柴胡4.5g，桔梗4.5g，比例为2:1:1，方剂量效药比不可不察。肺胀病机为肺、肾、心、脾脏亏虚为本，痰浊、水饮、瘀血为标，本患者瘀血证比较明显，故以桂枝茯苓丸化痰瘀，加红景天泻肺平喘，强心活血；水蛭、地龙为樊老常用虫类药对之一，能通经活络，对于局部微血管具有强大的活血之力。肾为气之根，主呼吸之气的深度，肺胀患者常常出现胸闷、气促等症状，樊老常用"沉香、补骨脂、胡桃""巴戟天、沉香""沉香、肉桂"；"人参、胡桃""人参、五味子"为樊老常用补肾或补气、纳气平喘药对。木瓜芍药甘草汤为我省国医大师熊继柏之验方，以木瓜柔筋之力与芍甘合剂相配，能缓急止痛，解除局部的痉挛状态。同时医者注重药物升降的配对，桔梗载药上行，牛膝引血下行，一升一降，樊老对此药对十分推崇，临床多用。樊老认为此病为长期慢性病，肺质受损，难以逆转，养大于治，平时要注意避寒温，避免剧烈运动，加重心肺负荷，可配合西医学之呼吸锻炼法，亦可配合传统六字诀气功进行调护，"春嘘明目木扶肝，夏至呵心火自闭。秋呬定收金润肺，肾吹惟坎中安。三焦嘻却除烦热，四季长呼脾化餐"合理搭配，能规避外邪侵袭，补肾纳气。

**病案 5：急性泄泻**

欧某，男，52 岁。初诊时间：2022 年 8 月 14 日。

主诉：腹痛腹泻 5 天。

症候：患者于 5 天前无明显诱因开始出现下腹部隐痛，阵发性加重，大便后稍缓解，伴腹泻，大便黄稀，5 次 / 日，无便血及黏液样便，夜晚时加重，无畏寒发热、恶心呕吐不适，在家中自行服用药物（具体药物不详），腹泻有所缓解，但仍感腹痛不适，为求系统治疗，遂于今日来我院就诊，门诊医师拟"腹痛腹泻查因：急性胃肠炎？"收入我科。既往有冠心病病史，长期服用阿司匹林片；高血压病病史，已停服降压药物 4 个月（具体药物不详），血压控制效果不详；高脂血症、脂肪肝病史，服用阿伐他汀片；痛风病史，未规律服药；2 型糖尿病病史，服用格列齐特、阿卡波糖。15 岁时外伤，右下肢短缩，呈跛行；27 年饮酒史，每日饮 350mL 高度白酒。现症见：小腹部隐痛，腹泻，偶有呕吐，为胃容物，偶感胃脘部绞痛，胸中懊恼，入睡困难，手脚麻木，精神、食纳欠佳，自汗，右下足足背红肿疼痛，跛行，大便溏泻，小便尚可，夜间起尿频繁。体重无明显变化。舌红，苔白滑，中有裂痕。脉沉细，迟脉弱。

一诊（2022年8月15日）中医诊断：腹痛。辨证分型：中阳不足，虚寒内生，津不上承。患者以腹痛腹泻为主症，行腹部CT仅提示脂肪肝，暂不考虑器质性病变。六经辨证为太阴病，腹痛吐泻。

方用理中丸合痛泻要方加减。处方：陈皮15g，白术15g，白芍20g，防风15g，人参10g，鸡内金30g，干姜15g，肉豆蔻20g，赤石脂10g，土茯苓10g，益母草15g，鸡血藤15g，甘草10g。3剂，煎药机煎药。方中重用干姜，加肉豆蔻温中行气，涩肠止泻；赤石脂涩肠止泻；土茯苓清热利湿，降低尿酸；益母草活血利尿；鸡血藤活血通络；思考此时宜四逆辈，但医院无附子，实难成愿，故退求其次，以理中丸，宜加些补肾阳之品，加强温煦作用。

二诊（2022年8月18日）：查房，患者诉大便质地一半软、一半硬实，腹痛减轻，下肢红肿消退，不再疼痛，纳食不香。要求择日出院，守方加减，继续加重干姜用量；鸡内金、麦芽、谷芽健脾开胃消食；明党参易人参；去土茯苓、益母草、赤石脂，加淫羊藿补肾阳；老鹳草止泻。具体方药：陈皮15g，白术15g，防风15g，明党参20g，鸡内金20g，麦芽30g，谷芽30g，干姜20g，淫羊藿15g，老鹳草15g，肉豆蔻20g，鸡血藤15g，甘草10g。3剂，煎药机煎药。

**李里老师评**：泄泻为常见病，樊老认为泄泻的根本在于脾胃，其病理因素与湿邪关系最为密切，外感邪气、先天禀赋不足、后天营养失衡均可致脾气亏虚，脾失健运，则湿邪内生，湿邪久郁则可伤阳或化热，病久可伤及阴液。医者从六经出发，辨为太阴病，中阳虚寒证，故用理中丸为底方，合用痛泄要方，药简力宏。经方与时方的使用，拓展了经典方的临床应用范围，增强协同疗效。樊老一直主张要打破时方、经方派门户之别，二者都是经过临床实践检验的良方，以患者病情为先，用之有效，便为上。鸡内金为鸡的砂囊内壁，可用至30g以上，樊老常与茯苓同用，既可消食化积，又可运化水湿，避免化聚成痰，又可健脾宁心，为樊老之养生秘籍。鸡内金、麦芽、谷芽为樊老常用健脾开胃，固护胃气常用药对。此案一诊，博采众方，赤石脂、干姜取桃花汤之意；肉豆蔻为补肾收涩之品。二诊，大便质地改变，医者酌加淫羊藿补肾阳，取肾为胃之关，主司二便，加强温煦腐熟之力。此案患者痛风并起，痛风浊瘀痹是也，樊老在辨证此类患者时，善用土茯苓、绵萆薢、威灵仙、薏苡仁、土鳖虫、虎杖、全蝎等药清热利湿，通络止痛，泄浊化瘀。土茯苓、车前草清热利尿通淋，能有效减低尿酸沉积，医者改用益母草，兼顾活血利尿之效，既有传承，亦有发挥。樊老对于痛风之疾，一定要嘱患者注意避免辛辣刺激、啤酒、海鲜、豆制品等容易滋生湿热的食物。

**病案 6：温病**

肖某，男，91 岁。初诊时间：2022 年 8 月 17 日。

主诉：反复腹部疼痛 2 个月余，伴咳嗽咳痰 3 天。

症候：自诉 2 个月前饮食不慎后出现上腹部不适，呈间歇性隐痛，伴恶心、呕吐不适，呕吐胃容物，无反酸、嗳气。在家中自行服用胃必康、莫沙必利等后（具体药物用量不详），症状反复。3 天前，患者受凉后出现咳嗽、咳痰，夜间尤甚，痰黄白夹杂，自行服用感冒灵颗粒剂，症状未见好转，于今日来我院就诊，门诊医师拟"腹痛查因"收住我科。既往史不详。现在症：上腹部胀痛，恶心呕吐，呕吐胃容物，口干，咳嗽、夜间尤甚，咳痰，痰液黄白，舌麻，精神食纳欠佳，大便正常，小便频数，白天尤甚。舌红绛，无苔，脉洪数。

一诊（2022 年 8 月 17 日）：患者年迈，不能行胃镜检查。观其舌红绛，无苔，口干多饮，腹部紫色条纹显露，考虑风温入里，由气分转入营血两分，施以清营汤合犀角地黄汤，具体方药如下：水牛角 50g，生地黄 20g，赤芍 15g，牡丹皮 15g，川牛膝 10g，山银花 15g，连翘 15g，麦冬 15g，细辛 3g（先煎），桔梗 10g，山楂 15g，甘草 10g。3 剂，煎药机煎药。思辨：水牛角代犀角，用量一定要大，牛膝引血下行，桔梗载药上行，升降相宜；舌麻，加细辛，以其辣性刺激；鸡内金消食健脾破积；山楂开胃消食。风热表证尤存，考虑气营两燔证的可能，无动血之征。然恐药力不足，故合而用之，实乃辨证不够准确，用药不够自信之误也。

二诊（2022 年 8 月 20 日）：3 剂后患者诉腹部胀满减轻，口干口渴好转，查其舌已恢复淡红，边侧舌苔渐生，脉数。患者诉小便不利，点滴不畅，尿道无涩痛，既往前列腺增生病史，遂守方加减，具体方药见下：水牛角 40g，川牛膝 10g，山银花 15g，连翘 15g，牡丹皮 10g，玉竹 10g，玄参 20g，麦冬 15g，益母草 20g，琥珀 10g（布包），石韦 10g，路路通

10g，皂角刺 10g，鸡内金 30g，山楂 30g，甘草 10g。3 剂，煎药机煎药。清营汤加益母草活血利尿；琥珀清热镇心利尿；石苇清热利尿；路路通利尿通淋通络；皂角刺活血化瘀；鸡内金开胃健脾通积；山楂开胃健脾亦能活血化瘀。

患者诉已能小便两次，查其舌淡红，苔渐生，腹部胀满已明显缓解。后期考虑，若仍有表证，银翘、桑菊之类，益胃汤善后。随证用之。

**李杏瑶老师评**：温病之学充实了伤寒论在太阳温病的内容，医者若能融会《温病》《伤寒》《金匮》之学，则外感、内伤之疾，药到病除。温病之卫气营血，可谓病邪传变的各个阶段及途径：卫分证，银翘桑菊之剂；气分证，白虎汤之证；营分证，清营汤之用；血分证，犀角地黄汤所主。一诊，舌红绛苔光剥，腹部紫色条纹明显，但无明显出血。营分证，可见斑疹隐隐；血分证，斑疹显露；对于病邪发展层次，个人主观评判存在差异，故临证之时，可将犀角地黄汤合清营汤，目的在于扭转截断病邪发展，对于水牛角代替犀角，樊老主张用至 40～50g 以上。二诊，舌苔转淡红，但仍光剥，以清营汤为底方，意在托邪外出，"琥珀、皂角刺、石韦、路路通"为樊老针对前列腺增生所自拟验方的常用药对，功能活血利尿通淋；"鸡内金、山楂"樊老常用健脾消食化积药对，与益胃汤合用，补胃之气阴；山楂量大，亦能活血化瘀。医者活用樊老思想，与温病卫气营血辨证结合，疗效喜人。

### 病案 7：急性胃肠炎

廖某，男，53 岁。初诊时间：2022 年 8 月 17 日。

**主诉**：腹泻伴眩晕呕吐 6 小时。

**症候**：患者于今日凌晨 5 时许出现解水样便，里急后重，无脓血便，呕吐物为黄色苦汁液，无咳嗽、咳痰、畏寒、发热、胸闷，胸痛等，为明确病因以及进一步治疗，遂于今日来我院就诊，门诊拟"急性胃肠炎"收住院。既往有头部受伤史、胃出血病史、右眼青光眼病史。现在症：解水样便，里急后重，眩晕，呕吐黄色汁液，全身乏力不适，口苦、口干、左足跟时痛，右眼视物不清，精神、食纳欠佳，小便少。

六经辨证为少阳太阴合病。以呕吐为主症，方用小半夏加茯苓汤，呕吐甚加旋覆代赭汤降逆止呕；口苦、默默不欲饮食、恶心呕吐，柴胡八症见三，方用小柴胡汤，苦甚加龙胆草；水样便、腹泻，辨为太阴寒湿证，方用理中丸，加老鹳草止泻；观其舌脉，方证相合，故四方相合。具体方药如下：半夏15g，茯苓10g，生姜10g，干姜20g，白术20g，老鹳草15g，旋覆花15g，煅赭石20g，柴胡24g，龙胆草10g，黄芩9g，人参10g，大枣10g，甘草10g。3剂，煎药机煎药。药尽查房，患者诉症状改善，胃口变好，大便质地变好，查其血项，已无炎症指征，预出院行青光眼手术。

**李里老师评：**此案辨证准确，医者遵樊老抓主症的思想，针对呕吐之证，方用小半夏汤；舌苔白腻，考虑饮邪其内，加茯苓利湿；针对胃气上逆之病机，加旋覆花、煅赭石，取旋覆代赭之意；至于口苦、默默不欲饮食、恶心呕吐等症，一证便是，不必悉具，柴胡八症见三，方选小柴胡汤；口苦甚，加龙胆草；至于腹泻，观其舌苔白腻，属于太阴病，寒湿内生影响中土运化，首推理中丸证。四方相合，疗效明显。

### 病案8：湿温

雷某，男，73岁。初诊时间：2022年8月19日。

**主诉：**咳嗽咳痰伴发热3天。

**病史：**患者暑热天外出回屋吹空调后出现咳嗽，咳黄痰，发热，畏寒，眩晕，胃脘胀痛，反酸，腹部胀满，排气后缓解，打嗝，精神食纳欠佳，四肢乏力，大便四日未解，小便黄，次数少。既往胃穿孔病史10余年，予保守治疗。既往有吸烟史50年，40支/日。否认乙肝、结核病史，否认近期外地旅居史，已接种3针新冠疫苗。胸部CT提示左下肺感染、肺气肿。腹部彩超提示胆囊稍大，胆囊内胆汁淤积并胆囊炎。

**一诊（2022年8月19日）：**其舌苔黄厚腻偏燥，脉细数，当属于湿温，方用三仁汤（甘露消毒丹亦可）；大便数日不解，苔黄燥，偏于阳明病，选用三黄泻心汤；两方相合，具体方药如下：白豆蔻15g，薏苡仁30g，苦杏仁10g，石菖蒲10g，半夏10g，厚朴10g，通草10g，淡竹叶10g，滑石粉30g（布包），黄柏6g，黄芩9g，黄连6g，虎杖10g，大黄10g。3剂，煎药机煎药。

第二天查房，观其舌象，舌淡红，苔黄腻滑，小便转清，说明湿热去，精神状态佳，嘱继续服用。

二诊（2022年8月23日）：患者诉小便不通，下肢浮肿，同属于"癃闭"，既往前列腺增生病史，小腹急满，急予留置导尿管，片刻流出半袋黄色尿液，并嘱其抬高患肢，方便回流。次日水肿消，抓住"小便不通"为主症，查其舌下络脉迂曲，成紫色点状，下肢血管细紫交错，加之患者病久，恐有瘀血之证，遂方用验方（师湖南基层名医樊位德），具体方药如下：土鳖虫10g，猫爪草10g，通草10g，重楼10g，琥珀6g，生石膏30g，生牡蛎30g，丹参15g，玄参10g，路路通10g，白英30g，皂角刺10g，浙贝母10g，水蛭4g（冲服）。3剂，煎药机煎药。

李杏瑶老师评：此案一诊患者舌苔黄厚燥腻，属于积粉苔，乃湿热胶着、阴伤明显，属于湿温，方用三仁汤，辨证准确。患者症状复杂，既有呼吸道症状，亦有消化道症状，但从整体出发，紧扣病机，病邪一去，诸症即消。"大黄、虎杖"组合，两者功效大部分相似，具有泄热通便之功，能起协同之效，是樊老常用通便药对，对于湿温之证，若一举中的，可明显看到症状的缓解，尤其体现在舌苔的变化。二诊为樊老针对前列腺增生自创的验方。樊老病证结合，化繁为简，精选药物，常以土鳖虫、皂角刺、琥珀、水蛭为增生药对，能直达病所，软坚散结，巧组妙方，坚持用药，疗效显著，可谓治前列腺增生病的一张专方。药物组成为重楼、猫爪草、丹参、皂角刺、山慈菇、甘草、玄参、琥珀、牡蛎、水蛭、土鳖虫、浙贝母、白英，方以活血化瘀散结为大法，是治疗前列腺增生病的基本方，再随症加减，屡用屡效，医者效仿用之，疗效亦可，说明樊老之方具有很强的临床适应性。

**病案9：厥逆证**

李某，女，41岁。初诊时间：2022年8月21日。

主诉：反复全身乏力4年。

症候：自诉于4年前无明显诱因出现全身乏力不适，易劳累，进食减少，曾在当地诊所输液治疗（具体治疗不详），症状有所缓解。4年来病情多次反复，未系统规律治疗，病情逐渐加重，为求系统治疗，于今日由家人陪同到我院就诊，要求住院治疗，门诊医师拟"全身乏力查因"收住我科。既往有脂肪肝病史。现在症：全身乏力，四肢厥逆，偶感头晕不适，时嗳气，胸闷，目痒，精神、食纳、睡眠差，大便尚可，小便频数，体重无明显变化。

一诊（2022 年 8 月 21 日）：四肢厥逆，考虑四逆散证；全身乏力，以四君子汤，加大量仙鹤草。患者诉舌上有红点，舌下起疱，观其舌淡红，恐无实热之象，反复出现，考虑虚火，方用《辨证录》之引火汤，加淫羊藿、巴戟天补肾阳；又加熟地黄、麦冬以阴中求阳；五味子收敛，引虚火归于下原。具体方药如下：柴胡 18g，枳实 12g，白芍 10g，人参 10g，茯苓 10g，白术 10g，仙鹤草 60g，淫羊藿 10g，五味子 10g，生地黄 15g，麦冬 15g，巴戟天 6g，炙甘草 10g。3 剂，煎药机煎药。

二诊（2022 年 8 月 24 日）：患者诉四肢冰冷好转，已能脱袖吹空调，继续守方。仍有头晕，小便频数，考虑为肾阳亏虚证，化气行水之力减弱，故再合缩泉丸，加葛根 30g 升清阳。具体方药如下：柴胡 18g，枳实 10g，明党参 30g，葛根 30g，茯苓 10g，白术 10g，仙鹤草 60g，淫羊藿 10g，五味子 10g，熟地黄 15g，麦冬 15g，山药 30g，乌药 15g（先煎），巴戟天 10g，炙甘草 10g，益智仁 20g（布包），海螵蛸 15g。3 剂，煎药机煎药。

三诊（2022 年 8 月 27 日）：患者诉减肥无效，既往脂肪肝病史，嘱其少吃代餐食品，健康饮食，适当运动。要求后期调理脾胃，拟荷叶山楂汤，具体方药如下：荷叶 10g，山楂 30g，白术 10g，茯苓 20g，泽泻 12g，桂枝 6g，半夏 10g，厚朴 10g，砂仁 8g，木香 6g，薏苡仁 30g，玉米须 30g，鸡内金 10g。此方以五苓散为底方，山楂开胃健脾；鸡内金消食化积；加木香、砂仁，取香砂六君子汤之意；荷叶既能去暑热，也能化浊降脂；薏苡仁、玉米须利尿化湿气。

**李里老师评：** 本案患者中年女性，四肢厥逆，考虑以下方面：一是阳气不足，可用四逆辈；二是阳气厥逆，可用四逆散；三是气血亏虚，不荣四肢，可用四物汤、黄芪桂枝五物汤等。医者时刻抓主症组方，四肢乏力，考虑气虚为主，四肢厥逆，冬季更明显，平素焦虑多愁，既有阳气的亏虚，亦有气机的厥逆。患者又诉舌下起疱，可通过望诊观舌色的鲜红度，区分实火、虚火；实火者，可用导赤散、莲子清心饮等；虚火，樊老首推《辨证录》的引火汤，此方能引外越之虚火下行滋补亏虚的肾阳，用药巧妙精准，淫羊藿一药，亦可如点薪柴一般，壮命门之火。樊老对《石室秘录》《辨证录》倍加推崇，颇有研究，认为其作者陈士铎为古代中医的怪才、大才，行文虽枯涩难懂，然其方药多有奇效，如散偏汤、小儿万全汤等。国医大师干祖望亦经常应用其辨证奇闻来治病，可见传统医家书集里深藏宝贵知识。樊老常鼓励众弟子多读经典，多读医案，既是一种守正传承，也是间接经验的快速积累，能助力年轻中医师快速成长。二诊，底方宜用四逆辈或肾气丸，然医院暂缺附子，仍守方合缩泉丸。对于附子之用，世之医师竟如此畏惧，所谓中药之毒性，不过为药物之偏性。现代药理学加入后，使中药精准有据，在开发新效的同时，也进一步束缚医者用药，如附子含有乌头碱、何首乌有蒽醌类物质等。附子之用大胆无惧者，可见以郑钦安为代表的火神一派，著名中医大家李可，直言"我一生用附子超过5吨，经治病人过万，人服己用，未见一例中毒反应"。附子是纯阳之品，其毒性正是救命的仙丹，可以治疗很多危急重症，需要佐以克制其毒性的炙甘草，中医不传之秘在于剂量，然为求平稳，反而畏手畏脚，依赖西医之辅助，难成气候。三诊，"荷叶、山楂"为樊老化浊降脂的常用药物，药性平和，血脂异常的患者，可考虑用之。

**病案10：慢性阻塞性肺病**

欧某，男，86岁。初诊时间：2022年8月19日。

主诉：反复咳嗽咳痰、胸闷、气促6余年，再发加重伴发热1天。

病史：患者诉2016年3月左右受凉后出现咳嗽、咳痰、胸闷、气促等症状，无胸痛、心悸、大汗，无发热、盗汗、手心潮热，到本院就诊，经检查诊断为"慢性阻塞性肺病"，具体诊治不详，病情反复，曾多次至我院及外院住院治疗，经治疗后均能好转。2022年8月18日再次出现上述症状，程度加重，自行使用药物治疗，病情未见明显好转，且有加重趋势，为求系统性治疗，遂呼叫我院120，120医师拟"慢阻肺急性加重期"收入我科。既往有肺结核、支气管扩张、慢性胃炎、肾囊肿病史，曾反复住院治疗，未规律复查。现在症：咳嗽，呈阵发性刺激性咳嗽，咳少量白色稀薄痰，伴胸闷、气促，稍活动即加重，乏力甚，时有恶心、欲呕，精神、饮食、睡眠差，大小便尚可。舌淡红，剥落苔，脉细弱。

一诊（2022年8月19日）：辨为风寒轻症，方用正柴胡饮；舌苔剥落少津，口干明显，方选益胃汤；患者诉乏力明显，重用仙鹤草至60g，取其补壮之力；山楂 30g 既能开胃，亦能活血化瘀；大枣建中土；陈皮可健脾开胃；生姜温中止呕。具体方药如下：柴胡 15g，防风 10g，陈皮 15g，白芍 10g，生姜 10g，南沙参 15g，玉竹 10g，麦冬 20g，生地黄 15g，仙鹤草 60g，大枣 30g，山楂 30g。3 剂，煎药机煎药。

二诊（2022 年 8 月 22 日）：患者诉乏力改善，查其舌渐生苔华，说明有效，故守方，以益胃汤为底方；咳嗽、咳痰缓解，诉大便时有滑泄，可能为仙鹤草之副作用或其他，总辨为太阴病，故用理中丸。《圆运动的古中医学》云："人身中气如轴，四维如轮，轴运轮行，轮运轴灵。中医之法，运轴以行轮之法，运轮以复轴之法，轴轮并运之法而已。"运轴行轮之法，脾胃为气机升降之枢纽，"太阴湿土，得阳始生"故重用干姜，又加肉桂，既补肾阳，又纳气；山药补脾肺阴虚；山楂、谷芽、麦芽既健脾消食开胃，又固护中土。具体方药如下：南沙参 15g，玉竹 10g，麦冬 20g，生地黄 15g，仙鹤草 60g，大枣 30g，山楂 30g，谷芽 30g，麦芽 30g，明党参 20g，山药 30g，肉桂 10g，白术 9g，干姜 20g，炙甘草 10g。3 剂，煎药机煎药。

三诊（2022 年 8 月 26 日）：患者精神状态好转，已能下地行走，咳嗽咳痰好转，要求出院，建议出院继续服药巩固疗效，患者拒绝。由此联想起个人行医过程中发现某些现象，有些患者愿意私下花钱买名贵单味药，也不信复方之疗效，吃药效果不明显则认为没用，吃中药稍苦则拒服，稍有滑泄或其他不适，则怪服中药之过，可谓中药救人无功也。保健品等昂贵药物常供不应求，中药廉价反而要反复劝说，中西医结合治疗，中医之用时常被掩盖，治疗效果也很难评估。此患者仓促出院，恐复又病起，何苦之有？此老年患者顽固之劣根也，也是中医临证之难，因最大之病在于穷病，尚可以理解。

**李里老师评：**此案患者素有肺胀之疾，又受凉外感，新感、旧病如何取舍。《金匮要略·脏腑经络先后病证第一》云篇"夫病有痼疾，加以卒病，当先治其卒病，后乃治其痼疾也"，樊老临证一直谨遵此原则。正柴胡饮源自《景岳全书》，具有解表散寒之功效，主治外感风寒轻症，桂枝汤者主治风寒表虚证，参姜枣草从固护胃气出发，二者之方细微差别，表现在汗出方面，正柴胡饮无汗，桂枝汤有微汗，临证之时，需要仔细询问。樊老认为益胃汤，临床用于善后，舌苔往往典型，见之即可用。仙鹤草一药，中国中医科学院广安门医院宋观礼副主任医师，认为其具有利尿消肿、降低血糖、开窍益聪、抗菌消炎镇静、补脾益气、退热的作用，大大拓宽其作为传统收敛止血药的作用。樊老认为基于药理学的中药功效研究的开展，有利于更好挖掘中药这一宝库，更好地造福人类。如屠呦呦教授发现青蒿素，凭此获得了诺贝尔医学奖。此次疫情，千金藤素一药，有望成为攻克新冠肺炎的特效药，亦能更好地辅助临床用药，但医者仍要以传统理法来指导用药，不可错失本色。二诊，辨为太阴病，改用理中丸为底方，能助力中阳运化，舌苔仍有剥落，守益胃汤底方。"山楂、谷芽、麦芽"为樊老常用健脾消食开胃之常用药对，用至30g，具有疏肝、化瘀之力。山药，张锡纯认为既滋阴又利湿，能滑润又收敛，为滋补药中无上之品，一味薯蓣饮能治一切阴分亏损证，正宜患者恢复元气。

### 病案 11：黄疸、白癜风

郭某，男，68岁。初诊时间：2022年8月26日。

主诉：咳嗽、咳痰伴皮肤黄染3天。

病史：患者自述3天前无明显诱因出现阵发性咳嗽，晨起时咳嗽加剧，咳黄色脓痰，伴有身黄、目黄、小便黄，纳食不佳，水样便，3次/日，在家自行服药，具体用药不详，效果欠佳，为系统治疗，于今日来我院就诊。既往于2021年4月因"十二指肠间质瘤"在湖南省人民医院行手术治疗，伴有肝内转移，现长期服用苹果酸舒尼替尼抗肿瘤治疗。已接种3针新冠疫苗。现在症：咳嗽、咳痰，痰液脓稠，皮肤黄染，目黄，头部及手背出汗，下肢乏力，行走受限，精神食纳欠佳，小便正常，大便已成型。

一诊（2022年8月29日）：患者舌淡红，苔白滑，中有裂痕，考虑脾肾阳虚，又有腹泻，为少阴病；身黄、目黄、小便黄，皮肤黄染隐隐，考虑寒湿阴黄，方用茵陈术附汤或茵陈四逆汤，医院附子缺药，改用二仙汤加理中丸为基础方，既补肾阳，又补中阳。方药加减：加茯苓、通草利小便退黄，同时利小便亦可实大便；败酱草加强清热解毒之功；干姜重用，压制其凉性；下肢无力，加补骨脂、党参。具体方药如下：仙茅20g，淫羊藿20g，肉苁蓉10g，补骨脂15g，明党参15g，茵陈15g，干姜30g，肉桂 15g，败酱草 10g，猪苓 15g，茯苓 20g，白术 15g，大黄 10g，通草 10g，甘草 8g。3 剂，煎药机煎药。

二诊（2022 年 9 月 1 日）：查其舌淡红偏暗，苔薄白，脉偏浮，查其舌下络脉迂曲，肿瘤术后，病久恐有瘀血，彩超示：已发生肝内转移。下肢乏力症状好转，能正常行走，食欲佳，故以"瘀血、黄疸"立方。方用桂枝加黄芪汤（诸病黄家，但利其小便。假令脉浮，当以汗解之，宜桂枝加黄芪汤主之），仍合茵陈蒿汤（身黄、目黄、小便黄），瘀血用桂枝茯苓丸加民间秘方守宫三七粉（三七粉、壁虎粉各 6g 冲服，此方见于《卫生室的经方故事》，常用于消化系统肿瘤，药理研究证明壁虎可以促进单核细胞、树突状细胞的增殖，并对淋巴细胞具有丝裂原的作用，这些研究都证明了壁虎在药用性上有增强免疫能力以及抗病能力的作用），诸方相合，即茵陈蒿汤合桂枝茯苓丸合桂枝加黄芪汤合守宫三七粉。具体方药如下：茵陈 15g，栀子 9g，大黄 9g，桂枝 15g，茯苓 10g，川芎 15g，赤芍 10g，白芍 10g，干姜 15g，大枣 20g，黄芪 20g，炙甘草 10g，三七粉 9g，壁虎粉 9g（送服）。3 剂，煎药机煎药。

三诊（2022 年 9 月 4 日）：患者诉皮肤改变为抗肿瘤药物副作用引起，初起之时，皮肤瘙痒，考虑风邪作祟，化疗后正气又虚，渐至皮肤色素缺失，皮肤老皱，发为白癜风，又为瘀血之证，出院时拟用李可先生的乌蛇荣皮汤加守宫三七粉。

**李杳瑶老师评：**此案医者辨证准确，患者因阳虚寒湿发黄，宜茵陈术附汤、茵陈四逆汤，由于条件受限，亦能改用二仙汤合理中丸代替用之，疗效尚可，既温肾阳，又补脾阳，泄泻可止。又能善用"利小便以实大便"之法，"猪苓、茯苓、泽泻"取五苓散之意，至于其他加减，可谓考虑周全，兼而有之，大有樊老用方之风。二诊，处于恢复期，黄疸渐消，改用茵陈蒿汤，恐不对症，又思《伤寒论》之条文，脉浮，予桂枝加黄芪汤发其汗，托邪外出。患者有"十二指肠间质瘤"转移史，樊老认为肿瘤者，为人体内贼，能窃取人体气血，扰乱阴阳平衡，又易于转移、扩散，早期发现可实行手术，术后结合中医药、心理治疗，脱离致病环境，幸运者可斩草除根。针对局部痰瘀互结，选用桂枝茯苓丸合守宫三七粉，守宫三七粉为樊老临床常用治疗消化道系统肿瘤的民间秘方，对于秘方，樊老认为应该仔细甄别，可大胆使用那些经过临床实践验证的秘方，可长期服用，以固根本。三诊，以守宫三七粉为底方，又抓住白癜风皮肤症状，方随法转，选用李可大师之名方乌蛇荣皮汤，灵机活法。

**病例 12：慢性咽喉炎、支气管肺炎**

李某，女，61岁。初诊时间：2022年8月17日。

主诉：咳嗽咳痰10天。

病史：患者自诉于10天前受凉后出现咳嗽，呈阵发性咳嗽，咳白色稠痰，痰量不多，不易咳出，于2022年8月10日到当地医院住院治疗（具体用药不详），效果欠佳，为求系统治疗，遂于今日到我院就诊，门诊医师拟"支气管肺炎"收住我科。既往有甲减病史，现规律服用优甲乐，甲状腺功能复查尚可；有冠心病、慢性浅表性胃炎、慢性咽喉炎病史；有高血压病史，最高血压180/130mmHg，服用氨氯地平，自诉血压控制一般；既往混合痔手术史，已接种3针新冠疫苗。现在症：咳嗽、咳痰，痰白稠，不易咳出，胸闷、气促，时感左侧胸部隐痛，咽喉痒且有异物感，腹部胀满，口干，喜饮热水，鼻端出汗明显，大便秘结，状如羊屎且伴有黏液，精神食纳欠佳，小便正常。

一诊（2022年8月17日）：患者诉咽喉不利，痰黏难咯，有异物感，查其舌淡红，中有裂痕，苔少薄白，脉弱细，既往慢性咽炎史。抓主症，方用玄参利咽汤（来自《半日临证半日读书》）合半夏厚朴汤加减，具体方药如下：玄参60g，僵蚕15g，蝉蜕15g（后下），木蝴蝶12g，甘草6g，半夏15g，厚朴10g，茯苓10g，生姜10g，紫苏叶10g，橘红15g，桔梗10g，苦杏仁9g。3剂，煎药机煎药。

二诊（2022年8月20日）：患者诉咽喉不利已缓解，痰易咯出，诉失眠。观其体瘦，平素多愁，属于抑郁体质。抓失眠主症，仔细询问，症见口干、偶有口苦、咽喉不利、食欲不佳，属于少阳病，方用柴胡加龙骨牡蛎汤为基础方。加减：查其舌淡红乏苔，无热，去黄芩，加天花粉、南沙参、生地黄养阴生津；山楂健脾开胃；珍珠母加强龙骨、牡蛎重镇之功；虚证失眠，加酸枣仁、合欢皮、首乌藤（重用至30g）。嘱其午睡、晚睡前半小时服。具体方药如下：柴胡24g，南沙参10g，天花粉20g，山楂30g，生姜10g，大枣10g，生地黄20g，首乌藤30g，合欢皮20g，酸枣仁 20g（打碎），煅龙骨 15g，生牡蛎 15g，珍珠母 15g，炙甘草 10g。3 剂，煎药机煎药。

三诊（2022 年 8 月 23 日 ))：患者诉昨夜寐佳，医者信心大增，但仍有黏液样大便，色红为主，肠镜提示溃疡性结肠炎，考虑病久，属于太阴病，方用连理汤合厚朴三物汤为基础方，加鸡内金健脾消积。具体方药如下：党参 15g，白术 12g，干姜 10g，黄连 9g，当归 10g，赤芍 12g，地榆 15g，木香 6g，甘草 6g，鸡内金 30g，厚朴 20g，枳实 10g，大黄 9g（后下）。3 剂，煎药机煎药。

**李里老师评：**一诊，抓住咽喉不适，痰黏难咯，有异物感，医者选用经方名医邢斌的验方玄参利咽汤，此方选用大剂量玄参滋阴利咽；僵蚕化痰；蝉蜕息风；桔梗、甘草为经方桔梗汤之意；木蝴蝶利咽。针对异物感，吞咽无梗阻，属于梅核气范畴，合用半夏厚朴汤，功效类似，同可理气化痰，验之果然奇效，令人欣喜。这离不开医者在樊老勉励下博览医书，积攒了不少间接临床经验，对于弟子初上临床的快速成长，樊老殷切鼓励，可见樊老对青年中医的提携之心。二诊，针对失眠主症，伴有口苦、咽喉不利、食欲不佳症状，辨为少阳证，选用柴胡加龙骨牡蛎汤。取古法加减之意，去半夏，加天花粉；西洋参易人参，既补气又补阴；合欢皮、酸枣仁为樊老临床常用养血安神药对，首乌藤即夜交藤，问樊老妙用何在，樊老从字面释之：夜交者，阴阳相合，助力阳入于阴也，藤者，尤能通经活络，促进肝血的回藏。生龙骨、生牡蛎、珍珠母为樊老临床常用重镇安神药对。樊老认为中医在情志病方面大有作为，既无副作用，又疗效可嘉，告诫众弟子专注此方面疾病。三诊，抓赤白痢为主症，此时赤多白少，久病，判断为休息痢。从六经来看，属于太阴病，理中丸可备选。前人在此基础上，发展出连理汤一方，功能补脾敛阴，清化湿热；主治久泻，包括慢性菌痢、阿米巴痢疾及慢性结肠炎，症见泄泻，时轻时剧，时作时休，作则腹痛、腹胀，大便溏薄，夹有黏液，间见少许脓血，反复发作，久治不愈者。腹部胀满，医者考虑气滞食积，方用厚朴三物汤，樊老认为此方与小承气汤药同方异，体现了中医用药的灵活多变。可见时方与经方关系密不可分，部分时方是在经方的基础上或用经方思维组方形成，樊老指出要以病为先，破除门户之见。

**病案 13：急性呕吐合并失眠案**

廖某，男，54 岁。初诊时间：2022 年 8 月 22 日。

主诉：反复呕吐 1 个月余，再发加重 5 天。

病史：患者自诉于 1 个月前在家食用隔夜饭菜后开始反复出现呕吐，呕吐胃容物，无喷射状、呕血、头晕、头痛、发热畏寒、胸闷、胸痛等不适，并伴有反酸、嗳气不适，曾在当地诊所输液治疗，具体用药不详，效果欠佳。5 天前再次出现呕吐并加重，闻油味即吐，进食后加重，呼叫我院 120 救护车，120 医师拟"呕吐查因"收住我科。既往 1989 年车祸，伤及左眼、右肘关节，在广东省东莞市常平人民医院住院治疗；既往有酗酒史，每日 150g；已接种 3 针新冠肺炎疫苗。现症见：食入即吐，为胃内容物，恶心，嗳气、反酸，口干，喜饮冷水，言语不清，精神、食纳欠佳，大便干结，小便频数，夜间尤甚。

一诊（2022 年 8 月 22 日）：抓呕吐、大便不通为主症，以小半夏加生姜汤合旋覆代赭汤，加莱菔子降气；大便不通，推测一是可能化生乏源，二是留有宿便，故师增液汤之意，重用生地黄，大黄、虎杖协同泻下；查其舌淡红苔白腻，边有齿痕，口干，考虑脾虚生痰，津不上承，乏力明显，合四君子汤；加白扁豆化湿；天花粉生津；患者总忧虑失业问题，加香附行气解郁。具体方药：半夏 15g，生姜 20g，莱菔子 30g（布包），旋覆花 15g（布包），煅赭石 15g（布包），明党参 20g，香附 10g，茯苓 10g，白术 10g，甘草 10g，白扁豆 10g，天花粉 10g，生地黄 20g，大黄 10g（后下），虎杖 10g（后下）。3 剂，煎药机煎药。

二诊（2022 年 8 月 25 日）：诉呕吐停止，大便已通，但诉失眠严重，查其舌淡红，苔偏黄腻，以温胆汤为底方合小定志丸；有胆囊增大病史，加二金（金钱草、郁金）。具体方药：半夏 15g，竹茹 10g，枳实 10g，陈皮 10g，茯苓 15g，茯神 20g，明党参 20g，生姜 10g，大枣 10g，石菖蒲 10g，远志 10g，广金钱草 10g，郁金 10g。3 剂，煎药机煎药。

**李里老师评：**一诊以呕吐为主症，呕吐一证，总为胃气上逆所致。樊老对于此证主张不要"见呕止呕"，呕吐可能是机体的自我保护机制，要区分生理性、病理性，如饱餐后剧烈运动引起的呕吐为生理性呕吐，病理性可能是外邪、他脏所致，如食物中毒、酗酒所致呕吐等，常见于胃炎、急性胃肠炎。一诊以小半夏汤、旋覆代赭汤为底方，博取时方为用，师增液承气汤，重用生地黄，配合"大黄、虎杖、莱菔子"樊老常用的降气泻热通便药对，从舌象可判断患者脾虚明显，故合用四君子汤，加白扁豆取参苓白术散之意。患者思虑深重，又取柴胡疏肝散之意，加香附理气开郁。二诊以失眠为主症，根据舌脉及胆囊增大病史，医者辨证为胆胃不和、痰热内扰证，故以温胆汤合小定志丸为基础方，此方主治心气不足，忧愁多思，加二金，既疏肝又利胆，构思巧妙。

（弟子徐丽辉、邓佑勇、邹卫国、黄鸿）

# 樊老用药特色总结

## 注重气血辨证，气血并调

师父认为，人之所以生病，无非是阴阳失调。人之有形不外血，人之有用不外气。气血平和，阴平阳秘，则身安无病，气血不和，阴阳失调，则疾病内生。气为阳，血为阴，提出气血失调是阴阳失衡的具体表现。外感六淫、内伤七情、饮食劳倦等无不影响气血运行，造成气血失调即阴阳失调的病理改变，从而导致疾病的产生。如师父用益气化瘀法治疗冠心病，药用葛根 10g，丹参 10g，赤芍 10g，藁本 4g，稻芽 30g，天麻 10g，党参 10g，麦芽 30g，山楂 10g，甘草 6g，白参 10g（另煎），黄芪 15g，三七 2g，红花 3g，鸡血藤 15g。方中白参、黄芪与其他活血药的合用即体现了师父气血并调的临证思想。而气血药物中，樊老尤喜用黄芪、鸡血藤二药。

**鸡血藤的认识及运用**：鸡血藤甘苦微温，养营行血又舒筋，痹痛拘挛经闭用，熬膏补养力较胜。樊老运用鸡血藤治病，可谓得心应手，在内、外、妇诸科证治中都有鸡血藤的身影，让我见证了中医药的魅力。鸡血藤色红如鸡血，因而得名，善入血分治血病，补中有行，虚实之证皆可用之。《顺天府志》称其为"血分之圣药"。樊老经过临床验证，认为该药"以虚为主，善治虚证；但补中有行，巧治瘀血；且调养血脉，堪治顽瘀"。《本草纲目拾遗》认为，该药"活血，暖腰膝，已风痰"。《饮片新参》认为，其功能"祛瘀血，生新血，流利经脉，治暑痧、风血痹证"。樊老以其治疗贫血、血虚肢麻，疗效显著。经过长期实践，认为该药有强壮之功，以补为主，补益肝血，同时具有通行之功，即补中有行，其温通之功，可暖助肝气，温通血脉，使肝升发疏泄，通行气血，令肝的"将军之性"得以充分发挥。故鸡血藤可用于治疗冲任不足、气血不和的各种疾病，血脉通而百病愈。

在妇科疾病中的运用：由于鸡血藤补中有通，善治妇人之病，且久服无伤身损体之虞，故樊老用于各种慢性炎症所致带下。患者周某，女，58岁，阴道炎，症见阴道下坠及灼热感，白带增多呈灰白色有异味，外阴稍痒，尿频、尿痛，苔厚白，脉濡数，中医辨证为湿热下注，治以清利湿热之法。药用苍术10g，金银花30g，薏苡仁30g，土茯苓50g，鱼腥草30g，紫花地丁30g，车前草30g，黄连3g，广藿香10g，伏苓10g，薄荷4g（后下），蒲公英30g，菊花10g，丹参10g，鸡血藤10g，甘草6g。鸡血藤配伍丹参治妇科病，是国医大师班秀文老师之经验，樊老验之临床并加以发挥，认为鸡血藤虽为平和之药，但集补血温通于一身，故善治血病，为妇科之圣药。临床若加减得当，可通治虚实诸证及妇科疑难杂症，确有鬼斧神工之妙。中医之美，在于临床，临床之美，在于疗效。愚以为，中医之美，在于患者认可，在于患者发自内心的赞叹，跟樊老在一起，常常能感受到这种愉悦。

在冠心病中的运用：冠心病属中医之"胸痹""心痛"范畴。本病发生与寒凝、气滞、血瘀及热邪等有关。樊老倡导冠心病需辨寒热虚实，认为以本虚标实为主，且强调冠心病的病因及证型虽然较多，然瘀血阻滞心脉却是贯穿病变过程的始终，瘀血既为各种病因所致的病理产物，又是导致冠心病发作的原因，既为原因，又为结果，故本病在其治疗过程中无论何型，仍不离活血化瘀这一根本大法。方用活血化瘀之鸡血藤，可谓对症良药。患者王某，男，68岁，冠心病，症见纳差月余，不知饥，食量约4两/日，胃脘作胀，但无明显疼痛，无泛酸，无恶心呕吐，形体消瘦，食时无梗塞感，口干欲饮水，头晕乏力，心悸，胸憋闷，舌络紫暗，苔薄黄，脉沉弱。辨证为心气亏虚，血瘀内阻；治以益气化瘀；药用葛根10g，丹参10g，赤芍10g，川芎4g，稻芽30g，天麻10g，党参10g，麦芽30g，山楂 10g，甘草 6g，白参 10g（另煎），黄芪 15g，三七 2g，红花 3g，鸡血藤 15g。

在颈椎病中的运用：樊老认为，颈椎病的发病过程是一个由轻到重，从经络到脏腑的过程。在治疗中，必须从整体观念出发，全面分析病情，在辨证基础上加用活血化瘀通络荣筋的鸡血藤，可加强疗效。患者彭某，男，80 岁，颈椎病，症见头晕乏力，口干，失眠，右上肢疼痛，舌苍老，苔黄腻，舌络粗紫，脉弦数，辨证为气滞血瘀，筋肌失养；治以活血化瘀，养心安神；药用葛根 30g，白芍 15g，天花粉 10g，山麦冬 10g，珍珠母 20g，石斛 10g，石决明 30g，柏子仁 10g，首乌藤 30g，酸枣仁 20g，土鳖虫 10g，乌梢蛇 10g，川芎 4g，羌活 4g，秦艽 10g，党参 15g，鸡血藤 15g。

**黄芪的认识及运用**：黄芪，李时珍曰："耆，长也。黄耆色黄，为补药之长，故名，今俗通作黄芪。性甘，微温，无毒。"《神农本草经》列为上品，功能补气固表、利尿，主治气虚乏力，食少便溏，中气下陷，便血崩漏，表虚自汗，气虚水肿，血虚萎黄。《本草通元》谓黄芪甘而微温，气薄味厚，入肺而固表虚之汗，充肤入腠入脾而托已溃之疮，收口生肌逐五脏恶血，去皮肤虚热……止崩带，气旺则无下陷之忧也。樊老深得其旨，每多发挥。黄芪补卫气，与人参、甘草三味为除热之圣药。脾胃一虚，肺气先绝，必用黄芪益卫气而补三焦。樊师用治汗证，必宗丹溪之说，肥白而虚者用之，若黑瘦形实者用之必胸满。用生黄芪配莪术为主，治疗慢性萎缩性胃炎、消化性溃疡，颇能改善病灶的血液循环和新陈代谢，以使某些溃疡、炎性病灶消失。临床上凡胃气虚衰、瘀阻作痛者，以两味为主，随证制宜，胃痛多趋缓解或消失，食欲显著增进，病理变化随之改善或恢复正常，可见其大有健脾开胃、扶正祛邪之功。两药相伍，行中有补，补中有行，相得益彰。中风后遗症，肢体偏瘫，证属气虚血瘀者，樊老常用黄芪配伍川芎以益气活血，值得一提的是，樊老治疗中风后遗症的患者，必同时切其两手脉，脉弱者则用黄芪，反之不用，用必适得其反。樊老用水蛭配黄芪，益气化瘀泄浊，用治高脂血症、动脉粥样硬化属气虚血瘀者，其效显著，黄芪益气扶正治其本，水蛭活血通脉，化痰泄浊治其标。黄芪伍知母，补气滋阴，治疗阴虚胃痛，多奏佳效。樊老用《金匮要略》防己黄芪汤治疗表虚风湿身重之证，症见肢体困重、浮肿、关节肿痛，疗效可靠。各种气血虚损病证，樊老都会用黄芪配伍当归以补气生血。黄芪伍防风用治气虚易感，表虚自汗；用黄芪伍桑叶治虚证汗出。黄芪配山药，益脾气，养脾阴，两药合用，气阴并调，能降低血糖，改善症状。凡此种种，不胜枚举。樊师特别指出，黄芪虽列为上品，但作为一味中药，仍有宜忌，且与剂量、制法相关，例如托疮生肌，用于痈疮虚证，血热毒盛者忌用；补气升阳炙用；利水固表等其他方面多生用，临床时不可不察。

## 妙用引经药

樊老治病，常以中医归经理论为指导，灵活使用归经药物，如乳腺增生，认为肝气郁结为其主要病机，故用和解少阳、疏泄肝胆之要药柴胡；治心火旺盛之口疮，常用心经引经药黄连以清心火等。治疗头痛，太阳头痛加羌活、川芎；少阳头痛加柴胡；阳明头痛加白芷、葛根；太阴头痛加苍术、半夏、胆南星；少阴头痛加细辛、附子；厥阴头痛加吴茱萸。樊老治疗痹证，常将病、证、症结合，擅长运用药组组方。常用药组有体－脏药组，包括肝筋药组、肾骨药组、肺皮药组、脾肉药组、心脉药组、督脉药组；引经药组，常用的有督脉药组、上肢药组、下肢药组。肝筋药组，常用伸筋草、舒筋草、鸡血藤、宽筋藤；肾骨药组，常用骨碎补、补骨脂、狗脊、鹿衔草；肺皮药组，常用桂枝、葛根、羌活、藁本；脾肉药组，常用白术、黄芪、山药、人参；心脉药组，常用三七、当归、桃仁、红花；督脉药组，常用鹿角霜、菟丝子；上肢药组，用羌活、桑枝、松节；下肢药组，用独活、牛膝、威灵仙。临床验之，屡用屡效，每每有意想不到的效果。

## 善用虫类药

樊老曾习国医大师朱良春之法，善用虫类药，例如用水蛭治疗前列腺增生、冠心病、脑卒中等，用露蜂房、土鳖虫治疗类风湿关节炎，蜈蚣、鸡血藤作为药对治疗男性阳痿，补阳还五汤重用地龙，天麻止痉散治疗紧张性头痛，壁虎、土鳖虫、蜈蚣、全蝎为治疗癌结的消瘀结药组。针对各类抽痛，如部分三叉神经痛、牙痛、坐骨神经痛、内脏痛、带状疱疹痛等，樊老通常用全蝎、威灵仙等。樊老认为虫类药物具有独特的生物活性，一是本身属于血肉有情之品，二是虫蚁具有钻透搜风剔络之力。对于虫类的药物使用，第一要大胆。早在《山海经》《内经》就有提及，仲景也有运用虫类药之方剂，如大黄䗪虫丸，法度严谨，寓意良深。第二是敬畏。药圣孙思邈在《大医精诚》曾言："自古名贤治病，多用生命以济危急，虽曰贱畜贵人，至于爱命，人畜一也，损彼益己，物情同患，况于人乎。夫杀生求生，去生更远。吾今此方，所以不用生命为药者，良由此也。其虻虫、水蛭之属，市有先死者，则市而用之，不在此例。"使用虫类药时，应辨证明确，选药精当，注意配伍、剂量、疗程，特别是对毒性较大的斑蝥、蟾酥等，掌握"邪去而不伤正，效捷而不猛悍"的原则，以免产生不必要的副作用。另外虫类药含有较多的动物异体蛋白质，少数过敏体质者，有时服后有过敏现象，如皮肤瘙痒、红疹，甚则头痛、呕吐时，应立即停服，并用徐长卿 15g，地肤子 30g，白鲜皮 30g，煎汤内服，多数均可缓解，极个别严重者，则需中西药结合以救治之。《临证指南医案·积聚》中"考仲景于劳伤血痹诸法，其通络方法，每取虫蚁迅速飞走诸灵，俾飞者升，走者降，血无凝着，气升宣通，与攻积除坚，徒入脏腑者有间"，指出虫类药搜剔疏拔，有"追拔沉混气血之邪"之功。樊老针对顽病多结者，用各类动物药治疗，可谓深得中医之妙。

### 西为中用

樊老作为一名纯中医，并不排斥西医的先进技术，而是借鉴西医学各种检验手段以助诊断，视为望诊的延伸，主张将传统的四诊合参变为望、闻、问、切、查五诊合参。樊老认为，除常规望（整体与局部）、闻（气味与声音）、问（体质与症状）、切（经与脉）外，基于血液、内镜、彩超、CT 等检查结果亦十分重要，如对喉痹病的诊察主张可以借助喉镜观察咽喉局部特征，如局部的肿胀程度、色泽、有无滤泡等，抓住关键辨证要素，能化繁为简，直达病机。樊老认为正常的咽喉，色泽红润，通畅，检测手段无阻，咽喉红肿渗出者多属少阳实热，咽色娇嫩少津多属少阴虚火，咽喉滤泡结节多属热结。对于妇人腹痛，樊老主张微观辨证，在经阴道彩超、妇科检查等方式的望诊辅助延伸下，若瘀血阻滞并伴有附件包块者，加丹参、水蛭、生鸡内金；发现输卵管不通者，加地龙、土鳖虫、鸡血藤；输卵管积水明显者，加茯苓、薏苡仁；输卵管积脓者，加紫花地丁、蒲公英、皂角刺。如樊老自创的复膜调经法，正是借助B超动态监测子宫内膜厚度，即在治疗前、治疗中、治疗后对比内膜变化，确定不同时期，为治疗提供个性化的方案。同时借助检测手段，亦能规避临床风险，做出最佳的临床决策，如妇科宫外孕、黄体破裂、重度贫血等急症，要及时采取外科手段。

## 不拘一法一方

樊老看病，不拘一法一方，病、证、症三结合，根据患者情况自行组方遣药。如樊老治疗胃病并无成方，根据患者有无压痛，腹胀，嗳气，反酸，烧心等组方。如有压痛用延胡索、刺猬皮，腹胀用甘松、佛手、代代花等，反酸、烧心用瓦楞子、海螵蛸，嗳气用旋覆花，严重者加用沉香，有幽门螺杆菌感染者，加蒲公英、败酱草。配伍疏肝和胃之麦芽、稻芽，效如桴鼓，覆杯而愈。樊老还擅长博采众方，合方用药，这需要对众多方剂的配伍、方根组成有较强的理解，和对中药药性的熟悉。在治疗上，主张灵机活法，圆润施治，樊老用药十分精准，反观当世之医师往往不小心就开大方，成了普通人眼里的"卖药医师"，樊老戏称"炮弹打鱼，狂轰乱炸"。他认为方剂汤药都是应时应证而成，主张临证不要拘泥于一方，切合《伤寒论》观其脉证，知犯何逆，随证治之之旨。不一定要完全承其方，但可以师其法，在既有的基础上进一步加减，使用药更加精准，做到真正的"简便廉"。

## 善用对药

樊老擅长使用药对，他认为中药如排兵作战，两人成对，三人成行，即有药对、药鼎之说。君药如将军，臣药如前锋，开方之人总揽全局，如帐中主帅亦或军师，医理跃然于纸，更加生动起来。如治疗胃病，煅瓦楞子、海螵蛸二药为伍，有良好的制酸止痛作用，可治肝脾失和，气郁化火或脾胃湿热所致之胃脘灼痛（烧心）、吞酸（吐酸）等症。凡食道炎、慢性浅表糜烂性胃炎、萎缩性胃炎、溃疡病引起的胸骨后或剑突下烧灼感或疼痛、胃脘灼痛、泛酸等病证，用之皆宜。瓦楞子咸平，海螵蛸咸涩、微温，现代研究两者均含有大量的碳酸盐，能中和胃酸，故有制酸止痛的功能。因为食道、胃脘灼痛与反酸、吐酸均属火热为病，总由肝气所致，所以樊师临床常在辨证论治的基础上加用煅瓦楞子、海螵蛸，如此标本兼治，临床用之，屡试不爽。清热降气、平喘的地龙和祛风解痉、利咽消痰的僵蚕，共奏祛风化痰、利咽止咳之功，上感、急慢性咽炎、气管炎等病证皆可用之，疗效确实可靠。骨碎补、鹿衔草，二药合用，可延缓关节软骨退行性变，抑制新骨增生，骨质增生者常用。如此用药，不胜枚举。

（弟子邹卫国）

# 樊老望诊经验总结

师承樊老，侍诊在侧，常听樊老说"知常达变"，初时不以为意，久则深以为然。知常达变的意思是：在认识事物时通过对一般规律的掌握，进而理解事物的特殊性，从而达到全面认识事物的目的。"常"指辨证的常规性思维方式，即常规常法，属逻辑思维的范畴，"变"指辨证的变化性思维，其实质是指辨证思路、方法、内容诸方面的无序性，非规律性，属辨证思维的范畴。"知常达变"的常变思维，是中医辨证思维的基本特征。简言之，常指正常，异即异常。只有知其常，才能知其变。清·喻昌有谓"治病必先识病，识病然后议药，药者所以胜病者也"，说明能否确切地辨识证候，直接关系到治疗的效果。顺四时而适寒暑，和喜怒而安居处，节阴阳而调刚柔，如是则僻邪不至。正常与否，是医生辨证处方决策的依据，决定治疗后果及预后。《黄帝内经》所谓："女子七岁肾气盛，齿更发长；二七而天癸至，任脉通，太冲脉盛，月事以时下，故有子；三七肾气平均，故真牙生而长极；四七筋骨坚，发长极，身体盛壮；五七阳明脉衰，面始焦，发始堕；六七三阳脉衰于上，面皆焦，发始白；七七任脉虚，太冲脉衰少，天癸竭，地道不通，故形坏而无子也。丈夫八岁，肾气实，发长齿更；二八肾气盛，天癸至，精气溢泻，阴阳和，故能有子；三八肾气平均，筋骨劲强，故真牙生而长极；四八筋骨隆盛，肌肉满壮；五八肾气衰，发堕齿槁；六八阳气衰竭于上，面焦，发鬓颁白；七八肝气衰，筋不能动，天癸竭，精少，肾脏衰，形体皆极；八八则齿发去。肾者主水，受五脏六腑之精而藏之，故五脏盛，乃能泻。今五脏皆衰，筋骨解堕，天癸尽矣，故发鬓白，身体重，行步不正，而无子耳。"此言人体生理之常。春生夏长秋收冬藏，此四时之常也。春弦夏洪，秋毛冬石，此脉之常也，反之即病。《难经》记载："望而知之谓之神；闻而知之谓之圣；问而知之谓之工；切脉而知之谓之巧。"此谓望闻问切，神圣工巧。中医在诊断中，以四诊八纲为主，四诊中以望诊居先。若能详细观察，对病症轻重、吉凶即能有个初步的概念，富有实用价值。恩师樊老对望诊更有独到的见解，现我把在跟师中，体会到恩师用"望诊"诊病的心得总结如下。

### 望面

望诊之中，面容居先，面色青黯，兼见脉迟，舌质淡红或淡白，苔白薄或白滑，而无发热者，多为气机郁结、脾失健运、气机不畅、胸腹满痛之候，宜运行胸中大气。面色青黯，兼见脉大，气促，自汗，便溏，而无发热者，多为久病脾肾大亏、升降功能失常的脱证，速投纳气、敛汗、固脱之品。妇女面色青白，兼见眼眶凹陷，为寒凝血瘀之象。幼儿面色青白，兼见言迟、行迟，人虽肥胖但面容缺乏血色，容易泄泻、感冒者，为先天阳气不足，宜温暖三焦、补益脾肾。经年素食，营养不良，面色白中带青，伴虚肿、气喘促者，为气虚湿停之征。外感后期，面色苍白，两颧泛如红妆，如饮酒微熏之状，其脉寸关洪大无伦，尺脉虚迟，舌质红绛鲜泽、有液无苔者，为下元空虚、浮阳上越、大虚似实之戴阳证，切误认是热盛实证。面红如醉，口渴，便秘，脉见洪数，舌质深红，苔黄厚，为肠胃燥火炽盛之象，宜清解伏热，急下存阴。以上二者均为面容红赤，虚实各异，临证时应慎思明辨，切勿大意，以防误事。久病虚损，反见面容娇艳，两颧鲜红，脉急滑疾，为真阴下竭，相火上炎之象，昔称桃花痓，是痨瘵败症。内伤病多面色萎黄，缺乏精神，或黄瘦苍白，或青黯枯涩不扬；而外感症则多面赤或黄，或有油光，精神比较充实。眼眶周围青紫色，多为郁怒所致，症见胸腹饱胀，头晕目眩，烦躁失眠，治以开郁调气、平肝和胃。眼眶深陷，面容黄瘦失华，多为宗气不足，或久病泄泻，是脾肾两虚之征。凡面容白，鼻梁青，每多腹痛或腹泻，为虚寒之证，治宜温补脾肾之阳。若小儿鼻梁色青，经常泄泻，容易啼哭，此为脾疳，治宜健脾消积。

如黑眼圈，眼睑呈灰暗色，常因过度疲劳、睡眠不足或房劳过度引起。一般来说，偶然的眼圈发黑，只要注意调整生活，避免劳累，同时用手轻轻按摩眼眶周围的皮肤，就会变浅消失。如果长期眼圈发黑，则是一种病态，需要及时就诊。眼睑浮肿，有生理和疾病两种因素。属于生理因素的眼睑浮肿多发生在睡眠不足、睡眠时枕头过低和流泪之后；属于疾病因素引起的眼睑浮肿有眼睑结膜发炎、心脏病、肾小球肾炎等。如在吃辛辣或剧烈运动时大汗淋漓，这是生理性汗出，反之则为病理性汗出。

### 望唇

唇属脾，为肌肉之本，视唇色泽，可知脾脏疾病。唇干焦者，多为食积。唇色紫黯者，平素性情怪僻、易怒，为脾气失调、气机不畅之象，治宜调气血、和肝脾。唇白面黄，呕吐涎沫，食量稀少，为胃虚运化无力之象，治宜温中止呕。唇色淡黄而胸腹胀满，为湿热内伏、运化无力之证。唇红紫者，为血分有瘀热，倘有虫积作痛，宜用凉血解毒杀虫法。唇内发糜点，并有呕逆、头痛、腹痛者，此乃虫积。唇红赤，症见吐血、烦躁、便秘，为胃热，治宜清热和胃祛瘀。

### 望鼻

鼻孔干燥者，乃热在阳明，日久则有衄血之虞。鼻孔干燥，黑如煤烟，症见神昏谵语或高热，此乃阳毒热深，治宜凉血解毒。鼻翼扇动，在小儿为邪热不能透达，内陷入肺，是肺炎重症；成人须据病情急缓，急症多因痰热壅肺，治宜清热化痰，宣肺开窍，久病面色苍白，头汗、肢冷，鼻翼扇动则是肺气受伤之脱证。产妇鼻孔黑色，多为恶露上冲危症，应立即扶元神，祛瘀血。鼻梁色黑而冷，是属虚寒；色青者，为肾亏，男子常有腰酸遗精，女子多有带下、子宫虚寒等证，治宜温暖肾气。

### 望齿

齿为肾之余，龈为胃之络。热邪能燥胃津，亦耗肾液；若病深动血，则结瓣于上。阳血色紫如干漆，阴血色黄如酱瓣。治疗阳血，清胃为主；治疗阴血，救肾为主。齿光燥如豆石者，为胃热甚，治宜清泄。若齿色如枯骨，为肾胃液枯。如上半截尚润，乃水不上承，火上炎也，须急用清火救水，待其枯处转润则安。咬牙啮齿，为热邪化风之痉证。若单咬牙，为胃热悍气走络；若咬牙而牙关急，脉证皆虚者，非胃气衰败、内风乘虚袭络，即水亏木旺、阴虚风动之征，皆属至虚而见实象。若齿垢如灰糕样者，为胃中津气无权，湿浊用事，其病多危。初病齿缝流清血而痛者，为牙宣，是胃火冲激；不痛者，属肝火内燔。齿焦枯无垢者，危；焦而有垢者，则为肾热胃浊，可微下之，或以清胃滋肾治之。

## 望手

杵状指，是肺痨病体；指甲堆花，大都有肝脏病；指甲色青黯，多为贫血，亦有属于虚寒证。指甲色紫，属瘀热。爪甲色黑暗，为血凝不散。久病之人，虽骨瘦如柴，其手掌大肉（鱼际）隆起者，病虽重可治；若他处肌肉尚丰，其大指次指之后无肉隆起呈平陷者，病危难治。

## 望舌

一般情况下，正常人舌质应是红润。淡红，多是虚象；淡白者，多是元阳不足之虚证；深红者，为有热；舌质红绛，在外感证则是热入营分、血分之象，在内伤证则五脏受损、阴液涸竭的危候。舌质光剥无苔者，为肝肾阴源不足之征。若受外邪而见浮白苔时，切忌辛燥表散，只可给予淡味，以清宣肺气，待气机疏透后，外感自解，白苔即退，然后再进滋养扶正之剂调理。舌淡苔白，多属虚寒，但亦有个别因痰热内闭，呈胸闷、烦躁等症，需用苦辛微寒之剂以透达之。待伏邪外达，舌质转红，苔则或转为黄，或即退尽，其时胸闷见畅，烦躁亦定。若辨证不明，误作虚寒而用温热之品，则变证蜂起。舌中光滑无苔、四边有薄苔，是胃阴受伤，津液不足之征，忌用辛燥耗液之品，并须时时照顾胃液。舌苔淡红有裂纹，为脾胃气阴俱损。若有外感病时，须辅以滋养气液之品，以防内伤外感同时加剧。若舌燥起刺，中间花剥而起横纹，是食积化火之象。舌苔黄厚满铺，一般多是热证。倘见胸满气逆，食后腹胀，小便清长，大便溏薄，则为中虚气滞。舌苔黄腻满铺、胖而不燥，是清气不升、浊气不降之征，切忌用苦寒消导，当以轻可去实法，芳香宣化，拨醒脾胃，待苔渐化后，再进甘温调养脾胃之品。舌绛多为内热。舌尖绛，是心火内炎；两边绛，系属伏热；若上半白苔，下半纯绛，是心火燎原之征，宜急进大剂，以清营分之热，不必顾其白腻之苔。舌见小红点，多因性情不愉快所致，为内有郁火之征。红点越多，郁烦尤甚。质淡红，上见小红点，则兼有脾胃虚弱，肝胆气郁；若质深红而上有小红点，则是阴虚血热而兼抑郁不舒之候。舌边色青紫，大多有宿伤积瘀或腹有癥瘕，倘有新病，亦应注意调治宿瘀。舌绛无津，虽以阴虚血热证居多，但亦间有因痰闭气机不调，津液不能上承所致。此时须问明胸宇舒适还是胀闷，头脑清爽还是眩胀，两便通调还是闭塞，方可确定诊断。舌绛而起亮光，似镜照面，此为镜面舌，多属危急病症。外感见此，则属素体阴虚血热，新感邪热入于血分之象。须立即进服大剂清解凉血之品以急救之。若系内伤噎膈、反胃或肝硬化腹水等病，则是真气暴露、阴液涸竭危象。舌绛赤，上有白糜苔（俗称饭花苔），为气液并伤、内败之象；若久痢噤口不食，并见呃逆，则是冲气上逆、不能固守的暴脱证。舌质淡红胖大而苔白滑者，多为气虚元阳不足之患，也见于痰湿者。舌质嫩红，边起齿痕者，为脾弱血虚之候，多兼有消化不良，胃脘疼痛和潮热等。舌质色黯，多为瘀积之证。青黯为肝脏瘀积寒证；边呈紫黯，为瘀积热证；舌根边旁青黯，则为瘀积下焦之象，多为癥、疝气之类疾病。高年舌质淡白干燥而有裂纹，气喘急而无热者，为气液并伤之弱证，当急用温养气液之剂治之。黑苔有寒热之别。苔灰黑，而质淡红润泽不紫赤者，为虚寒之征；舌胖大是脾寒，舌圆短为肾寒；若见苔焦黑起刺而质深红干燥缺乏津液者，为热证；如见渴饮独热，是阳明燥热；若消渴成冷，心中疼热，为厥阴病候。此外，还有脾阳虚而湿泛之候，亦有见黑色苔者，但舌淡而不干燥。脾胃气机失调者，常可出现染色苔。如食橄榄后苔色黑；吃枇杷后苔色黄，食醋后苔色灰及服药后出现各种染苔。须注意询问曾食何物，查明原因，免致贻误。凡外感病，用药得当，则其舌苔皆由白而黄，由黄而退，由退复生新薄白苔，此为顺象；若用药不当，则由黄而白，由白而黑，则为逆象。骤退骤增而非渐化，则为陷象。大凡胃气盛者，其舌柔和，其病易治；若胃气绝，则舌板硬，其病难治。如中风入脏，舌难言，伤寒舌短，皆为危候。若外感湿热、暑热诸证，而见舌硬不语者，则多为肠胃实热当下之证。

（弟子黄鸿）

# 跟师心得

## （一）

不知不觉跟随恩师樊老学习已有三载之余，时光荏苒，跟师期间我不仅学到了诸多疾病的中医辨证论治思路，更是被师父六十年来对中医事业的坚守和无私奉献的精神所感动，这将成为我以后人生的学习标杆和前进步伐的动力！侍诊在旁，师父常要求我们多读经典、多临床，学以致用；常告诫我们工作要细心、耐心，有同情心，治疗以取得疗效为目的；勤读书，勤思考，勤临床，勤总结，勤写作，在理论上不断创新，在临床上不断提高，才能更好为患者解决痛苦。师父擅长辨治各种外感病、消渴病、脾胃病、风湿痹证、妇科月经不调、小儿厌食等各种疑难杂症，疗效确切，远近闻名，求诊者众多。

师父治疗妇科月经失调之月经量少颇有疗效。月经量少通常和月经后期同时出现，若发生在青春期和育龄期可能发展为闭经，若发生于更年期的患者可能会提前进入绝经期。如患者因体质素虚，经少色淡，伴头晕眼花，面色萎黄者为气血亏虚，可用参芪四物汤加减以补益气血调经；如因多次人工流产手术，损伤子宫内膜引起内膜偏薄而致月经量少，伴腰膝酸软，头晕耳鸣者为肾虚，可用紫河车、淫羊藿、肉苁蓉之类补肾益精，养血调经促进子宫内膜生长；如因使用避孕药或精神病、抗肿瘤药等引起月经量少，有小血块伴腹痛拒按者为血瘀型，可用桃红四物汤加减以活血化瘀调经；如多囊卵巢综合征患者月经过少，伴月经后期，体型肥胖，毛发多，痰多胸闷者为痰湿型，可用苍附导痰汤加减以化痰燥湿调经。师父更善于结合现代西医学的性激素六项、B超、血常规等检查项目以了解患者卵巢功能及子宫内膜厚度，中西合并，诊断明确，辨证清晰，疗效甚佳！弟子获益匪浅！

（弟子徐丽辉）

## （二）

笔者毕业于湖南中医药大学，已取得中医学士学位，湖南省基层名中医樊位德记名弟子，目前就职于某县级中医医院。作为学院派出身的青年中医，时常陷入茫然，觉得自己所学粗浅，不足以上临床。自实习期间进入临床，即陷入茫然，幸遇樊老，他直言"中医的灵魂在门诊，尤其在基层"，为我解惑。有幸侍诊学习半个月余，时间虽短，然收获不浅。作为长期扎根在基层的名中医，樊老临床经验深厚，虽退休，仍坚持中医门诊，不开西药，让我看到了中医在基层的魅力，只要有实打实的疗效，即使身在小地方，也有大展身手之处。樊老虽年逾八旬，仍精神矍铄，孜孜不倦，每天要接诊30多名患者，他坦然说：这辈子已经很满足了，立德、立言、立功，三才齐备。樊老说自己虽然是初中毕业，然而党培养他，又在自身努力下，成功从湖南中医学院中医系取得大专学历，又在党组织的安排下，在县中医院工作，从一个小医生升到院书记、院长。樊老说自己深受党恩，自成为党员开始，便时刻铭记为人民服务的宗旨，以自己的医术服务一方百姓。我也想要达到这种境界，不知何时可以这么坦然地告诉自己。对于我来说，当初学医，是想着能为家人治病，后来思想维度得到提升，希望帮助更多的患者。我自己选定学医，五年学习，我深深地喜欢上了中医，我觉得它是行之有效，治病救人的一门实用科学，一块底蕴深厚的文化瑰宝，但医海漫漫，需要不断去熬，要在看到同龄人事业有成时能甘守冷板凳。

此次在樊老推荐下，与湖南省中医药大学第一附属医院李里老师、李杏瑶老师共同编著樊老的临床经验集，虽然能力有限，参与部分润色、审稿工作，但也收获颇多。樊老对于年轻中医的关爱之意，让我倍感荣幸。又忆及当初跟诊期间，樊老赠我医院职工福利电影券，辞别之时，又将其珍藏的《董建华临床经验集》送于我，我倍受鼓励，感激之心愈加浓厚，何其有幸能遇到如此良师引我步入中医大道。作为萌新的医门学徒，樊老鼓励我学习经方，使用经方，大胆实践，认为学习经方能帮助青年中医快速成长，获得疗效。并向我示"圆机活变""博取众方"的临床思维。从病证出发，紧紧抓住证候的发展变化，病机转归，灵活应变，处方用药。在加减上，"博取众方"化为所需药对，如二至丸、二仙汤等。跳出中医传统辨证分型的束缚，主张有其症用其药，有其证用其方，随证治之，随机应变，法无常法。在进入临床以后，我从经方出发，合用时方加减，果然验之有效，让我看到中医的疗效，增强了中医的自信心，所有的茫然消散，豁然开朗，大有一法通即万法通，更有"读方三年便谓天下无病可治"的豪情。而樊老却时常劝诫吾辈要保持谦卑，终身学习，直言自己行医多年，时常感到自身的不足，"知天下无方可用"，对比之下，自己作为青年中医还有很长的路要走。

（弟子邓佑勇）

## （三）

欣赏一个人，始于颜值，敬于才华，合于性格，久于善良，终于人品。初见樊师，是在传承指导老师推介会上，先生在讲台上居中而坐，面容清癯，精神矍铄，鹤发童颜，仙风道骨，令人油然而生敬意。先生在上面侃侃而谈，我因为激动，先生讲了些什么，并没记住多少，但先生"初中文化，大专水平"的讲话却始终萦绕在我的脑海中，在这个重文凭轻能力的社会，先生坦言不讳，其宽广的胸怀令我感动不已，留下了深刻的印象。尔后在每月至少4天的侍诊中，逐渐对师父有了一些了解。师父出生于1941年元月，从小丧父，家境贫寒，举步维艰，在衡山岳云中学读书一年便辍学。因天资聪颖，勤奋好学，15岁即拜当地名医胡良松学医，18岁入选衡阳县中医学校学习，得以系统学习《伤寒论》《金匮要略》《内经选读》《温病条辨》等经典著作。一年后以优异成绩毕业，并留在衡阳县中医院工作，且拜在名老中医张瑞莹先生门下，为日后中医临床奠定了坚实的基础。因为酷爱中医，所以勤奋学习，刻苦钻研，以超强毅力，参加自学考试，仅以一年半的时间，就获取了湖南中医学院中医医疗大专学历，令人瞠目结舌，惊叹不已。

樊师课徒不仅将经验倾囊相授，还自费购买书籍，分赠众弟子，殷殷之情，可见一斑。然而我对于师父的景仰，不仅仅是其精湛的医术和高尚的道德情操，更源于师父对中医的热爱和自信。"不要吃任何药，就吃我开的药""中医辨证，不管什么疾病，无非阴阳气血受邪，病位无非表、里、半表半里，病性无非虚、实、寒、热、风、湿、燥、火。内伤无非七情虚劳、饮食起居、房事过度；外感无非六气之邪。弄清这些，病有何难？！"这份笃定与自信令人悠然神往。时如白驹过隙，三年转眼即逝，依依之情，溢于言表。"人伴贤良品德高，鸟随鸾凤飞腾远"。经过三年的耳濡目染，潜移默化，临床时不再茫然无绪，胡子眉毛一把抓了，感谢感恩，常聆教诲。愿师父健康长寿，继续为中医事业奋斗，这是吾等之幸，也是患者之福。

　　樊师作为全国基层名老中医药专家传承工作室的指导老师，衡阳县中医院的中流砥柱，有着雄厚的中医基础理论和丰富的临床经验。在辨证方面，力求精细入微，告诫我们看病要像狄仁杰破案一样，仔细搜集证据，不放过任何蛛丝马迹，四诊合参，然后抓住重点，辨证处方。用药方面无寒温攻补门户之偏，权衡临床而应用。尤其擅用虫蚁之品，常奏意外之功。药物剂量主次分明，有时取其量大力宏，有时用其轻可去实，讲究引经报使。善用对药，用方新颖，选药奇特，别树一帜，充分体现出中医辨证论治的特色。

（弟子邹卫国）

医
道
传
承